|大学本科学前教育专业教材|

学前儿童卫生与保健

xueqian ertong weisheng yu baojian

王雁◎主编

人民教育出版社

·北京·

图书在版编目（CIP）数据

学前儿童卫生与保健 / 王雁主编 . — 北京 : 人民教育出版社 , 2018.1（2024. 2 重印）
大学本科学前教育专业教材
ISBN 978-7-107-31929-7

Ⅰ . ①学… Ⅱ . ①王… Ⅲ . ①学前儿童－卫生保健－高等学校—教材 Ⅳ . ① R179

中国版本图书馆 CIP 数据核字（2018）第 007650 号

大学本科学前教育专业教材　学前儿童卫生与保健
责任编辑　焦　艳　向　导
封面设计　李宏庆

出版发行　人民教育出版社
（北京市海淀区中关村南大街 17 号院 1 号楼　邮编：100081）
网　　址　http://www.pep.com.cn
经　　销　全国新华书店
印　　刷　唐山玺诚印务有限公司
版　　次　2018 年 1 月第 1 版
印　　次　2024 年 2 月第 4 次印刷
开　　本　787 毫米 ×1 092 毫米　1/16
印　　张　24.25
字　　数　346 千字
印　　数　11 001~13 000 册
定　　价　41.40 元

大学本科学前教育专业教材编写委员会

出版说明

近年来，随着学前教育的长足发展，我国幼儿园教师教育面临前所未有的发展机遇和挑战，高等学校学前教育专业招生规模不断扩大，专业内涵建设成为发展的重中之重。2010年，国务院颁发了《国家中长期教育改革和发展规划纲要（2010—2020年）》，提出“把高质量作为教育改革发展的核心任务”，“树立以提高质量为核心的教育发展观，注重内涵发展”。2011年和2012年，教育部分别颁布了《教师教育课程标准（试行）》和《幼儿园教师专业标准（试行）》，以规范和发展教师教育，引导教师教育的课程和教学，培养高素质的教师队伍。

高等学校学前教育专业是高素质专业人才、高素质教师队伍的培养基地，引领着学前教育专业的研究和发展方向，其课程研究和教材编写应具有科学性、前瞻性。本着创新教师教育课程理念，全面提高学前教育教学和科研人才的培养质量，建设高素质专业化教师队伍的目标，在教育部领导的关怀和指导下，人民教育出版社课程教材研究所聘请具有丰富教学经验和较高学术水平的学科带头人分别担任各科教材主编，编写了这套“大学本科学前教育专业教材”。

本套教材的编写，以“立德树人，全面实施素质教育”为方针，以大学本科学前教育专业的培养目标为依据，坚持育人为本、实践取向、终身学习的理念，实施《教师教育课程标准（试行）》，注重把国内外最新研究成果与学前教育一线丰富的教学实践经验融为一体，注重理论基础，强化实践环节，加强师德修养和教育教学能力训练，着力培养未来学前教育教学和科研人才的社会责任感、创新精神和实践能力。本套教材主要供高等学校学前教育专业本科使用，也可供学前教育管理者和广大在职幼儿教师进修或自学使用。

本套教材的编写和出版，得到了教育部教师工作司、人民教育出版社课程教材研究所，以及有关高等学校的领导和教师的大力支持，谨在此一并致谢！由于时间紧迫，教材的编写难免有不完善之处，敬请广大师生不吝指正，使本套教材日臻完善。

人民教育出版社课程教材研究所
学前教育课程教材研究开发中心
2017年10月

编写说明

对学前儿童进行保育与教育，是学前教育机构的主要任务。通过保育与教育的结合，对学前儿童实施德、智、体、美全面发展的教育，能促进学前儿童身心和谐发展目标的实现。2010年12月，国务院印发的《关于当前发展学前教育的若干意见》中，提出了加快推进学前教育发展的十条政策措施，其中的第八条即是“坚持科学保育，促进幼儿身心健康发展”。2016年3月，教育部颁布新的《幼儿园工作规程》，开宗明义地指出了制定此规程的目的是加强幼儿园的科学管理，规范办园行为，提高保育和教育质量，促进幼儿身心健康。学前教育机构首先是学前儿童生活的场所，保育工作尤为重要。只有掌握了学前儿童卫生与保健的基本理论和知识，才能更好地运用于实践，做到“保中有教，教中有保，保教结合”。可以说，“学前儿童卫生与保健”这门课程对于高校学前教育专业的学生具有不可或缺的重要作用。

为了满足课程学习的要求，我们根据国内外最新的研究成果和新观念，以及本人多年来担任本课程教学积累的经验，编写了这本适合于高等学校本科层次学前教育专业学生使用的教材。本书也可作为职后培训的参考教材。

全书共九章，主要介绍了学前儿童的生理和心理卫生，营养卫生，生长发育与评价，常见疾病的预防与护理，意外伤害的预防与急救，幼儿园的卫生保健与环境建设，以及学前特殊儿童养护等方面的内容。在编写时，着力体现如下特点。

1. 兼顾专业性和可读性

本书紧扣时代发展主脉，力求反映本领域的新观点、新理念，既借鉴国内外的相关研究，又根植于我国学前教育机构的实际，并尽可能在专业性及可读性之间寻找平衡点，使复杂的内容简化，尽量使看似“冷冰冰”的专业术语具有“温度”。

2. 体现系统性和综合性

本书不仅涉及学前儿童身体发育、心理发展等基础理论，还介绍了学前儿童营养、常见病及意外伤害预防，以及学前儿童一日生活作息制度和物质环境卫生。另外，还针对当前国际上融合教育的新观念和内容，让未来的老师了解各类特殊儿童的特点，以应对未来大差异班级的挑战。

3. 采用新颖的呈现形式

在每一章开始部分，列出了“内容提要”“学习目标”及“案例导引”，不仅使学习者在初涉本章内容时就能明确学习要求，还能引发学习兴趣；图片、表格及文字的穿插呈现，增强对内容的解读，便于学习者理解；不拘一格、随机出现的“信息窗”，有助于开阔学习者的视野；每章结尾的“思考与练习”“拓展性阅读导航”，不仅能强化学习者对重点内容的回顾和把握，更是对进一步学习的导引。

4. 与心理学、教育学相呼应

本书在编写过程中，始终坚守促进学前儿童健康发展之“魂”，遵循“保中有教，教中有保，保教结合”的原则，紧密围绕学前儿童的一日生活与教育活动。不是将卫生学作为一个远离实际的知识系统，更不是将卫生保健与教育看作二元独立的体系，而是强调将有关儿童身心发展的基本理论用于指导保健与教育实践。

本书的编写团队成员既有教育学、心理学及卫生学等相关专业背景，也有从事师资培养工作的经验。其中，北京师范大学教育学部的王雁老师撰写第一、第二章；华中师范大学朱楠老师撰写第三、第九章；北京师范大学图书馆殷俊益老师撰写第八章；北京市通州区培智学校徐新老师撰写第五章；北京师范大学教育学部王悦撰写第四章；北京师范大学教育学部唐佳益撰写第六、第七章。全书由王雁、朱楠统稿。

尽管本书的编写几经讨论，反复修改，直至成稿，历时两年，但由于时间及本人的见识所限，不足之处在所难免，恳请广大读者批评指正，我们将不胜感激！

非常感谢人民教育出版社学前教育编辑室的编辑，是她们专业、负责及出色的工作，才使得这本书如期出版。

王 雁

2017年10月

目　录

第一章

学前儿童生理卫生

内容提要

人体是大自然创造的奇迹，其构造之巧妙，即便是世间最精巧的机器也无法媲美。学前儿童的身体各器官尚未发育完善，处于快速的生长过程中，生长和发育是儿童不同于成人的特点。认识和掌握学前儿童身体的结构、机能特点，是做好卫生保健工作的前提。本章在简要介绍人体各系统主要构造和机能的基础上，着重介绍学前儿童身体的结构和机能特点，并据此提出相应的卫生保健措施，以便指导教育工作实践，促进学前儿童的健康发展。

学习目标

1. 了解学前儿童身体各系统的特点。

2. 了解学前儿童身体各系统的卫生保健要求。

3. 能在实际工作中采用适当的卫生保健措施，促进学前儿童的身体发育。

关键词

新陈代谢　兴奋性　适应性　四大组织　神经调节　体液调节　感觉器官　运动系统　呼吸系统　消化系统　循环系统　泌尿系统　生殖系统　神经系统　内分泌系统　皮肤　免疫系统

案例导引

这是来自一名幼儿家长的来信：“作为孩子的妈妈实在是太困惑了。我们在家里都要求宝宝吃饭时要专心，细嚼慢咽，宝宝大部分时间都能做到。可是幼儿园的老师却要求宝宝吃饭时争第一，看谁吃得快就奖励小贴画，以至于她现在在家吃饭也狼吞虎咽了，我真不知道该怎么办。这种吃饭方式会影响孩子的一生啊!”

你如何看待幼儿园老师的做法？幼儿“狼吞虎咽”的进餐行为好不好？3～6岁学前儿童身体各器官、系统到底有哪些特点？怎样呵护才能促进他们的生长发育？

第一节 人体的奇妙

当精子、卵子相遇，形成受精卵的瞬间，一个新生命就开始了。受精卵经过分裂和分化，生长发育成人体胚胎，并一刻不停地进行着生命活动。人体究竟是怎样地奇妙？生命活动有哪些特征？细胞、组织、器官如何构筑了人体？各司其职的器官又是在怎样的调控下协同工作，使得人体成为统一协调的有机体，生长着、学习着、生活着、工作着、适应着？读完本节内容，这些问题将迎刃而解。

一、生命活动的基本特征

（一）新陈代谢

新陈代谢一旦停止，就意味着生命的完结。新陈代谢是人体生命活动最基本的特征。

新陈代谢，是指人体与周围环境进行物质交换和能量交换的复杂过程，包括同化作用和异化作用。所谓同化作用，是指机体从外界不断摄入各种物质（如糖、脂肪、蛋白质、维生素、无机盐等），同时通过肺吸入氧气，构成自身的物质或转化成化学能量蓄积于体内的过程。异化作用则是指机体不断将组成自身的物质或贮存于体内的物质分解，并释放能量，供各种生命活动所需，同时将分解后的产物（如水、二氧化碳、尿素等）排出体外的过程。

在人体的新陈代谢过程中，与物质代谢相伴而生的是能量转化。同化作用发生时，能量被贮存起来；异化作用发生时，能量被释放出来。释放的能量一部分用于同化作用，另一部分供生命活动所需，还有一部分转化成热，以维持体温。

纵观整个新陈代谢过程，同化作用为异化作用供给物质，异化作用为同化作用供给能量，二者同时进行，密切相关。成年人的同化作用与异化作用相对平衡，而儿童因正处于快速的生长发育期，同化作用占优势，且新陈代谢的速度较快。

（二）兴奋性

当人所处的环境发生某些变化时，人体就能对环境的变化做出相应的反应，这种能力或特性称为兴奋性。如，当我们吃酸杏时，口腔中的唾液分泌量会增加，那是因为酸性物质刺激了舌部的味蕾，引起唾液腺兴奋，从而分泌唾液。

（三）生长发育和生殖

人的生命始于精子和卵子结合的瞬间，从一个受精卵到成熟的成人，需要经过二十多年的生长发育过程。生长是指儿童身体各器官、系统的长大。发育是指细胞、系统、组织的分化与功能成熟。生殖是指生物体发育到一定阶段后，能够产生和自己相似的子代个体。任何生物体都是通过繁殖子代而延续种系的，因此生殖是生命活动的基本特征之一。

（四）适应性

适应性，是指生物体与环境表现相适合的现象。人生活在环境中，自然要受到不断变化着的环境的影响，人体的功能要发生相应的调整，以适应环境的改变，从而保证生命活动的正常进行。如，夏天的夜晚（热的环境），人们在睡觉的时候往往采用“大”字形睡姿，那是为了让身体更多的皮肤接触空气，利于散热；与此同时，身体的汗腺分泌汗液，增加了散热，从而使人体在热的环境中也能维持体温的恒定。此外，人还能主动改造环境以适应自己的需要，如通过种植树木、制造各种祛暑用品等，让自己更舒服地度过炎热的夏天。

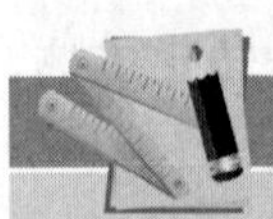

信息窗

适者生存

1864 年，英国哲学家赫伯特·斯宾塞（Herbert Spencer，1820～1903）提出了“适者生存”这个短语。后来达尔文（Charles Darwin，1809～1882）在《物种起源》第五部分采用了该术语。达尔文认为，凡是生存下来的生物都是适应了环境，而对环境不适应者自然被淘汰，这就是适者生存。

二、人体的轮廓

如果给人体画一幅肖像画的话，那这幅画面将包括小小的头、短短的颈、粗壮的躯干及细长的四肢四部分。

头颅位于身体的顶部，由脑颅和面颅两部分组成。脑颅比面颅发达，颅腔内容纳着脑，脑与脊柱椎管中的脊髓相连。面颅有五官。

颈部连接头和躯干，虽然短小，但却灵活。

躯干如同一个扁而宽大的容器，里面容纳脏器。躯干的前面分胸、腹两部分，后面分背、腰、骶三部分。“容器”内部有膈肌将其分为胸腔和腹腔，胸腔内盛装心、肺等器官，腹腔内盛装胃、肝脏、大肠、小肠等器官（图 1-1）。

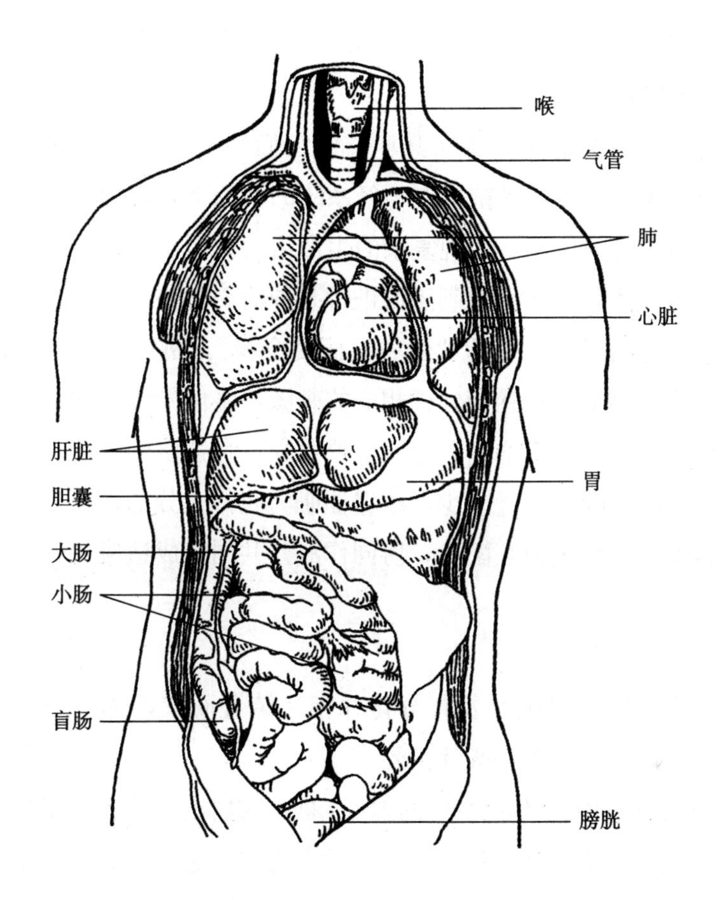

图 1-1 人体的内部器官

细长的四肢包括一对上肢、一对下肢。上肢由上臂、前臂和手三部分组成，借助肩部与躯干相连，肩下为腋。上臂和前臂合称为臂，其连接处的后部称为肘，前臂和手的连接处称为腕。下肢由大腿、小腿和足三部分组成，借助腹股沟与躯干相连。大腿与小腿相连处的前面称为膝，后面称为腘。小腿和足相连处称为踝。在身体背面腰部下方、大腿上方隆起的部位称为臀。

三、人体的组成

组成人体的最基本单位是细胞。细胞常被比喻成“生命之砖”，一个一个细胞垒砌起来，构筑了“人体大厦”。细胞汇集成组织，组织联合成器官，器官构成系统，各大系统和感觉器官形成了完整协调的人体。

（一）协调统一的有机体

人体的各大系统看起来各司其职，但它们并不是完全孤立、独自行动的，而是统一受控于神经系统。在神经系统的调控下，它们通力合作、相互配合，表现出高度的协调，实现复杂的生命活动。当身体里任何一个器官受到来自外界或身体内部产生的刺激而进行某种活动时，立即就会有其他相关的器官或系统协同行动，可谓“牵一发而动全身”。例如，我们到操场跑步的时候，身体的感觉器官感受到了相应的刺激，将信号传给大脑，中枢神经系统开始调控，呼吸频率增高，心跳变快增强，骨骼肌的血流量增加，与此同时，胃肠、肝脏的血流量减少，以保证肌肉获得充分的血液供应。在这一过程中，各器官、系统相互配合，协同作战，共同完成适应机体当下所处环境的任务。

（二）器官和系统

器官是由不同的组织经发育分化并相互结合而成，执行一定的生理功能。心、肺、脑、胃等都是人体的器官。

系统由若干结构、功能相近的器官组成，共同执行某一完整的生理功能。如鼻、喉、气管、肺脏等器官都与呼吸有关，它们联合在一起，就形成了呼吸系统。在人体内，呼气、吸气的任务，一概由它们来完成，只不过在执行任务的过程中各有侧重：有的侧重于通气，有的侧重于换气。人体内有运动、呼吸、消化、循环、泌尿、生殖、神经、内分泌、免疫等系统及感觉器官，它们都有各自不同的功能。

（三）四大组织

组织是由结构相似和功能相关的细胞与细胞间质集合而成。间质存在于细胞之间，是联系细胞的物质。人体组织分为上皮组织、结缔组织、肌肉组织和神经组织四大类。

上皮组织由许多密集的细胞和少量的细胞间质组成。细胞形状规则，有极性。上皮组织的职能多样：有的像衣服一样起保护作用，有的能产生分泌物，还有的能吸收一些物质。

结缔组织广泛分布于身体的各个部位，种类多，形态多样。细胞连接不紧密，间质多。结缔组织主要的职责有连接、支持、保护和营养等。脂肪、血液、肌腱、软骨等都属于结缔组织。

上皮组织和结缔组织之间由一层基膜相连，其内缺少血管、神经，靠深层结缔组织内的血管供应营养。

肌肉组织由肌细胞组成。肌细胞细长如纤维，因此又称肌纤维。肌肉组织具有收缩功能。肌肉的收缩与舒张可完成各种运动，如胃肠的蠕动、肢体的运动等。

神经组织由神经细胞和神经胶质细胞组成。神经细胞又称神经元，一方面可接受神经信息，另一方面又可将神经信息传出去。神经元的轴突末梢内含有大量的神经递质，当神经信息到达神经末梢时能引起递质的释放，递质作用于与其相连的细胞，引发这些细胞的反应，如腺体分泌、肌肉收缩等。神经胶质细胞对神经细胞起支持、营养作用，并参与髓鞘的形成。

（四）细胞

细胞是组成人体结构的最基本单位。细胞种类多，数量大，形态各异。细胞的体积很小，如果不借助显微镜，肉眼很难觉察到它的存在。大家熟知的红细胞（红血球），直径仅为 7～8 微米（1 微米＝1/1000 毫米），卵细胞稍大一些，直径为 200 微米。不过也有较大的细胞，如骨骼肌细胞可长达 30～40 厘米，又如神经细胞的突起部分，可长达 1 米以上。

“生命之砖”的长相千姿百态，如：覆盖在身体表面或衬在体内各种管、腔、囊内表面的上皮细胞多为扁平形、立方形或柱状；游离于血浆中的红细胞多为圆盘形；具有收缩功能的肌细胞则为圆柱形或长菱形；具有传导功能的神经细胞表面有多分叉的突起（图 1-2）。别看它们长相不同，但都是由细胞膜、细胞质和细胞核三部分组成。

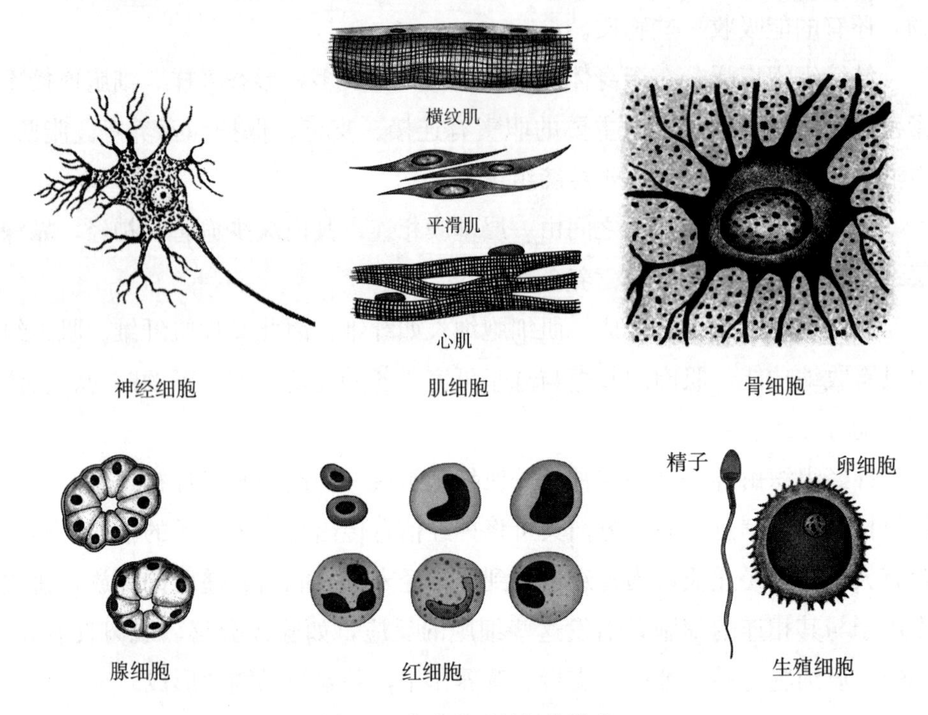

图 1-2 各种类型的细胞模式

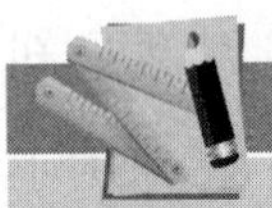

信息窗

细胞的发现

1665 年，英国物理学家罗伯特·虎克（Robert Hooke，1635～1703）用自制的显微镜观察软木薄片，发现了软木薄片上有无数个蜂窝般的小房间，像夜空里的星星那样布满在软木片上，虎克将其命名为“细胞”。1939 年，德国生物学家施莱登（M. J. Schleiden）和施旺（T. Schwann）创立了细胞学说，指出每个生物体都是由细胞组成的，人体也不例外。

四、人体机能的调节

人体不同的器官、系统都在进行着各种机能活动，这些活动并不是杂乱无章、各自为政，而是表现出高度的协调性，形成统一的有机整体，以适应内、外环境的变化。人体机能的调节主要通过神经调节和体液调节来实现。

（一）神经调节

神经调节通过神经系统的活动来实现，是人体最主要的调节方式。快、准、作用范围局限、时间短是神经调节最主要的特点。人体内各器官都有神经分布，这些神经可将器官、组织的活动或变化情况转变为神经信息传到“主控中枢”（脑和脊髓），在“主控中枢”部位进行分析、整合，发出活动“命令”，再把“命令”传给器官和组织，器官、组织依“命令”而活动。如，行走时若不小心踩到尖锐物体，被尖锐物体刺到的那条腿会屈缩，以躲避这一伤害性刺激。这是由于尖锐物体刺激了皮肤中的痛觉感受器，信息沿传入神经传到脊髓，再上传至大脑，经神经中枢分析后下发“命令”，再沿着传出神经把信息传到下肢的屈肌及伸肌，引起受刺激的那条腿的屈肌收缩、伸肌舒张，从而完成了屈缩动作。

反射是神经调节的基本方式，其结构基础是反射弧。反射弧由感受器、传入神经、神经中枢、传出神经、效应器五部分组成（图 1-3）。感受器是反射弧的起始部分，能接受刺激，并把刺激转变成神经信息；传入神经则负责把传来的信息传送到神经中枢；神经中枢分布在从脊髓到脑的不同水平上，对传来的神经信息进行分析，并发布“命令”；传出神经与传入神经相反，它负责将神经中枢下发的“命令”传送到效应器；效应器是反射弧的最后一部分，它依下达的“命令”行事。反射弧任何一部分遭到破坏，都将导致反射消失。

（二）体液调节

体液调节是指体内产生的某些化学物质，通过血液或其他体液，作用到机体的一些组织、器官，引起某些机能活动的改变，是人体内的另一种调节

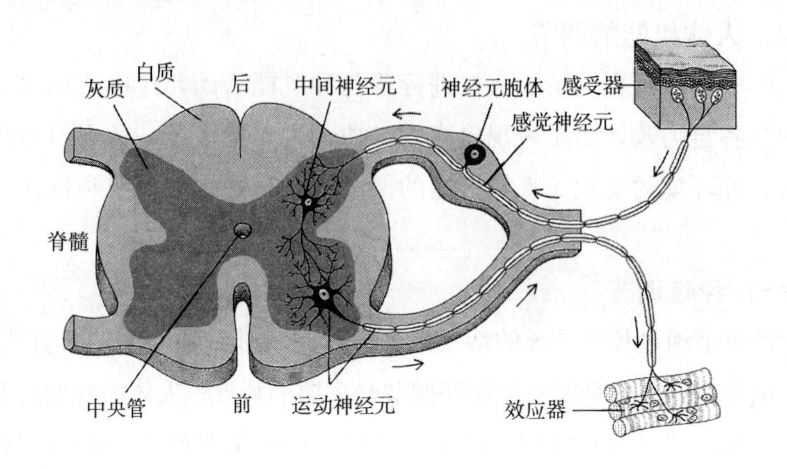

图 1-3　简单的反射弧

方式。相对于神经调节来说，体液调节是一种比较原始的调控形式。效应出现缓慢、作用部位广泛、持续时间长是体液调节的特点。

发挥体液调节作用的化学物质有三种。一是各种内分泌腺分泌的激素。例如，当血液中的葡萄糖浓度升高时，会刺激胰腺分泌胰岛素，这种激素进入血液，被运送到各个器官组织中，促进葡萄糖的利用和储存，从而使血糖降回正常水平。二是组织处于特殊活动时产生的某些化学物质。例如，肾脏缺血时能释放肾素，促进血管紧张素的产生，后者对血压的调节和肾上腺皮质激素的分泌有一定的作用。三是组织代谢的一般分解产物，如二氧化碳、乳酸等，可直接引起局部血管舒张，血流量增加，使蓄积的代谢产物较快地被清除，这种现象又称为局部体液调节。

神经调节和体液调节虽各有特点，但它们并非各自为政。机体大多数器官的机能活动，既受神经调节，又受体液调节，二者相辅相成，完成一致的调节。并且，大多数的体液调节都直接或间接地有神经作用参与。例如，交感神经兴奋时，可直接调节心脏和血管的活动，同时将信号由传出神经传达至肾上腺髓质，使其分泌肾上腺素和去甲肾上腺素，进一步发挥对心脏和血管的调节作用。在这种情况下，体液调节成了神经调节的一个环节，这种现象又称为“神经—体液调节”。由此不难看出神经调节在人体机能调节中的主导地位。

第二节　学前儿童的感觉与运动

人可以很好地运用眼、耳等感觉器官获取外界环境的信息，形成各种感觉。其中靠眼获取的信息占获取信息总量的70%，靠耳获取的占20%。人可以凭借骨骼、肌肉等组成的运动系统，完成坐、立、行等运动功能。正是通过感觉与运动，人体得以与环境互动，并不断适应、改造着周围的环境。

一、看与听——感觉器官

感觉器官是感受器及其附属结构的总称，是机体感受刺激的装置。感受器广泛分布于人体全身各部，有的在皮肤上，有的在胃、肠的壁上，还有的在鼻腔黏膜上、舌上等。眼执行“看”的任务，耳执行“听”的任务，仅它们二者就执行了所有感觉任务的90%。

（一）眼——视觉器官

人类从外界获取的信息主要是用眼“看”来的，可见眼对人类生命活动的重要性。由于各种原因而致盲的人，由于不能“看”，其对外界信息的获取受到严重影响，进而会导致其对外界认知的障碍。学前儿童的眼在不断发育，视觉功能在不断成熟，理应采取各种保健措施，保护好眼。

1. 眼的结构与功能

眼由眼球及眼睑、结膜等附属结构组成。

眼球包括眼球壁和眼球内容物两部分（图1-4)。眼球壁由三层膜组成，由外向内分别为外层、中层、内层。外层包含透明的角膜和坚韧的巩膜，主要起保护、支持的作用。中层称血管层，由虹膜、睫状体、脉络膜三部分组成，主要供给眼球营养。内层是具有感光细胞的视网膜，能把光的刺激转变为神经信息，神经信息沿着视神经传到大脑皮层的视觉中枢，经过视觉中枢的加工、整理，形成视觉。眼球内容物由房水、晶状体和玻璃体组成，它们和角膜共同组成屈光系统。

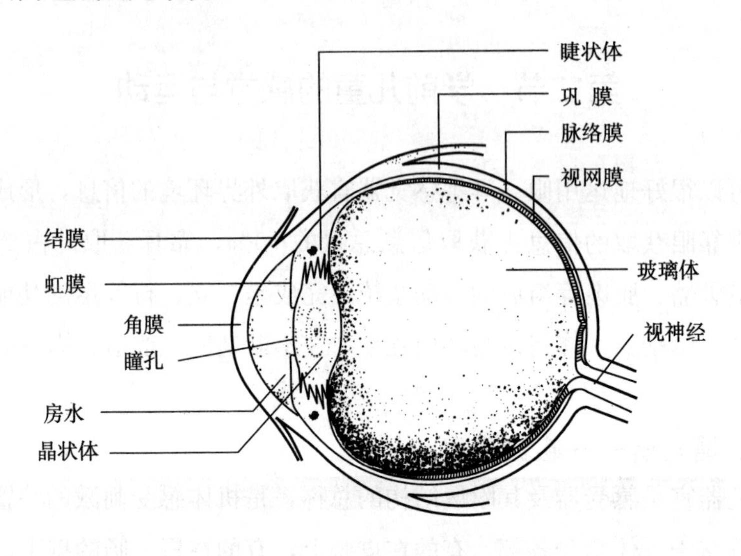

图 1-4 眼球的构造

眼前物体发出或反射的光线进入眼球后，经过眼内屈光系统的折射，在视网膜上形成物像，大脑皮层收到信号，形成视觉。如果眼的屈光能力异常，或眼球形态异常，使远处（6 米以外）的物体不能在视网膜上成像，就会造成近视、远视、散光。

2. 学前儿童眼的特点

（1）生理性远视

学前儿童的晶状体比成人扁，眼球的前后径（眼轴）短，看远处物体时成像在视网膜之后，形成生理性远视。随着年龄的增长，眼球的前后径变长，一般到 5 岁左右，就变成了正视（正常视力）。不同年龄眼轴的长度如表 1-1 所示。

表 1-1 不同年龄眼轴的长度

年龄	眼轴长度（毫米）
新生儿	18.7
3 岁（男）	23.2

续表

年龄	眼轴长度（毫米）
3岁（女）	22.5
14岁（男）	24.0
16岁（女）	23.5

（2）晶状体弹性大

学前儿童晶状体的弹性大，调节能力强，近点很近，即使把书放在离眼睛很近的地方，也能看得清楚。但长此以往，易形成近距离读写的习惯，尤其是上小学后，随着看书、写作业时间的增长，容易使眼经常处于高度调节的紧张状态，形成近视。

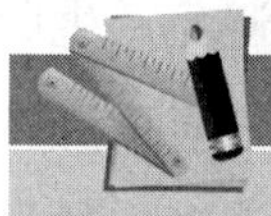

信息窗

近点与晶状体弹性

近点是指当眼睛在调节作用下产生最强作用（睫状体肌收缩）时所能看清外界最近处目标物的某一点。近点越近，说明晶状体的弹性越好。一般10岁左右的儿童，近点约位于眼前8.8厘米处，20岁左右的人，近点约位于眼前10.4厘米处，40岁时为18.2厘米，50岁时为52.06厘米，到60岁时远至83.3厘米。

（3）对环境因素敏感

5岁之前是人一生中视力提高的快速时期。如，2个月婴儿的视力为0.05，6个月时为0.1，1岁时为0.2，2岁时为0.3～0.4，3岁时为0.6～0.7，4～5岁时达1.0。由于生理性远视状态需要更大的调节力度，因此，眼肌很容易疲劳。再加上儿童眼球的巩膜较柔弱，眼轴易伸长。因此，与成人相比，学前儿童的眼对环境因素更为敏感。

3. 学前儿童的用眼卫生

幼儿园必须创造支持性的环境，保护学前儿童的视力，并促进学前儿童眼的正常发育。

（1）预防近视

● 养成良好的用眼习惯。如：看书、写字、绘画时坐姿要正确，做到“眼距书本一尺远，胸距桌缘约一拳”；不躺着看书，不在走路或乘车时看书，不在强光或弱光下看书；用眼时间不宜过长，集中用眼一段时间后，就要到户外活动或观望远处，消除眼部疲劳；控制看电视、电脑、平板电脑、手机等与电子产品互动的时间。

● 创建支持性的用眼环境。学前儿童所处的读写环境应有良好的采光照明。不论是自然采光还是人工照明，均要求光线均匀，避免产生阴影，也应避免强光刺眼。在阅读和写字时，光线应从左前方照入。应按身高给学前儿童配置桌椅，为其选配的图书字体要大，字迹、图案要清晰。教具大小要适中，颜色鲜艳，画面清晰。

● 消除眼调节紧张。可采用望远和做晶体操的方法，使眼得到放松。望远，即向 5 米以外光线柔和的目标眺望，每次 5 分钟左右。可以利用休息时间进行。做晶体操，即通过反复凝视近处和远方，使睫状肌松弛，缓解或消除紧张状态。一种方法是使眼的视线从眼前 0.5 米处逐渐向远处移动，直至看到眼前 3～5 米处，每天可进行多次；另一种方法是看近物 2 分钟，再看远物 2 分钟，每天三四次。

（2）预防眼部疾患

● 预防沙眼、结膜炎。不用手揉眼睛；每人有专用的毛巾、手帕，并经常清洗、消毒；用流动的水洗脸。

● 预防眼外伤。要加强安全教育，教育学前儿童不要对着别人玩剪刀、牙签等尖锐物品；注意生活中和游戏时的环境安全，避免眼外伤。

（3）定期测查视力，及时矫治

学前期是矫治各种视觉缺陷效果最明显的时期，要定期为学前儿童测查视力，一般应半年测查一次。在对学前儿童进行视力测查时要特别耐心，最好以儿童喜闻乐见的方式进行。对视力不稳定的儿童要多做几次检查。5岁时视力不足1.0者，要到眼科复查，寻找原因，并及时矫治。

(4) 及早发现眼部异常

在日常生活中，教师要注意观察学前儿童，当其出现特殊现象或特殊行为（如：两眼“黑眼珠”不对称；经常眨眼、皱眉、眯眼；看东西经常偏着头；经常混淆形状相似的图形；手眼协调能力弱；眼睛发红；常流泪或眼屎多；等等）时，应及时提醒家长带其到医院检查和治疗。

（二）耳——位听器官

人人都知道耳是用来听声音的，是形成人的第二重要感觉——听觉的重要器官。除此之外，人耳还能感受身体在空间的位置等信息。

1. 耳的构造和功能

耳由外耳、中耳、内耳三部分组成（图1-5）。外耳包括耳郭、外耳道和鼓膜三部分。中耳由鼓室、咽鼓管、听骨链（三块听小骨）等组成。内耳包括半规管、前庭、耳蜗三部分。

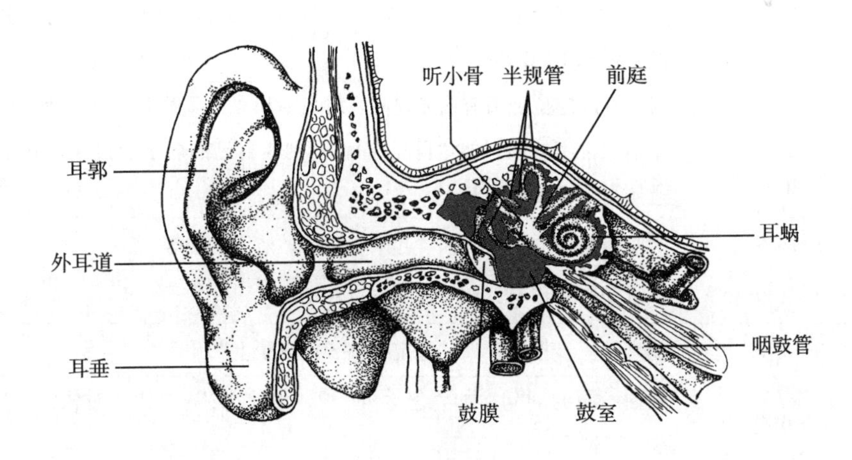

图1-5　耳的结构

耳郭收集外界的声波，经外耳道传到鼓膜，引起鼓膜振动。鼓膜的振动通过三块听小骨传到内耳，刺激耳蜗内的听觉感受器，产生神经冲动。神经冲动沿着与听觉有关的神经，传到大脑皮层的听觉中枢，形成听觉。

如果外耳道内皮脂腺分泌的耵聍过多，凝结成块，阻塞外耳道，称为耵聍栓塞。耵聍栓塞、耳疖、外耳道闭锁，使声音不能传导，或者鼓膜穿孔、粘连不能发生振动等，都可能导致听力下降，造成耳聋。

2. 学前儿童耳的特点

（1）尚在发育之中

学前儿童的外耳道壁尚未完全骨化，外耳道的皮肤娇嫩易受刺激，眼泪、脏水流入外耳道或挖耳朵等易使外耳道感染。一旦感染，还容易扩散到邻近的组织和器官。学前儿童的听力还处在不断的发育过程中（表 1-2）。

表 1-2 不同年龄儿童的听力发育

月（年）龄	听力发育
0～3 个月	对声音还不十分敏感，偏向于听高频的声音。对 50～60 分贝的声音，表现为眼睛睁开、全身抖动、两拳紧握、前臂屈曲；对大声可有惊跳反应；听到温柔的声音会安静下来
4～7 个月	对距离耳朵 60 厘米的 35～40 分贝的较轻的声音做出可靠反应；听到母亲的声音停止活动，头转向声源；对不同的语调（友好的、生气的）做出不同的反应
8～12 个月	对声音的定位能力有明显提高，对名字和“不”做出反应；理解日常生活中常用的词（如“再见”）；听到叫自己的名字会过来，开始能遵照指令拿玩具给某人
1～2 岁	能听懂简单的指令，如“起来”“过来”“飞吻”等
2～3 岁	能听懂两步指令，如“从桌上拿杯子”
3～4 岁	能理解三步指令，如“宝宝把杯子放桌子上”
4～6 岁	明白不同的问句，如“怎么办?”“为什么?”“什么时候?”“多少?”等

（2）易患中耳炎

学前儿童的咽鼓管短而宽，且呈水平位（表 1-3），咽部感染时，细菌很容易通过咽鼓管进入中耳，引起中耳炎。因此，学前儿童患急性中耳炎的概率远大于成人。

表 1-3　不同年龄时期咽鼓管的方位

不同年龄时期	咽鼓管的方位
出生时	几乎是水平的，与水平面夹角至多不超过 10°
4 岁时	与水平面约呈 20°角倾斜
成年期	与水平面呈 40°～50°角倾斜

3. 学前儿童的用耳卫生

（1）谨慎掏耳

如果学前儿童耳朵里面发痒，应用手指轻揉；如果耳垢积太多，塞住了外耳道，影响了听力，或痒得难受，可用棉签伸进去卷几下，把耳垢轻轻带出来；如果外耳道已被耳垢封堵又痒得难受，应找医生帮忙取出。禁止用火柴梗、牙签、耳挖等为学前儿童掏耳朵，因为这些锐利的工具易碰伤外耳道的皮肤，引起外耳道感染，还有可能戳破鼓膜，造成耳聋。

（2）预防中耳炎

应保持学前儿童的鼻咽部清洁，预防感冒；一旦感冒要及时治疗。教会学前儿童擤鼻涕的正确方法，避免将鼻涕挤进咽鼓管。洗头、洗澡、游泳时应防止污水进入外耳道。积极预防和治疗鼻炎、鼻窦炎、扁桃体炎及腮腺炎等，减少中耳发炎的机会。一旦发现中耳炎等耳部疾病，应该及时就医，以免处理不当导致听力损失。

（3）保护听力

● 远离噪声环境。噪声是指让人感觉吵闹或人们不需要的声音。街道上的汽车声、建筑工地的机器声、电视机过大的声音等，都是噪声。噪声在 50 分贝以下，属于比较安静的环境；噪声达 60 分贝，就开始影响睡眠和休息；如果学前儿童经常处于 80 分贝以上的噪声环境中，就会变得听觉迟钝，严重时可导致耳聋。因此，学前儿童的学习生活环境应尽量避免噪声污染，如：看电视、听广播时音量不能太大，时间不宜过长；成人注意不大声训斥学前儿童；等等。

● 不戴立体声耳机听音乐。学前儿童的听觉器官正处在发育阶段，器官组织还很娇嫩，若带上立体声耳机听音乐，声压直接传递到很薄的鼓膜上，刺激听觉器官，使之异常兴奋，长期使用容易造成听觉疲劳，损害听觉器官。因此，禁止给学前儿童戴立体声耳机听音乐。如果给学前儿童欣赏立体声音乐，应将音量调小些，听一会就应休息。

(4) 及时发现听力问题

教师可组织唱歌、欣赏音乐、辨别自然界的各种细微而复杂的声音等游戏活动，以促进学前儿童的听力发展。教师及家长在日常生活中应注意观察学前儿童的听力表现，及时发现其听力问题，及早就医。

二、支撑与运动——运动系统

(一) 运动系统的结构与功能

骨、骨连结和骨骼肌构成了人体的运动系统，三者相互关联实现了支持、保护和运动的功能。骨依靠骨连结有序地连结起来，构成骨骼支架，支持体重，保护内脏，维持人体正常的形态。脑颅骨及面颅骨围成骨质的“容器”，将脑装进去，并将它很好地保护起来。当神经系统将运动命令传到骨骼肌时，骨骼肌收缩，牵动它所附着的骨产生动作，从而实现运动功能。

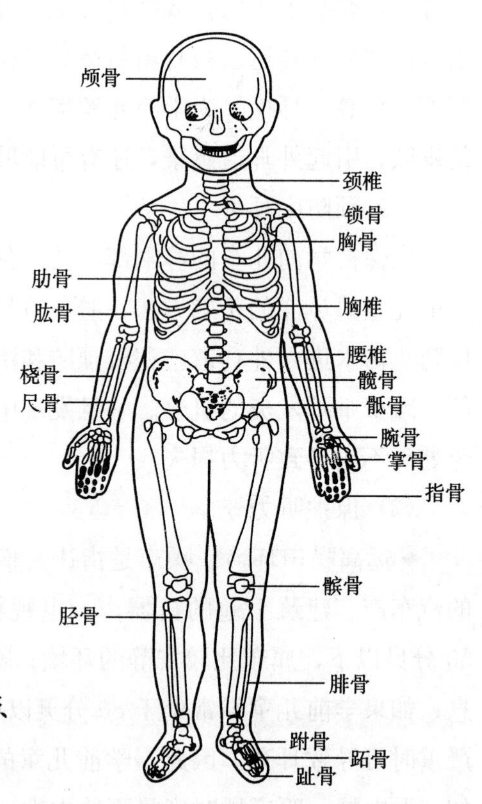

图 1-6 小儿的全身骨骼

(二) 学前儿童运动系统的特点

1. 骨骼处于变化之中

(1) 韧性大、易变形

与成人相比，学前儿童骨成分

中的有机物相对较多，骨柔韧性大而硬度低，不易发生骨折，但容易因长期体态不端而发生变形。

骨髓是造血器官。5岁前儿童的骨髓腔内全部是红骨髓，具有活跃的造血功能。5岁后，随着年龄的增长，红骨髓的脂肪化由远心端向近心端发展，成为黄骨髓。

学前儿童的骨膜较厚，血管丰富，对骨的生长及修复起重要作用。当学前儿童的骨受损伤时，因血液供应丰富，新陈代谢旺盛，所以愈合得比较快。

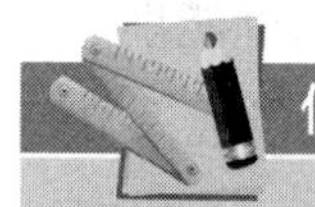

信息窗

青枝骨折

在植物的青嫩枝条中，常常会见到折而不断的情况。儿童的骨成分中含有较多的有机物，外面包裹的骨膜又特别厚，因此具有很好的弹性和韧性，不容易折断。当遭受外力、发生骨折时，就会出现与植物青枝一样折而不断的情况，人们把这种特殊的骨折称为“青枝骨折”。青枝骨折多见于儿童。

(2) 不断生长

人体内大多数的骨是通过软骨钙化的途径完成生长发育的，长骨也不例外。在胚胎早期先形成软骨雏形，以后从软骨的中间部分开始钙化。出生时，长骨的两端还是软骨。软骨不断发育，使长骨不断长长，并不断钙化。到了25岁左右，长骨两端的软骨全部钙化完成，就长成了一根坚硬的骨头，人也就不再长高了。学前儿童的骨正在生长，需要较多的钙，同时还需要维生素D使吸收的钙沉淀到骨头中。

身体某部位骨化中心的出现和骨骺愈合状况，常常可以用来说明全身骨骼的发育情况。个体骨骼的发育年龄，即通常所说的“骨龄”。检测学前儿童的骨龄时，经常选择腕骨作为检测部位。新生儿的腕骨全部是软骨，骨化依一定的顺序出现。整个腕骨的骨化在10～13岁完成，掌指骨的骨化在18岁前完成。学前儿童腕骨的发育程度决定了其腕部力量水平。

（3）逐渐愈合

随着骨的生长发育，某些原来分离的骨，逐渐愈合。

● 胸骨。胸廓是由胸骨、肋骨、胸椎共同围成的。胸骨是前胸正中一块狭长的骨，自上而下可分为胸骨柄、胸骨体、胸骨剑突三部分。婴儿胸廓的前后径略小于左右径（或几乎相等），呈圆锥形或圆柱形；肋骨与脊柱几乎成直角，胸廓不能显著扩大，同时也限制了肺脏扩张的可能性。婴儿开始行走时，胸廓的形状才开始改变，到12～13岁时，变成像成人胸廓一样前后较扁、前壁短后壁长的骨笼（图1-7），但胸骨要到24～25岁时才愈合成为一个整体。若婴幼儿长时间用口呼吸，可导致肺扩张不全，胸骨内陷，形成“漏斗胸”。长期坐姿不良也会影响胸骨的发育。

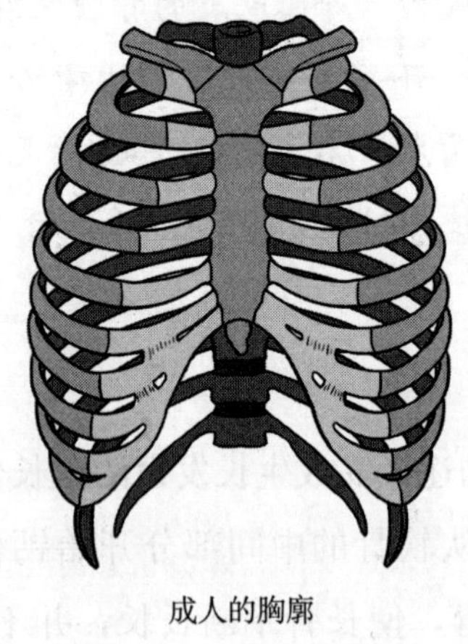

成人的胸廓

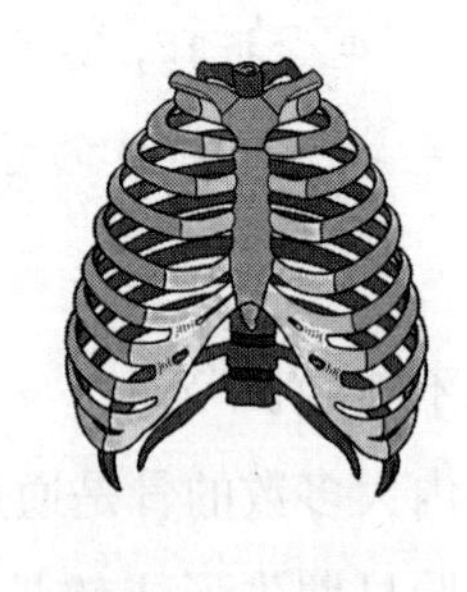

婴幼儿的胸廓

图1-7 婴幼儿的胸廓与成人的胸廓

● 髋骨。成人的髋骨是一块完整的骨。学前儿童的髋骨由髂骨、坐骨、耻骨三块骨借助软骨连接而成，直到20～25岁时，这三块骨才能完全愈合。在骨盆的形态上，从10岁时开始出现差别，女性的髋骨宽而短，男性的髋骨窄而长。左、右髋骨和骶骨、尾骨共同围成骨盆，容纳和保护膀胱、生殖器等重要脏器。女性的骨盆还是胎儿自然分娩的骨产道，若骨盆的大小、形状不正常，可致难产。

（4）脊柱易弯曲

脊柱是人体的支架，上托头部，下接髋骨，具有支持身体和保护脊髓、内脏的功能。

从侧面观脊椎，有 4 个明显的生理弯曲，自上而下分别是颈曲、胸曲、腰曲、骶曲（图 1-8）。这些生理弯曲对保持身体平衡、缓冲对大脑的震荡十分有利。

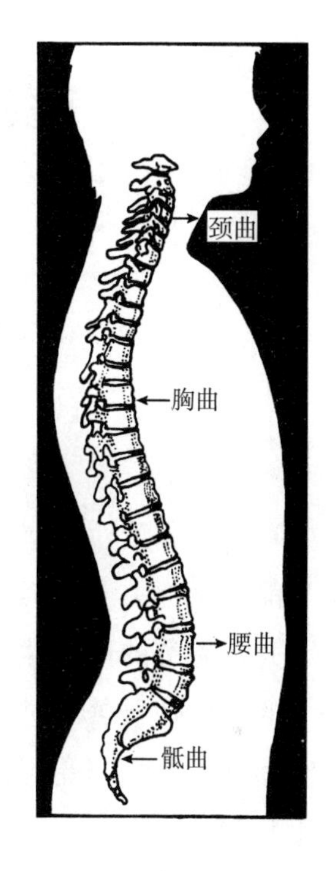

图 1-8 脊柱侧面观

新生儿的脊柱由软骨组成，脊柱几乎是直的，仅骶骨有弯曲。出生后 2～3 个月时，婴儿开始抬头，颈曲随之形成；6～7 个月时，婴儿开始坐，胸曲形成；1 岁左右时，婴儿开始学习行走，形成腰曲。但这些生理性弯曲要到发育成熟的年龄才能完全固定下来。另外，在 14 岁之前，椎骨之间充满软骨；在 15 岁左右，椎骨之间出现钙盐沉积，椎体的上下两面出现板状物；到 20～21 岁或更晚时，这些板状物才与椎体结合，脊柱才最后定型。在脊柱未完全定型之前，任何不良的姿势都可以导致脊柱变形，产生不该有的弯曲，脊柱的功能也将受到影响。

（5）足弓易塌陷

足骨借助足底坚强的韧带连接起来，形成向上突起的足弓。当身体跳跃或从高处落下时，足弓的弹性起着缓冲震荡的重要作用。在行走，尤其是长途跋涉时，足弓的弹性对身体重力下传和地面反弹间的节奏有着缓冲作用，同时还能保护足底的血管、神经免受压迫。学前儿童足弓的骨化尚未完成，足底的肌肉、韧带等发育不完善，如果站立、走路时间过长，或负重过度，或过于肥胖，都可导致足弓塌陷，形成扁平足（图 1-9）。扁平足弹性差，长时间站立或行走时，足底神经和血管受压，很容易疲劳或足底疼痛。

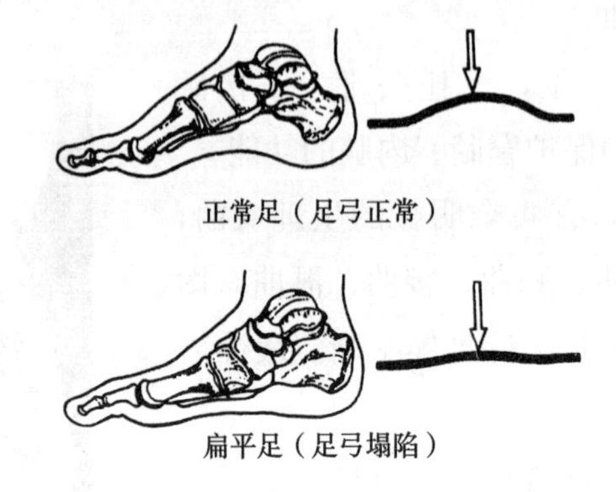

图 1-9　正常足和扁平足

（6）关节灵活

学前儿童的关节窝较浅，关节囊韧带薄而松弛，关节周围的肌肉力量差，因此，关节的伸展性和活动范围均大于成人。例如，学前儿童髋关节和肩关节的灵活性显著超过成人，脊柱的活动范围也较大。同时，学前儿童关节的牢固性较差，当受到强大的外力作用（如猛力拉拽或突然跌倒）时，容易发生脱臼。

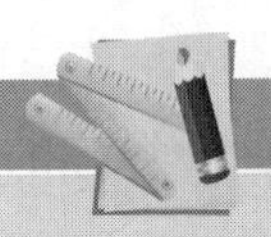

信息窗

脱　臼

脱臼是指使关节突与关节窝失去正常的位置的状态。脱臼后关节囊松弛，如果治疗不当容易造成反复脱臼，即习惯性脱臼。脱臼时常伴有关节囊撕裂和韧带损伤，脱臼部位出现肿胀、疼痛，并失去运动功能，此时应注意保护脱臼关节的稳定，保持原有姿势，以免造成对关节囊的更大损伤。

2. 骨骼肌容易疲劳

人体肌肉的发育并非齐头并进，而是先后有序。颈部和躯干的肌肉先发育，四肢的肌肉后发育；四肢的大肌肉（如上臂和前臂肌肉）先发育，四肢远端的小肌肉（如手指及手腕部的肌肉）后发育。这直接影响学前儿童的动作发展。例如：3～4 岁的儿童，由于大肌肉发育较快，能走得很稳；但由于手部小肌肉发育较慢，使用筷子或用笔画直线则很费劲；到了青春期，大小肌肉发育迅速，肌肉结实，就能完成十分灵巧、细致的动作了。

学前儿童的肌肉发育较差，这从肌肉占体重的百分比上可反映出来（表 1-4）。

表 1-4　不同年龄段肌肉重量占体重的百分比

年龄（岁）	肌肉重量占体重的比例（%）
新生儿	23.3
8	27.2
15	32.6
18	44.6

学前儿童肌肉中的水分多，蛋白质、脂肪及无机盐较少；肌纤维细；肌腱宽而短。这些特点决定了学前儿童的骨骼肌一方面娇嫩柔软，收缩力差，容易疲劳和损伤；另一方面又富有弹性，伸展性好。虽然学前儿童的肌肉容易疲劳，但因其新陈代谢旺盛，氧气供应充足，所以疲劳消除得也快。

（三）学前儿童运动系统的卫生

1. 端正姿势

要引导学前儿童从小端正身体姿势。坐着时，身体挺直，不耸肩，躯干与大腿垂直，两小腿与地面垂直或向前伸，两脚平放于地面，使膝关节后面的肌肉、血管、神经不受压迫，感到舒适且不易产生疲劳。站立时，身体正，腿伸直，两肩在同一水平上自然下垂，抬头、挺胸，两眼向前平视，腹部微内收，两脚分开约两拳距离，脚尖微向外斜，把全身重量落在两脚的脚跟和外缘上。行走时，上身挺直，两臂轮替摆动，双脚轮替迈步，脚尖指向前方，不应向里勾或向外撇。

为学前儿童配备的桌椅高矮要合适，如果桌椅高度差过大，右手会在写字或绘画时抬得过高，久之会引起脊柱变形；如果桌椅高度差过小，容易形成驼背。不应让学前儿童单肩背书包，以免形成脊柱侧弯。不要让学前儿童睡沙发或过软的床。

2. 合理锻炼

体育锻炼可以促进全身的新陈代谢，加速血液循环，使骨骼和肌肉得到更多的营养。学前儿童参加体育锻炼不仅能使其肌纤维变粗，肌肉重量增加，而且还能促进骨骼的生长发育，加速骨的钙化，使骨质更加粗壮结实，同时还可促进韧带发育，增加关节的牢固性和灵活性。

在组织学前儿童锻炼时，一定要对锻炼内容、锻炼时间、运动强度等方面进行合理安排。同时，运动着装不能过于肥大，以免在运动中造成意外伤害。

3. 充足营养

充足的营养是骨骼、肌肉生长发育的基础，例如，钙和维生素D能够促进骨的钙化，蛋白质能促进肌肉的发育等。因此，要供给学前儿童充足的营养，以保证其正常的生长发育。另外，对学前儿童来说，阳光也是一种特别的“营养”，可以促进身体对维生素D及钙、磷等的吸收。因此，每天应为学前儿童安排一段时间的户外活动，保证其接受“阳光浴”的时间。

4. 保护手足

学前儿童手部、腕部的骨骼、肌肉尚未发育成熟，教师在组织活动及实施教学时，要充分考虑这一特点。例如，应避免让学前儿童拎重物，不宜进行长时间的写字、绘画练习，给学前儿童提供的玩具不宜过重等。

为了保护和促进学前儿童足弓的正常发育，应为他们提供宽松、合脚的鞋子，并以软底为宜，还可以适当让学前儿童光脚在沙坑或鹅卵石上行走或玩耍，避免形成扁平足。

5. 预防意外

禁止“悠圈子”和避免“牵拉肘”。

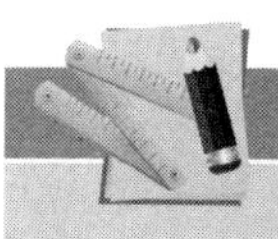

信息窗

悠圈子和牵拉肘

悠圈子：大人抓住孩子的两手，使孩子全身离地，一圈一圈悠着玩。此种玩法易损伤孩子的筋骨。

牵拉肘：一种常见的肘关节半脱臼。当大人带着孩子上楼梯、过马路，或帮孩子穿脱衣袖，孩子手臂处于伸直位置时，若被猛烈牵拉，就可造成牵拉肘。此时，肘关节疼痛，手臂不能活动，手不能握物。经医生复位后，要注意保护，避免再次受伤。

第三节　学前儿童的呼吸与消化

人体在进行新陈代谢时，需要有“原料”供给，这些“原料”正是通过呼吸系统、消化系统从外界环境中“汲取”而来。

一、通气与换气——呼吸系统

依靠呼吸系统，人体从体外吸入氧气，排出新陈代谢产生的二氧化碳。这种机体与环境之间的气体交换称为呼吸。

（一）呼吸系统的结构与功能

呼吸系统由呼吸道和肺两部分组成（图 1-10）。呼吸道是传送气体的通道，包括鼻、咽、喉、气管和支气管。肺是气体交换的场所。临床上习惯将鼻、咽、喉称为上呼吸道，将气管、支气管称为下呼吸道。

1. 上呼吸道

鼻，是呼吸道的起始部分，也是呼吸系统的第一道防御装置，不仅能对吸入的空气进行过滤、调温、调湿，以减少对肺部的刺激，还能接受气味刺

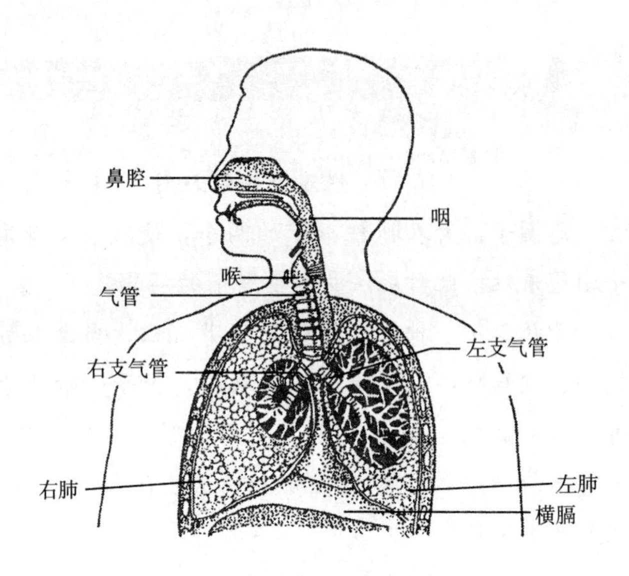

图 1-10　呼吸系统模式图

激，形成嗅觉。

咽，如同“交通枢纽”，分别与口腔、鼻腔、喉腔相通，是气体和食物的交会处。吸气时，气体通过鼻腔、鼻咽和口咽，经喉口入喉；吞咽时，食物经口腔、口咽、喉咽进入食管。

喉，身兼二职，既是呼吸气体的通道，又是发音器官。呼出的气流使声带振动，发出声音。喉腔的前上部有一块叶状的会厌软骨，吞咽时，喉上升，会厌软骨就遮住喉的入口，防止食物进入气管。

2. 下呼吸道

下呼吸道包括气管与支气管。气管位于食道的前方，向上与喉相通，向下进入胸腔，分成左右两侧支气管，分别进入两肺。左支气管细长，右支气管短粗，位置较陡直。因此，当有异物误入气管时，最易坠入右支气管。

3. 肺

肺位于胸腔内，呈圆锥形，左右各一。左右支气管分别进入左右两肺，在肺内形成树状分支，越分越细，最后形成肺泡管，附有很多肺泡。肺泡是半球形的囊泡，由单层上皮细胞构成，是进行气体交换的场所。

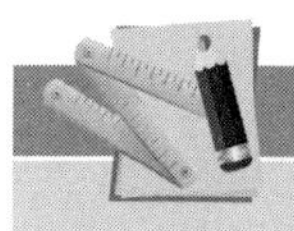

信息窗

肺 活 量

肺活量是指尽力吸气后，再尽最大努力呼出的气体量。它反映了一个人一次呼吸中最大的通气能力，因而也是体检常测的指标。肺活量的大小受呼吸肌的力量强弱、肺组织及气道通畅情况、胸廓弹性大小的影响，也与身材、性别、年龄等因素有关。新生儿的肺活量约为140毫升；6岁儿童可达1000～1800毫升；10岁儿童可达1700～2900毫升；14岁的青少年可达2600～4500毫升。

（二）学前儿童呼吸系统的特点

1. 鼻、喉腔狭窄，黏膜娇嫩，易感染

鼻腔感染时，会引起鼻黏膜充血、肿胀，分泌物增多，造成鼻腔阻塞，张口呼吸。又因鼻腔四通八达，一旦感染，还可能波及到耳、喉、眼等，引起中耳炎、扁桃体炎、喉炎、泪囊炎、鼻窦炎等疾病。

喉腔感染时，会因黏膜肿胀而影响呼吸。如，发生急性喉炎时，因喉的通路被阻，吸气明显费力，以至于要端肩、张嘴帮助喘气。

2. 声带不够坚韧

3岁以后，男孩喉部甲状软骨骨板角度变锐，10岁以后凸起逐渐明显，形成男性的喉结。学前儿童声带不够坚韧，易充血、肿胀变厚，造成声音嘶哑。另外，学前儿童喉部的保护性反射机能尚不完善，如果吃饭时说笑，容易将食物呛入呼吸道。

3. 气管的自洁能力差

学前儿童的气管、支气管管腔狭小，管壁柔软，缺乏弹性组织，分泌黏液少，纤毛运动能力差，清扫呼吸道的能力差，因而，尘埃颗粒以及微生物的侵入对儿童的危害较大。

4. 肺泡数量少、容量小

学前儿童肺的弹力组织发育较差，间质发育旺盛，血管丰富。6～7岁时，肺泡的组织结构与成人的基本相似，但肺泡数量少。随着年龄的增长，肺容量逐渐加大。

5. 呼吸浅而快

学前儿童新陈代谢旺盛，耗氧量和成人差不多。但学前儿童胸廓容积小，呼吸肌不发达，呼吸时胸廓运动差，使肺的运动受到了限制；同时，学前儿童的肺容量也较小。为了满足机体代谢对氧气的需要，只能增加呼吸的次数。因此，学前儿童的呼吸浅而快，且年龄越小越明显（表1-5）。

表1-5　不同年龄儿童每分钟呼吸次数

年龄（岁）	每分钟呼吸次数（次）
新生儿	40～45
<1岁	30～40
1～3岁	25～30
4～7岁	20～25
8～14岁	18～20

（三）学前儿童呼吸系统的卫生

1. 养成好习惯

（1）戒用口呼吸

用口呼吸的危害表现在：尘粒、细菌等越过鼻腔的过滤作用；呼吸浅，肺部扩张不全，影响胸廓发育，易形成“漏斗胸”；睡眠不安稳，影响精力和体力恢复；吃饭时忙着喘气，则“囫囵吞枣”，会导致消化不良。一旦发现学前儿童用口呼吸，应采取相应的措施，帮助其改掉，使其养成用鼻呼吸的好习惯。如果学前儿童长期用口呼吸，且睡眠有鼾声，应带其到医院检查鼻咽部是否有疾病。如果因伤风感冒引起鼻炎，使鼻子不通气，幼儿只好用口呼吸，所以要预防伤风感冒。

（2）禁用手挖鼻

用手挖鼻孔能使鼻毛脱落、黏膜损伤、血管破裂，引起出血。挖鼻孔还会导致鼻腔感染，严重时，细菌可经面部血管回流至颅脑内，造成危险的并发症。除此之外，长期用手挖鼻孔，可使鼻孔变大，形成“朝天鼻”，不仅影响美观，而且容易引起同伴的嘲笑，进而影响学前儿童的心理健康发展。

（3）正确擤鼻涕

有的学前儿童在擤鼻涕时，用两只手将两侧鼻孔捏住，这样会使鼻腔压力增高，鼻涕易回流到鼻窦内引起鼻窦炎，或沿着咽鼓管到中耳腔引起中耳炎。应教会学前儿童擤鼻涕的正确方法，即：用手轻轻按住一侧鼻孔，将另一侧的鼻涕擤出；擤完一侧再擤另一侧。擤鼻涕不要太用力，如果擤时太吃力，可先点一些麻黄素药水。

（4）遮挡打喷嚏

当鼻腔黏膜受到异物或异味刺激时，通过神经反射，先深吸一口气，然后产生一种急速有力的呼气把气体喷射出来，这就是喷嚏。打喷嚏能传播病菌。当患感冒、腮腺炎等呼吸道疾病时，病菌常借助喷嚏飞沫传播。因此，不能面向别人打喷嚏。正确的做法是用手帕或纸巾轻遮口鼻打喷嚏，如果一时找不到遮挡物，也可用手代替，打完喷嚏后立即洗手。

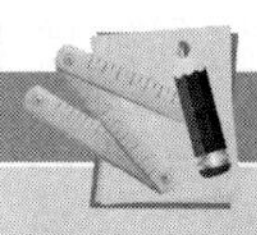

信息窗

人为什么会打喷嚏？

鼻腔是细菌混杂居住的大本营，它只好用打喷嚏的方式将这些不速之客驱除。研究发现，一个喷嚏里大约含有 30 万个细菌，患有呼吸道疾病的人，细菌数量更是数不胜数。随喷嚏喷出的飞沫可以悬浮在空气中数天之久，到处飘移传播疾病。

（5）不随地吐痰

痰是呼吸道的垃圾。吞痰不卫生，随地吐痰不文明。应培养学前儿童不吞痰、不随地吐痰的好习惯。

（6）防气道异物

教育学前儿童不将玻璃球、纽扣、豆子等小东西放入鼻孔。培养学前儿童安静进餐的习惯，不能边吃饭、边说笑，更不能打闹或将小食品抛起来“接食”，以免呛食。

2. 保护声带

声带若充血肿胀、变厚，发音时就失去了圆润、清亮的音质，成为“哑嗓子”。为了保护学前儿童的声带，要做到：鼓励学前儿童用自然、优美的声音唱歌、说话，避免扯着嗓子喊叫；为学前儿童选择音域窄、节律简单、音程跳动小的歌曲，每次练习时，时间控制在5分钟以内；学前儿童唱歌的场所要空气清新，避免尘土飞扬，温度、湿度要合适；避免让学前儿童在温度骤变的情况下练习发声；教育学前儿童得了伤风感冒要少说话、多喝水。

3. 多在空气新鲜处进行活动、锻炼

学前儿童的呼吸机能尚不健全，但新陈代谢旺盛，耗氧量较多。如果室内通风换气不够，学前儿童会因得不到充足的氧气而头晕、胸闷、气短，因此，应让学前儿童多在空气清新处活动、锻炼。清新的空气能使学前儿童精神饱满、心情愉快，乐于活动和锻炼。经常锻炼还可促进学前儿童肺和胸廓的发育，使肺活量加大，呼吸由浅而快逐渐变为深而慢。

二、消化与吸收——消化系统

人体需要从外界环境中不断摄取各种营养物质，为生长、发育、生殖和修补组织提供新建和重建的原料，并进行分解以提供能量，维持新陈代谢，实现各种生理机能。人体的消化系统通过“消化”与“吸收”这两个生理过程，完成上述的重大任务。

消化是指食物通过消化管道的运动及消化液的作用，被分解成可吸收成分的过程。吸收是指经过消化的食物成分通过消化道管壁进入血液的过程。

（一）消化系统的结构与功能

消化系统是个大家族，包括消化道和能分泌消化液的消化腺两部分。消化道由口腔、咽、食道、胃、小肠、大肠、肛门组成。沿着消化道内物质运行的方向，小肠分为十二指肠、空肠、回肠三段；大肠分为盲肠、结肠和直肠，直肠末端以肛门通向体外（图 1-11）。消化腺分两种：一种分布于消化道外，如唾液腺、胰脏、肝脏等，有导管与消化道相通；另一种分布于消化道的管壁内，如食管腺、胃腺、肠腺等，它们直接开口于消化道的管腔中。

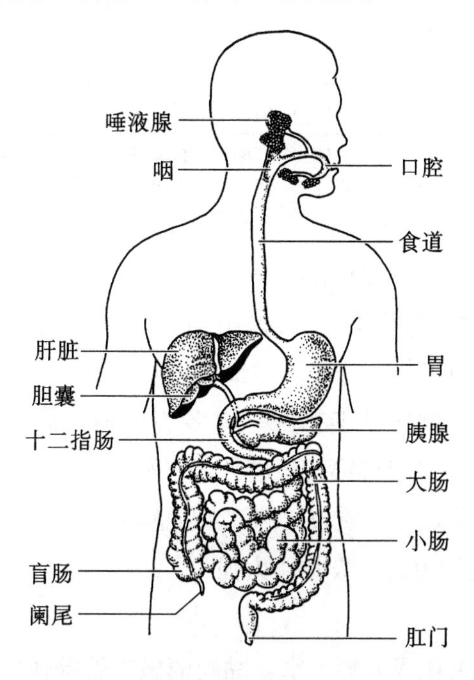

图 1-11　消化系统模式

食物进入口腔，就开始了消化系统之旅。经过牙齿的咀嚼与舌的搅拌，食物和唾液混合构成食团，然后借助吞咽运动，经咽腔和食管进入胃。通过胃壁的蠕动以及胃液的消化，食团成为粥样的食糜。食糜中有用的营养物质在小肠内被消化和吸收，余下的食物残渣进入大肠，被吸收一部分水分，逐渐形成粪便，最后经肛门排出体外。

(二)学前儿童消化系统的特点

1. 乳牙、恒牙交替

人的一生当中要经过乳牙、恒牙的交替。乳牙从出生后4～10个月大时开始萌出，12个月未萌出者为乳牙萌出延迟，2～3岁时全部长齐。

乳牙的萌出是有一定顺序的。最先萌出的是2颗下中切牙，1岁时8颗切牙全部萌出，1岁半左右4颗第一乳磨牙萌出，直至20颗乳牙全部出齐（表1-6）。

表1-6 乳牙萌出顺序

(9)	(6)	(8)	(3)	(2)	(2)	(3)	(8)	(6)	(9)
上第二磨牙	上第一磨牙	上尖牙	上侧切牙	上中切牙	上中切牙	上侧切牙	上尖牙	上第一磨牙	上第二磨牙
下第二磨牙	下第一磨牙	下尖牙	下侧切牙	下中切牙	下中切牙	下侧切牙	下尖牙	下第一磨牙	下第二磨牙
(10)	(5)	(7)	(4)	(1)	(1)	(4)	(7)	(5)	(10)

注：表中括号内数字代表乳牙萌出顺序。

6岁左右时，在乳磨牙的后面长出第一恒磨牙，并不与乳牙交换，称“六龄齿”。六龄齿萌出后，乳牙开始松动，先后脱落，逐渐换上恒牙。换牙的顺序与乳牙萌出的顺序基本相同。12岁左右时，第二恒磨牙萌出，换牙完毕。17～18岁以后，出现第三恒磨牙，又称“智齿”，也有人终生不长。

乳牙因牙釉质薄，牙本质较松脆，易生龋齿。

2. 消化道消化能力弱、吸收能力强

(1) 食道

学前儿童的食道比成人短、窄，黏膜薄嫩，管壁弹性差，易受损伤。

(2) 胃

新生儿的胃略呈水平位，即贲门（上开口）及幽门（下开口）几乎水平，幽门括约肌发育良好，而贲门括约肌发育较差，“把门”的作用不强，过多吞咽空气后，容易发生溢奶。学前儿童的胃壁组织正处于发育过程中，胃壁较薄，分泌的胃液酸度低，消化酶少，因此消化能力弱。随着年龄的增长，学前儿童的胃容积不断增大（表1-7）。

表 1-7　小儿不同发育时期的胃容积

月（年）龄	胃容积（毫升）
新生儿	30～50
3 个月	150
1 岁	250
3 岁	680
4 岁	760
5 岁	830
6 岁	890

（3）肠

与成人相比，学前儿童的肠管相对较长，超过身长的 6 倍（成人肠管仅为身长的 4 倍），管径宽，分布于肠壁上的绒毛数几乎与成人的相等，消化吸收面积大；肠黏膜上血管、淋巴管较丰富，通透性好，因此吸收能力较强。一旦发生消化道感染，肠内细菌或毒素也容易进入血液，加重病情。由于结肠壁薄，升结肠和直肠与腹后壁的固定性差，因此婴幼儿（尤其是婴儿）容易发生肠扭转和肠套叠。肠套叠指部分肠管及其肠系膜套入邻近肠腔所致的一种绞窄性肠梗阻。

3. 消化腺处于不断发育之中

（1）唾液腺

新生儿的唾液少，口腔比较干燥。婴儿 3～4 个月以后唾液分泌逐渐增多，到 6～7 个月出牙时，由于对三叉神经的刺激，引起唾液大量分泌。但由于此时的小儿口腔浅，又不具有及时咽下唾液的能力，唾液往往流出口腔，形成“生理性流涎”，可随年龄的增长逐渐消失。

（2）肝脏

学前儿童的新陈代谢旺盛，肝脏相对比成人大，但肝糖原贮备少，因此，在饥饿状况下临时可动员的葡萄糖量少，容易出现头晕、心慌、出冷汗等“低血糖症”，严重时还会出现低血糖休克。同时，肝脏分泌的胆汁也少，对脂肪的消化能力弱。另外，学前儿童肝脏的解毒能力不如成人，抵抗感染的能力较差。但因肝细胞代谢旺盛，再生能力强，患肝炎后恢复较快。

（三）学前儿童消化系统的卫生

1. 保护牙齿

（1）防龋齿

龋齿又称虫牙或蛀牙，形成的原因较为复杂。牙齿有龋洞时，一旦遇到冷、热、酸、甜等刺激，便有疼痛的感觉。龋齿若感染，可波及周围组织，常易并发牙髓炎、齿槽脓肿等，并引起发烧、牙痛难忍和牙齿松动。因此，学前儿童应预防龋齿。

防龋齿，应做到以下几点。

● 晨起、睡前刷牙。一日三餐之后，牙缝里和牙面上都存留了很多食物碎屑，入睡后口腔活动和唾液分泌减少，失去了自洁作用，细菌易在口腔内乘机繁殖，就会使残留在牙缝里的食物碎屑腐败、发酵，产生酸性物质，损坏和腐蚀牙齿。“凡一日饮食之毒，积于齿缝，当于每夜刷洗，则垢污尽去，齿自不坏。”（《金丹全书》）有人曾统计过，早晨刷牙可使口腔细菌减少60%。晚上睡前刷牙比早晨刷牙更为必要。“早漱口，不若将卧而漱，去齿间所积，牙亦坚固。”（《医说》）刷牙可以除去牙齿上的污垢，同时增强牙龈的血液循环。因此，应从学前儿童两岁半开始，逐渐培养其晨起、睡前各刷一次牙的习惯。

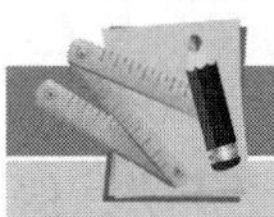

信息窗

如何指导学前儿童刷牙

应为学前儿童选择刷头小、刷毛软硬适中、末端钝圆、两排刷毛的儿童牙刷；刷牙时，指导学前儿童顺着牙缝竖刷，上牙从上往下刷，下牙从下往上刷，里外面都要刷，刷完后用水漱干净。

● 饭后漱口。饭后漱口不仅能冲掉食物残渣，还可减少口腔中的细菌，既保护了牙齿，又防止“病从口入”。正确的漱口方法是：将漱口水含在口内，闭上口，用力鼓腮3～5次，使水反复冲击口腔内各个部位，10～15秒后吐掉。饭后漱口用清水即可。

● 选择防龋食物，规避致龋食物。应为学前儿童选择富含钙、磷及维生素D等营养的食物，因钙磷等无机盐是构成牙齿的原料，需要从饮食中提供。可适当地为学前儿童提供粗纤维食物，粗纤维食物不仅能使牙齿受到磨炼，而且还能像毛刷一样起到清洁作用。应控制学前儿童饮食中的糖，尤其是睡前不要吃糖和糕点，不要喝饮料等。

● 避免外伤。应教育学前儿童不用牙咬坚果壳等硬东西。因乳牙牙根浅，牙釉质不如恒牙坚硬，一旦牙齿被硬的东西硌伤了，没有自行修复的能力，受损伤的牙齿更容易生龋齿。

（2）早治龋齿

幼儿园应建立每年为学前儿童做牙齿检查的制度。不管是乳牙还是恒牙，只要发现有龋洞，就要及时治疗，防止龋洞变深变大。不要以为“乳牙迟早要换掉，坏了没关系”而等着换恒牙。

（3）预防牙齿排列不齐

牙齿排列不齐，不仅使面部失去和谐自然的面容，还会影响到咀嚼、说话，也容易生龋齿。吮吸手指、咬指甲、咬铅笔、托腮等不良习惯，都会影响颌骨的发育或牙齿的萌出，导致牙齿排列不齐。因此，应矫正学前儿童的这些不良行为。

在换牙期间，如果恒牙已萌出而乳牙迟迟不掉，恒牙被挤到唇侧或颊侧，应将乳牙拔掉，给恒牙腾出地方，让其正常萌出。但也不能过早拔掉乳牙，否则易造成牙齿移位。如果有的乳牙长期发炎，则必须拔掉，最好采用保隙装置，占据位置，以使将来恒牙萌出时能够排列整齐。

2. 培养良好的饮食习惯

消化器官的活动是有规律的，应养成学前儿童定时、定量进餐的习惯，不暴饮暴食，也不能以零食代替正餐。吃饭时应细嚼慢咽，避免狼吞虎咽、囫囵吞枣。唾液乃生命之津，随便弃之既不文明，又对自己的健康不利，因此，不能随便吐唾沫。要讲究饮食卫生，防止病从口入。

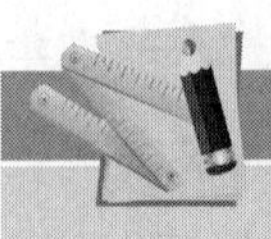

信息窗

细嚼慢咽好处多

中医对细嚼慢咽的益处有不少论述，如“食当熟嚼”（《千金要方》），又如“不论粥饭点心，皆宜嚼得极细咽下”（《养生庸言》）。细嚼慢咽可以充分发挥唾液的功能，如：使唾液中的淀粉酶充分发挥作用，对食物进行初步消化；咀嚼充分的食物与唾液混合成润滑的食团，便于吞咽和通过食道，不会对食道和胃黏膜造成负担；细嚼慢咽可以使唾液分泌量增加，咀嚼的时间越充分，分泌的唾液就越多，随食物进入胃中的碱性唾液也就越多，它们可以中和过多的胃酸，减少胃酸对胃黏膜的自身侵害。细嚼慢咽还可以通过反射等使胃和小肠做好进一步消化的充分准备。当进食量达到一定程度时，大脑的饱中枢就会发出停止进食的信号。如果进食过快，当大脑发出停止进食的信号时，往往已经吃了过多的食物；而细嚼慢咽则能让人及时产生“吃饱了”的感觉，不至于摄入过多的食物。

3. 定时排便

排便是一种反射活动。粪便进入直肠，刺激直肠壁上的机械感受器，传入神经一方面将信息传至骶髓的低级排便中枢，一方面上达大脑皮层引起“便意”。有了“便意”不能憋着，应尽快排便。长期憋便，会使直肠壁上的机械感受器变得迟钝，粪便在大肠内停留的时间过久，水分被吸尽，粪便干硬，就会产生便秘。因此，应养成定时排便的习惯。另外，学前儿童应多吃些蔬菜（尤其是纤维含量较多的蔬菜）、水果及一定比例的粗粮，以利于保持大便通畅。

第四节　学前儿童的血液与循环

血液是生命的河流，沿着9000多千米长的血管永不停息地流动着，把氧气、水分和营养物质带给细胞，并提取和运走细胞排泄的废弃物，维持着细胞正常的新陈代谢。在实现这些功能的过程中，血液如同承载物质的“车”，而循环系统则给予这部车以“动力”及“运输通道”。

一、承载物质——血液

（一）血液的组成及功能

血液由血浆和血细胞组成，它在心血管系统中循环往复地流动，运送氧气、养料、代谢废弃物及激素等。在血液中存在大量的免疫细胞、蛋白质、电解质和体液因子，它们参与血液凝固和抗凝、免疫反应、酸碱平衡调节等。

（二）学前儿童血液的特点

1. 血液组成的特点

学前儿童血液含水分及浆液较多，含凝血物质及盐类较少。因此，学前儿童出血时血液凝固得较慢，如新生儿出血需要8～10分钟才能凝固，幼儿需4～6分钟，而成人只需要3～4分钟。

学前儿童红细胞、白细胞在血液中的含量随着生长发育会发生一定的变化。如：出生时，红细胞高达(5.0～7.0)$\times 10^{12}$个/升，血红蛋白150～230克/升；出生一周左右时会出现生理性贫血，血红蛋白降低到100～110克/升。此后由于贫血对造血器官的刺激，红细胞和血红蛋白的数量逐渐增加。

在婴儿期，红细胞大约为 4.0×10^{12} 个/升，血红蛋白在 110 克/升左右；7～12 岁时达到成人水平。相比而言，血小板只是在新生儿期波动较大，出生后 6 个月时即与成人相同，为 $(150\sim300)\times10^{9}$ 个/升，以后一般不受年龄影响，比较稳定。学前儿童白细胞吞噬病菌的能力较差，若发生感染容易扩散。

2. 血量的特点

学前儿童的血量占体重的百分比相对较成人的大，年龄越小，比例越大，为体重的 9%～12%。新生儿的血量约为 300 毫升，1 岁时加倍，10 岁时的血量为新生儿的 6～7 倍。血量的快速增加，需要从饮食中摄取更多的造血原料。铁和蛋白质是合成血红蛋白的原料，缺铁可导致缺铁性贫血。维生素 B_{12} 和叶酸虽然不是直接的造血原料，但它们和红细胞的发育成熟有关，若缺少就可导致另外一种类型的贫血——营养性巨幼红细胞贫血。

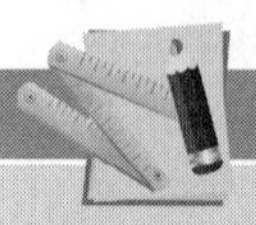

信息窗

缺铁性贫血

缺铁性贫血是体内铁的储存不能满足正常红细胞生成的需要而发生的贫血，一般是由于铁摄入量不足、吸收量减少、需要量增加、铁利用障碍或丢失过多所致。形态学表现为小细胞低色素性贫血。缺铁性贫血不是一种疾病，而是疾病的症状，其临床表现与贫血程度和起病的缓急相关。

（三）学前儿童血液的卫生与保健

1. 合理营养

要供给学前儿童富含蛋白质、铁及维生素的食物，预防学前儿童贫血。同时也要让学前儿童减少胆固醇和饱和脂肪酸的摄入量，形成良好的饮食习惯，从学前阶段起就预防动脉硬化。

2. 预防传染病

学前儿童的血液中，有吞噬细菌能力的白细胞较少，因而抵抗力较差，易患传染病。因此，要关心学前儿童的起居活动，预防各种传染病。

二、运送物质——循环系统

（一）循环系统的构成及功能

循环系统包括血液循环系统和淋巴系统两部分（图 1-12）。

血液循环系统由心脏、动脉、静脉和毛细血管组成，其内流动的是血液。血液循环系统的主要功能是将消化道吸收的营养物质、肺吸入的氧和内分泌腺分泌的激素等运送到全身各器官、组织和细胞，并将组织和细胞的代谢物和二氧化碳运往肺、肾和皮肤排出体外，以保证机体新陈代谢的正常进行。

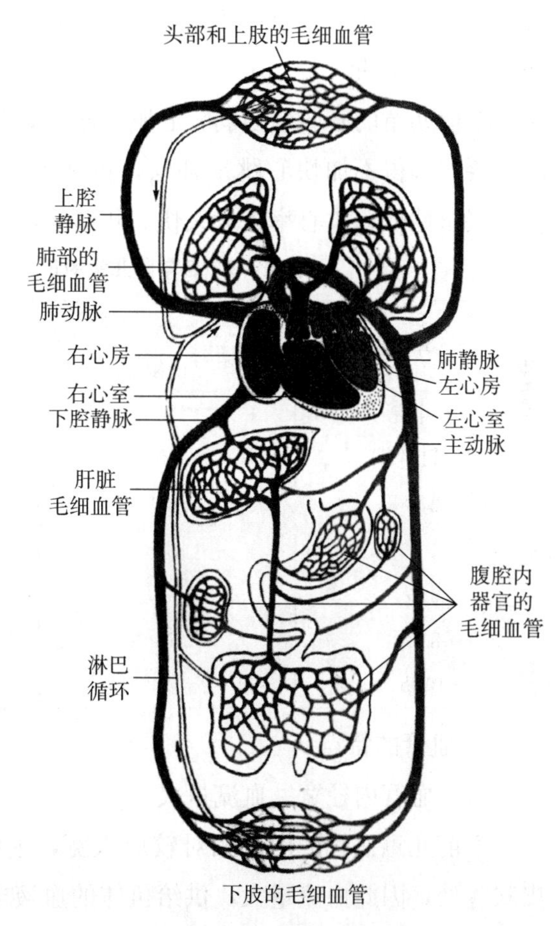

图 1-12 循环系统示意图

淋巴系统由淋巴管道、淋巴组织和淋巴器官组成。淋巴管道和淋巴组织内含有淋巴液，简称为淋巴。淋巴液经毛细淋巴管、淋巴管、淋巴干、淋巴导管，汇入上下腔静脉，由此进入血液循环。淋巴器官包括淋巴结、胸腺、脾和扁桃体。人体表面容易触及的淋巴结有耳后淋巴结、枕淋巴结、颌下淋巴结、颈浅淋巴结、腋窝淋巴结、腹股沟淋巴结等。淋巴系统是血液循环系统的辅助部分。

（二）学前儿童循环系统的特点

1. 心脏的特点

（1）心脏机能弱

学前儿童的心脏处在发育过程中，质量和容积都随着年龄的增长而增加，直至青春发育期后才能达到成人的水平。与成人相比，学前儿童心脏的机能较弱。因此，儿童年龄越小，越不宜做长时间的剧烈运动。

（2）心率快

学前儿童的心肌较薄弱，心脏容积小，但新陈代谢旺盛，为了满足机体的需要，不得不加快心跳来补偿，再加上学前儿童的迷走神经发育尚未完善，兴奋性低，故心率较成人快。年龄越小，心率越快（表 1-8）。

表 1-8 各年龄儿童的正常心率（次/分）

月（年）龄	正常心率		
	低限	平均	高限
新生儿	70	125	190
1～11 个月	80	120	160
2 岁	80	110	130
4 岁	80	100	120
6 岁	75	100	115
8 岁	70	90	110
10 岁	70	90	110

2. 血管的特点

（1）血管内径宽、血流量大

学前儿童血管的内径相对较成人宽，毛细血管网密集，尤其是肺、肾、皮肤等处，因此血流量大，供给机体的血液丰富，身体得到的氧气和营养比较充足。血液在体内循环一周的时间比成人短，有利于学前儿童的生长发育及疲劳消除。

(2) 血压低

与成人相比，学前儿童的血压较低。一是因为心肌力量薄弱而使心脏收缩射出的血量少；二是因为血管内径相对较宽，血液在血管中流动的阻力小。随着年龄的增长，血压逐渐升高。

3. 淋巴系统的特点

学前儿童的淋巴系统发育较快。学前儿童的淋巴结尚未发育成熟，屏障功能较差，感染容易扩散，局部轻微感染可使淋巴结发炎、肿大，甚至化脓。到 12～13 岁时，淋巴结才发育完善。扁桃体在 4～10 岁时发育速度达到高峰，因而此年龄段的儿童易患扁桃体炎。

(三) 学前儿童循环系统的卫生与保健

1. 适度运动、锻炼

运动、锻炼可使心肌发达，收缩力增强，射血量增加，促进血液循环。但运动、锻炼应适度。如果运动量过大，心跳过快，心腔内血液还未充满就要搏出，会导致射血量减少，满足不了机体代谢的需要。

2. 预防贫血

学前儿童应多吃富含铁及蛋白质的食物，如动物肝脏、芝麻酱等，预防缺铁性贫血。

3. 经常检查淋巴结

应经常检查儿童的淋巴结。正常的淋巴结似黄豆或蚕豆大小，柔软，相互不粘连，无压痛感。如果摸到几个硬疙瘩粘在一起，而且还有压痛感，就是发炎肿大的淋巴结。

早发现肿大的淋巴结，可以及早发现所感染的疾病，及早治疗。不同的淋巴结负责不同的身体区域，淋巴结肿大表明了它所负责区域的感染，如：当咽、口腔部位感染时，颌下淋巴结肿大；头皮、后颈部感染时，枕部淋巴结肿大；上肢、乳房感染时，腋窝淋巴结肿大；下肢、会阴部感染时，腹股沟淋巴结肿大；等等。颈部淋巴结负责的区域较广，患扁桃体炎、腮腺炎、口腔炎等时，都会使其肿大。

4. 慎重摘除扁桃体

扁桃体能制造抗体，抵御来自鼻腔、口腔的微生物。3～6岁的学前儿童有生理性扁桃体肥大，这可能与上呼吸道微生物在扁桃体隐窝内繁殖，附近的淋巴组织制造抗体以抵抗这些微生物有关。

由于学前儿童上呼吸道淋巴组织对身体的保护作用显著高于成人，再加上扁桃体参与免疫反应，所以，不到万不得已，不要轻易摘除扁桃体。随着年龄增长，扁桃体因反复受感染形成病灶，可能失去参与免疫反应的功能，因此，成人摘除扁桃体对身体的影响要相对小一些。

第五节　学前儿童的泌尿与生殖

泌尿系统犹如一座城市的下水系统，通过肾产生尿液，将机体代谢产生的废弃物（尿素、尿酸等）排出，以维持正常生命活动的进行。生殖系统则具有帮助人类实现种族延续的功能。

一、尿的生成与排放——泌尿系统

（一）泌尿系统的构成及功能

泌尿系统由肾脏、输尿管、膀胱、尿道共同构成（图1-13）。肾脏是尿液的“生产地”，输尿管、尿道是尿液的“输送管道”，膀胱是尿液的“贮存及排放地”。肾脏生产的尿液经输尿管导入膀胱贮存，当积累到一定的量后，就可发生排尿反射，使尿液沿着尿道排出体外。泌尿系统的正常工作，不仅能排出在代谢过程中产生的废物，而且还能调节体内的水分和无机盐的含量，维持机体内环境的稳定，保证生命活动的正常进行。

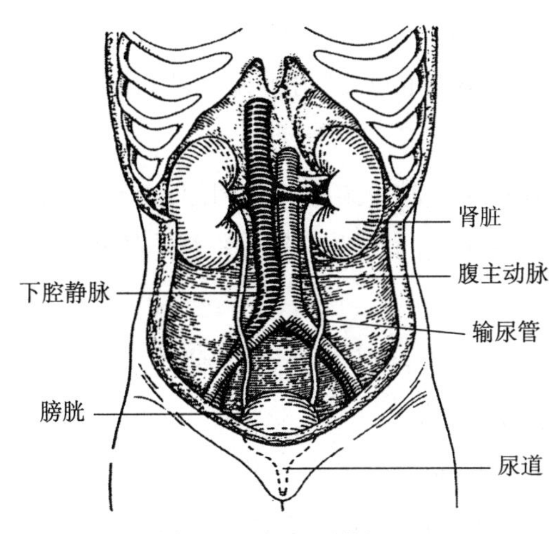

图 1-13　泌尿系统概观

（二）学前儿童泌尿系统的特点

1. 肾脏功能尚不完善

学前儿童的肾脏正处于生长发育过程中，功能尚不完善。主要表现为：肾小球的滤过作用低；肾小管短，吸收和排泄功能差，对尿的浓缩机能也差，且年龄越小越明显；当饮水过多时易发生水肿，遇到疾病或紧急状态时也易出现脱水现象。

2. 尿道短、易发生感染

学前儿童的尿道较短。刚出生的男婴，尿道长 5～6 厘米，生长速度慢，直到青春期才显著增长，13～14 岁时，尿道长 12～13 厘米。女孩的尿道更短，刚出生时 1～2 厘米，15 岁时才长到 3～5 厘米。女性尿道短而直，尿道外口较宽大，开口接近阴道和肛门，如不注意外阴部的清洁卫生，容易发生感染。感染后，细菌可通过尿道逆行而侵犯膀胱、肾盂，引起膀胱炎甚至肾盂肾炎。

当泌尿系统发生感染时，会有大量的脓细胞、细菌等随尿液排出，使尿的成分发生改变，因而验尿可以帮助诊断泌尿系统疾病。

3. 控尿能力差、排尿次数多

婴儿尿床并不稀奇，那是因为婴儿的神经系统发育不完善，一旦膀胱被充满，便发生排尿反射。随着年龄的增长，一般在1岁半左右就能渐渐控制小便。若5岁以后，还不能自主控制排尿，就可能患有遗尿症，俗称“尿床”（见第三章）。

学前儿童膀胱容量小，黏膜柔嫩，肌肉层及纤维发育不成熟，贮尿功能差，所以年龄越小每日排尿的次数越多。随着年龄的增长，每日排尿次数逐渐减少。

（三）学前儿童泌尿系统的卫生与保健

1. 养成定时排尿的习惯

新生儿无自主排尿的能力。半岁左右时，可从“把尿”开始，逐步训练小儿的这种能力。1岁左右时，可训练其坐便盆排尿。对稍大一些的学前儿童，应提醒其排尿，但一定要掌握好“度”，即不能频繁排尿。若提醒频繁，有可能造成尿频，影响膀胱的正常贮尿功能。学前儿童每天排尿6～7次，可在活动前、睡觉前等时机提醒其排尿。

2. 不憋尿

要教育学前儿童不憋尿，一旦有了尿意，就应及时排出。俗话说“流水不腐”，正常排尿不仅能排出身体内的代谢废物，而且对泌尿系统也有自净作用。长时间憋尿会使膀胱内的尿液越积越多，含有细菌和有毒物质的尿液未能及时排出，就容易引起膀胱炎、尿道炎等疾病。严重时，泌尿系统感染还能向上蔓延到肾，引起肾盂肾炎，甚至影响到肾功能。经常憋尿还会使膀胱过度膨胀而变得松弛，收缩力量变弱，导致接着出现排尿不畅、排尿缓慢等现象。憋尿的人，往往既想忍着尿，又害怕尿液不自主地排出，沾湿床褥或衣裤，所以精神负担很重，久而久之会诱发精神性遗尿，听到水声或看到厕所，尿液便迫不及待地排出。

3. 饮水要充足

人体一昼夜要排出500毫升的尿，才能把体内的代谢废弃物排出；少于500毫升，会造成代谢废弃物在体内的蓄积，危害机体。此外，充足的尿液对输尿管、膀胱、尿道有冲刷作用，可减少上行感染。

尿量的多少与机体饮水量和通过其他途径排出的水量等多种因素有关。如：饮水多的人，尿量多；大量出汗或腹泻后，尿量减少。因此，每天要让学前儿童喝适量的白开水，以保证体内的废弃物及时排出。学前儿童缺乏自我照顾能力，玩得高兴时，即使渴了也想不起喝水，教师应提醒学前儿童及时喝水。

4. 预防泌尿系统感染

应保持外阴清洁，大便后、睡前应清洗，并注意清洗方式。幼儿园的厕所、便盆要每天清洗、消毒。

5. 注意观察尿液

正常的尿液一般呈淡黄色，患病时尿液的颜色就会发生改变，因此，要注意经常观察尿液，观其色、辨气味，发现异常及时就医。此外，尿液的颜色与饮食、服药也有一定的关系，所以，不必看到颜色改变就惊慌失措。一般情况下，如果患病，在尿液颜色改变的同时，还会有相关的其他症状。

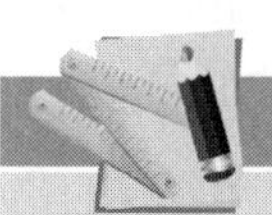

信息窗

尿床真的不是病吗？

长期遗尿不治，会对儿童造成伤害，这种伤害主要表现在心理上。如，研究发现：患有遗尿症的儿童表现为缺乏自信心、处事能力差、焦虑、恐惧集体生活，严重者甚至会导致其成年后难以与他人沟通、偏执、具有暴力倾向等；遗尿还会影响儿童的智力发育，患遗尿症的儿童比正常儿童智商低15%～20%，多表现为注意力不集中，大脑神经发育迟缓与精细动作不协调等。另有研究发现，遗尿还会导致小儿免疫力低下、消化功能差、挑食、厌食等，甚至会影响儿童第二性征的发育。因此，应摒弃“尿床不是病”的错误观念，及时治疗，以免造成儿童身体和心理上的双重损害。

二、待开的“蓓蕾”——生殖系统

（一）生殖系统的构成及功能

人类生长发育成熟后，具备了繁衍子孙后代的功能，即生殖。生殖功能是通过生殖系统实现的。

生殖系统包括外生殖器官及内生殖器官两部分。男性的外生殖器官有阴茎、阴囊；内生殖器官主要有睾丸、附睾、输精管、精囊、射精管和前列腺等。睾丸是男性的主要性器官，能分泌雄性激素并产生精子。女性的外生殖器官主要有大阴唇、小阴唇、阴蒂和前庭大腺等；内生殖器官主要包括阴道、子宫、输卵管和卵巢。卵巢是女性的主要性器官，能产生卵子，并分泌雌性激素、孕激素。睾丸和卵巢因能分泌性激素，又称为性腺。

（二）学前儿童生殖系统的特点

学前儿童生殖系统中的各器官都呈现幼稚状态，如同待开的“蓓蕾”。男性的睾丸在出生时已降至阴囊内，10岁前增长十分缓慢，虽然8～9岁起已具有分泌雄性激素的机能，但分泌量极少。女性的卵巢在青春期前发育缓慢，到月经初潮时才达到成人卵巢重量的30％。

青春期以后，各生殖器官发育迅速，并逐渐成熟。睾丸产生的雄性激素，卵巢产生的雌性激素，促使了第二性征的出现，如男性的胡须、喉结、发达的肌肉、较低的声调，女性宽大的骨盆、发达的乳腺、丰满的皮下脂肪、较高的声调等。

（三）学前儿童生殖系统的卫生与保健

1. 保持外生殖器官的卫生

要使学前儿童养成每天洗澡或清洗外阴部的习惯，女孩要注意从前向后清洗，最后洗肛门；内衣裤要每天换洗，以保持外阴部的卫生。洗外阴部和内裤最好用个人专用的盆。

2. 巧选内衣裤

为学前儿童选择的内衣裤应以棉质为佳，有良好的透气性，并且应宽松适度。尤其是男孩的内裤、外裤都要宽松，尽量不穿紧身牛仔裤，避免在高温季节因局部温度过高，影响睾丸的发育。

3. 早发现生殖器官发育异常

生殖器官发育异常如不及早治疗，严重者可导致成年后性功能障碍，丧失生育能力，甚至引发癌变，危及生命。学前儿童生殖器官发育异常多见于男孩，其中隐睾、包茎、包皮过长等较为常见。因此，应及早发现生殖器官发育异常，并采取相应的治疗措施，隐睾、包皮过长可采用手术治疗。

4. 进行科学的性教育

婴幼儿时期是形成性别角色、发展性心理的关键时期。教师应对学前儿童进行科学的性教育，在日常生活中，引导其形成正确的性别自我认同，并提高自我保护意识，防范性侵害。

第六节　学前儿童的神经与内分泌

神经系统，尤其是脑，具有极其复杂的功能，是人体的最高“司令部”。内分泌系统则是人体的“化学信使”，通过分泌激素实现对机体生命活动的调节。不仅如此，二者还经常联手发挥调节作用。

一、人体的“司令部”——神经系统

神经系统的神奇之处在于它直接或间接调控着生命活动的全部过程。其一，它能调控各器官系统协调活动，使机体成为一个完整的有机整体；其二，它又能通过各种感受器接收内外环境的刺激，并做出相应的反应，从而使机体适应多变的外界环境并与之“和平相处”；其三，它还实现着学习、记忆、觉醒及睡眠等高级功能。

（一）神经系统的构成、功能及基本活动方式

1. 神经系统的构成和功能

神经系统由中枢神经系统和周围神经系统组成。中枢神经系统包括脑和

脊髓。其中，脑位于颅腔内，由大脑、小脑、间脑、中脑、脑桥和延髓六部分组成。通常把中脑、脑桥、延髓合称为脑干。周围神经系统包括脑神经、脊神经和内脏神经，它们把脑或脊髓同其他器官联系起来，共同实现神经信息在脊髓或脑及其他器官间的双向传递（图 1-14）。

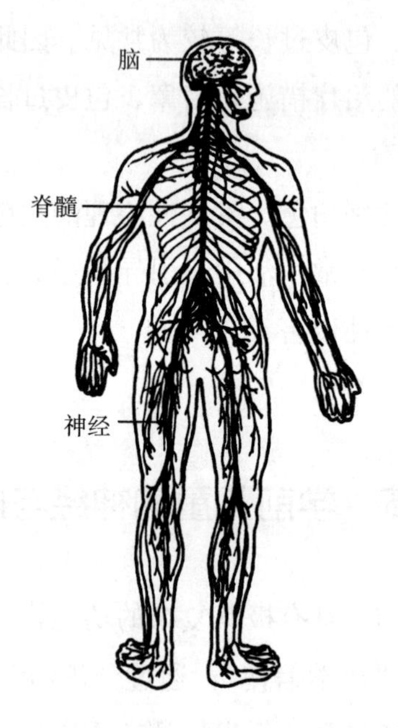

图 1-14　神经系统

2. 神经系统的基本活动方式——反射

神经系统调节人体活动的基本方式是反射。反射包括非条件反射与条件反射两类。非条件反射是人一出生就具备的一些本能的反射，如吮吸反射、眨眼反射等。条件反射是在后天生活过程中通过学习和训练获得的，如“望梅止渴”“谈虎色变”等。人类的学习过程，就是条件反射的建立过程。人类掌握的知识、获得的技能和技巧越多，建立的条件反射的数量也就越多，对环境的适应能力越强。早期给婴儿以各种适度的刺激，婴儿的条件反射可以提早出现，这有助于他们大脑皮层机能的发展。

（二）学前儿童神经系统的特点

1. 迅速发育

（1）脑细胞数量增加、长大，相互建立突触连接

胎儿时期，脑细胞以每分钟 25 万次的惊人速度进行分裂，产生新的、远远超出实际需要的亿万个神经细胞。出生后的第一年也是人一生中脑细胞数量增长的重要阶段。而出生一年后，脑细胞的数目不再增加了。此时，脑的发育主要表现为：脑细胞的体积由小变大，不断长出新的突起，并逐渐长长，深入到脑的各个部位，如同一颗小树苗逐渐长成枝繁叶茂的大树一样。不仅如此，脑细胞之间还相互“牵手”，建立连接，彼此交错，形成密密麻麻的网络，从而实现复杂的功能。

（2）神经纤维的髓鞘化

伴随着神经元的出现、长大及连接的建立等发育过程，神经纤维的髓鞘化也在不断进行着。髓鞘是套在突起表面的膜鞘，如同套在电线外面的绝缘层一样，能防止“跑电”“串电”，保证神经兴奋沿着一定路线迅速传导。

新生儿的神经纤维，许多突起表面处于“裸露”状态，无髓鞘包裹。随着年龄的增长，一些突起逐渐被髓鞘包裹，其中，传递感觉信号的神经细胞最先获得髓鞘，大脑皮质中的神经元最后获得髓鞘。

在生长发育过程中，婴幼儿从抬头开始，到能翻身、爬、坐、行走和手部各种动作的获得，无一不与支配上肢肌、躯干肌、下肢肌的脊神经的髓鞘化有关。在神经纤维的髓鞘化尚未完成时，会发生“串电”现象，即当外界刺激由神经传入大脑时，因无髓鞘相隔，兴奋还可传到临近的区域，在大脑皮层不能形成一个明确的兴奋区域，同时兴奋在无髓鞘的神经纤维中的传导速度也比较慢，因此婴幼儿对外来刺激的反应既慢又不精确。例如，当摇铃在新生儿的耳畔响起时，会引起他（她）全身的哆嗦反应等。到 6 岁左右时，儿童大脑半球的神经传导通路完成了髓鞘化，儿童对刺激的反应日益迅速、准确，条件反射的形成比较稳定。

脑内部发生的这些变化直接导致了脑重量的增加。新生儿平均脑重 370

克，占出生体重的10%～12%；6个月时脑的重量为700克左右，约为成人脑重的50%；1岁时脑重约900克，约为成人脑重的60%；4～6岁时脑的重量增加到1250克左右，接近成人脑重的85%～90%（图1-15）①。成人平均脑重约为1500克。

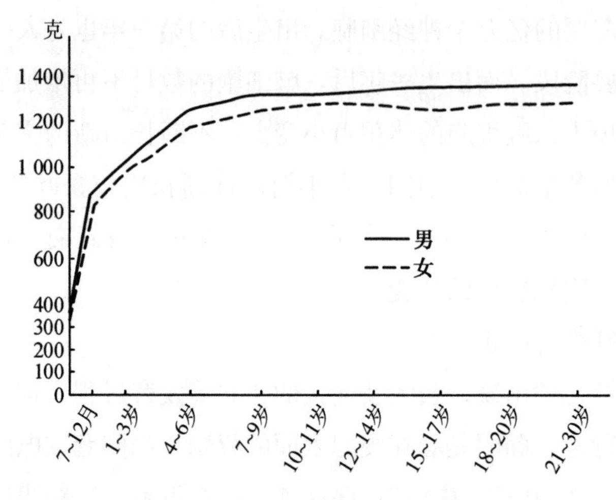

图1-15　儿童脑重量曲线图

（3）脑功能的区域化

如前所述，大脑具有一定的功能分区，不同的脑区执行着不同的功能。研究发现，大脑皮层的很多区域在生命的早期就已经开始发挥作用了。脑电图的研究表明，新生儿在面对语言刺激时，左半球产生的电活动频次要高于右半球。可见，婴儿出生时，左半球的皮层已经专门用于语言的加工了，这种专门化的特点使得语言能力在婴儿时期发展得极为迅速。但大脑的早期分工略显"粗糙"，随着脑的发育，脑功能的区域化更加"精准"。儿童1岁的时候，前额叶开始调节不适当的行为，在学前时期和整个学龄期，这种调节能力逐渐增强，因而，儿童能够越来越好地调节自己的行为，从而获得认知和社会性发展。

2. 脑具有可塑性

（1）脑结构的可塑性

① 顾荣芳. 学前儿童卫生学［M］. 3版. 南京：江苏教育出版社，2009：45.

在生命的早期，脑的发育十分迅速。伴随着神经元突起的数量增加，形态长长，神经元之间的连接——突触的数量也迅速增加并达到顶峰。之后又开始了一个新的过程，一些神经连接被“修剪”，神经元之间那些不必要的连接逐渐消失。因此，从婴儿早期一直到青春期早期，大脑的发育经历了一场规模突然增大然后逐渐变小的过程。不论是突触的“生产”还是“修剪”，一旦出现偏差，都可导致脑功能失调。

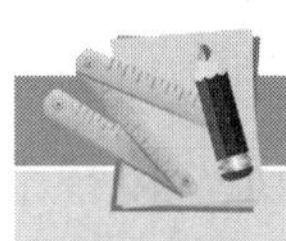

信息窗

自闭症儿童的神经突触“修剪”

在生命早期，大脑发育时，神经突触会出现爆发性增长。但在儿童和青少年期间，大脑需要“修剪”这些突触，限制它们的数量，以保证大脑中不同的区域能拥有特定的功能且不会因为刺激过多而超负荷运转。一项新的研究表明①，自闭症儿童在发育过程中出现了一些紊乱，导致至少在其大脑的某些部位留下了过多的神经突触。该发现为找出儿童患自闭症的原因提供了线索，并可帮助解释自闭症患者为何会出现诸如对噪声和社交过度敏感等症状，以及为什么很多自闭症患者还会出现癫痫性发作的情况。这也能帮助科学家寻求相应的治疗方法，尝试通过清除多余的神经突触来修复大脑系统。自闭症与非自闭症人群在婴幼儿时期有大致等同数量的神经突触，这一事实表明：自闭症患者是在清理神经突触方面（而不是在过量生产神经突触方面）出现问题。

① Pam B. Study finds that brains with autism fail to trim synapses as they develop [J]. New York Times，2014，163 (56601)：16.

脑结构的可塑性还表现在其他方面，如，成年人的神经系统虽然不能产生新的神经元，但每一种神经元都保留着形成新突起和新突触的能力。一些神经元与另外一些神经元形成的突触回路一直处于持续的被修饰的过程。我们之所以能学习新技术、新内容并记住它们，再以不同的方式运用它们，都表明了神经元回路是可塑的。

(2) 脑功能的可塑性

一个因被汽车撞倒而脑受损的孩子，由于他的大脑左半球受伤程度比较严重，导致语言功能受到了影响。但是几个月后，他的语言功能就完全恢复了。很显然，他的大脑中其他神经元取代了受损的神经元，接替了语言加工的功能。上述的例子说明了大脑功能的可塑性。

人脑是具有一定可塑性的，它的结构和功能会受到经验的影响。因此，在脑发育的过程中，良好的教育能“塑造”学前儿童的大脑。

3. 脑细胞需氧量大

与身体的其他细胞一样，脑细胞在工作时要消耗氧气。学前儿童脑细胞需氧量更大。在清醒、安静的状态下，学前儿童脑的耗氧量大约为全身耗氧量的50%，而成人约为20%。在空气污浊、氧气不足的环境中，学前儿童容易发生头晕、眼花、全身无力等疲劳现象。若长期处于这样的环境中，不仅不利于学前儿童的学习与生活，严重时还会影响脑的发育。因此，应保持儿童的学习和生活环境空气清新，以满足脑工作的需要。

4. 仅依赖葡萄糖供能

葡萄糖是人体的主要供能物质。除此之外，组织在代谢时还可以氧化蛋白质、脂肪供能。但脑细胞只能氧化葡萄糖供能，而不能利用蛋白质、脂肪供能。因此，脑组织对血糖含量的变化非常敏感。一旦血糖降低，就会影响脑功能的正常发挥。

学前儿童的肝糖原储备少，血糖的水平对食物的依赖性较强，一旦饥饿，易造成低血糖。血糖降低时，可使脑功能发生紊乱，出现注意力不集中、烦躁、头晕、出汗等症状，甚至出现低血糖休克。

5. 大脑皮层的兴奋与抑制过程发展不平衡

学前儿童大脑皮层的抑制过程不够完善，兴奋过程强于抑制过程，兴奋占优势，且易于扩散，往往在大脑皮层形成较大的皮层兴奋区。因此，学前儿童常表现出易激动、自控力较差、注意力容易转移等特点，如：3 岁儿童的主动注意时间仅为 7 分钟；5 岁时达 15 分钟；7 岁时达 20 分钟。

（三）学前儿童神经系统的卫生与保健

1. 提供丰富的营养

学前儿童的脑正处于发育旺盛的时期，需要丰富的优质蛋白质、磷脂等营养物质，以保证脑细胞的发育及髓鞘化的进行；还需要充足的碳水化合物，为脑进行正常的思维活动提供能源。因此，应为学前儿童提供丰富的营养，以促进脑的正常发育，并保障大脑正常工作。

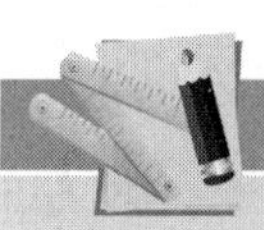

信息窗

营养与儿童的脑发育

1969 年，温尼克（Winick）对死于营养不良及严重消瘦的智利儿童脑组织及正常儿童的脑组织进行了比较性研究，其结果颇引人注目：9 名营养不良儿童脑细胞的数目，都比正常儿童低①。另有研究认为，儿童在胎儿期及出生后的头四年里，如果营养不良，会影响脑细胞的发育，使高级神经活动发生障碍，不易建立条件反射。表现为学习时注意力涣散、记忆力减退、反应迟缓、语言发展很慢。可见，长期的营养不良，尤其是蛋白质摄入不足，不仅会使学前儿童生长发育迟缓，而且还会影响其智力的发育。

① 严仁英. 实用优生学［M］. 北京：人民卫生出版社，1998：243.

2. 保证充足的睡眠

睡眠是一种自然的生理现象，它可以使大脑、感觉器官、肌肉等得到充分的休息，以便使体力和精力得到恢复。睡眠时大脑皮层和皮层下的中枢进入保护性抑制状态，神经细胞积蓄能量，重新恢复工作能力。对于学前儿童来说，睡眠不仅能促进体格的生长，还能促进大脑的发育，睡得好大脑才会发育得更好。相较于成人，学前儿童需要较长的睡眠时间，年龄越小，需要的睡眠时间越长。因此，一定要让学前儿童睡足觉。

3. 挖掘右脑的潜力

大脑两半球的功能高度专门化。与左脑不同，右脑的思考是影像和声音的组合，它是用感性来思考的，不一定求合理的逻辑，而是充满着原创性及想象力。一个人的创造力一刻也离不开左脑的理性思维，但当理性在开始的时候，或者到了尽头的时候，如果没有右脑非逻辑思维的超越，只可能墨守成规、或者走投无路。因此，右脑的思维水平决定一个人的创造力水平。右脑进行敏锐的直接学习，左脑进行合理性的组合及判断；右脑为左脑提供更多的情报，左脑使右脑的信息得到较清楚的整理，以利于实际运用。

针对学前儿童脑发育的可塑性特点，以及当前教育中单纯重视左脑的语言思维能力和逻辑思维能力的现实，应提倡重视挖掘右脑的潜力，把具体的、形象的和抽象的、概括的东西结合起来，促进左、右脑的均衡发展，发挥脑的整体功能。

二、人体的“信使”——内分泌系统

（一）内分泌系统的构成及功能

内分泌系统是机体神经系统以外的一个重要调节系统，它由内分泌腺、内分泌组织及内分泌细胞组成，通过分泌激素，并与神经系统密切联系、相互配合，共同调节机体的各种生理活动，维持机体内环境的相对稳定。

人体主要的内分泌腺包括垂体、甲状腺、甲状旁腺、肾上腺、胰腺中的胰岛、胸腺、松果体、性腺等（图 1-16）。

1. 垂体

垂体是人体最重要的内分泌腺，结构复杂，至少可“生产”九种激素，是利用激素调节身体健康平衡的总开关，控制多种对代谢、生长、发育和生殖具有重要作用的激素的分泌，因而有人体“内分泌腺之王”的称号。这些激素对于儿童的生长发育有着非常重要的作用。

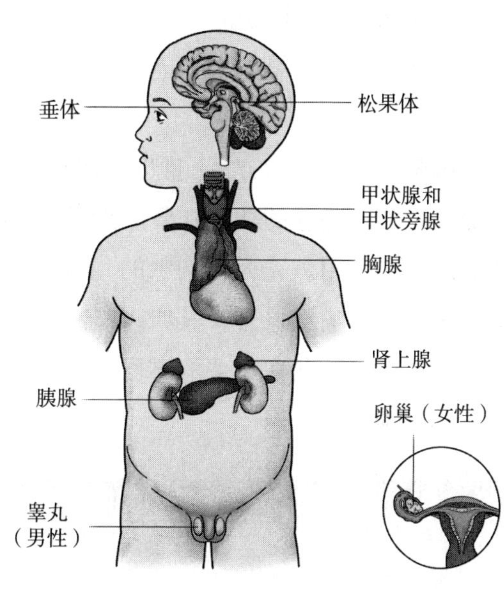

图 1-16　内分泌系统示意图

2. 甲状腺

甲状腺是人体最大的内分泌腺，可生产含碘的甲状腺激素。甲状腺激素不仅能调节新陈代谢，促进骨骼的生长发育，而且对神经系统也有着非常重要的作用——神经细胞的正常发育与成熟都有赖于甲状腺激素的作用。

3. 肾上腺

肾上腺左右各一，分别跨在两侧肾脏的上端。肾上腺皮质与髓质在发生、结构与功能上均不相同，实际上是两种内分泌腺。肾上腺皮质分泌糖皮质激素、盐皮质激素以及雄性激素。这些激素调节水与电解质的平衡，调节糖与蛋白质的代谢，调节性器官的发育与第二性征的发育。肾上腺髓质分泌的激素与血压的升高、淋巴系统和心血管系统的兴奋、维持体温都有密切关系。

4. 松果体

松果体是一个圆锥形的小腺体，位于中脑四叠体上丘的凹陷内。幼儿期是松果体发育最快的时期，到七八岁时达到发育的顶峰，之后便开始退化，青春期前萎缩并钙化。据推测，松果体能加速整个机体的神经机能的均衡发育，它和胸腺能共同引起身长的增加。松果体能分泌褪黑素，此激素有抑制性腺活动、防止性早熟等功能。

5. 胸腺

胸腺位于胸骨后方。胸腺分泌的胸腺素能使由骨髓产生的淋巴干细胞获得免疫机能。胸腺的功能在胚胎期及新生儿期最为旺盛，对机体免疫功能的建立起主要作用。先天无胸腺的儿童往往5岁前夭折，而成人若切除胸腺对免疫机能的影响不显著，其原因是经由胸腺获得了免疫机能的淋巴细胞已遍布全身，可以长期在相关的淋巴器官和组织中存活。

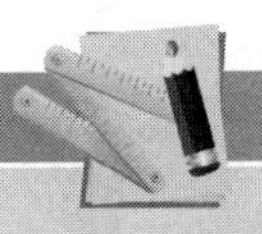

信息窗

激 素

激素是由内分泌腺或具有内分泌功能的细胞“生产”出来的一种特殊化学物质，主要通过血液运输到目的地，对相应的组织细胞发挥作用，如：调节物质代谢，维持代谢平衡；促进器官与组织的发育、成熟及生长；等等。如果因某些原因造成激素过多或过少，人体就会出现两类疾病，一类是内分泌功能亢进，另一类则是内分泌功能不足。这些疾病有的影响机体的新陈代谢，有的影响生长发育及组织分化，造成机体形态、功能的改变及性发育的异常，还有的会造成智力低下。如：若幼年时生长激素分泌不足，会导致生长发育迟缓，身体长得特别矮小，成年后也不超过1.3米，称“侏儒症”；若幼年时生长激素分泌过多，可引起全身各部过度生长，骨骼生长尤为显著，致使身材异常高大，称“巨人症”。

（二）学前儿童内分泌系统的特点及卫生

1. 生长激素决定了个子的高矮

生长激素是脑垂体分泌的激素之一，是影响生长发育的一种最重要的激素。由于它能促进软骨和骨的生长，提高细胞合成蛋白质的速度，因而在生长发育过程中，生长激素的多少决定了个体的高矮。

生长激素在一天中的分泌并不均匀，而是有时多，有时少。分泌的情况主要和睡眠有关。睡眠分为慢波睡眠和快波睡眠，这两种睡眠在一晚上要反复交替出现好几次。生长激素的分泌一般出现在慢波睡眠时。生长激素在白天也大多是在瞌睡时分泌，且分泌量很少。如果睡眠的时间太少，生长激素的分泌也将减少。

睡眠时生长激素的分泌还与年龄有关系。从儿童期到青春期，睡眠时生长激素的分泌量急剧增加，到成年后则逐渐减少。青春期以前的儿童，只有在睡眠时才分泌生长激素，醒时并不分泌。而处于青春期的青少年，则在睡时和醒时都有几次生长激素的分泌。因此，要保证学前儿童充足、安稳的睡眠，这是其长个子的前提。

2. 甲状腺激素与智力发育

由食物中获得的碘是合成甲状腺激素的主要原料。在我国的缺碘地区，粮食、蔬菜及饮用水等中的碘含量不能满足人体的需要。如果孕妇生活在这样的环境中，母体缺碘必然会造成胎儿的甲状腺激素合成不足，进而严重影响胎儿神经系统的发育，导致地方性克汀病。与非病区的儿童相比，在缺碘环境中出生的儿童平均智商至少低十分之一，且易出现各种注意力、记忆力以及学业问题。碘与甲状腺激素（进而与智力）的关系十分密切。

在缺碘地区，可以采取一定的措施补碘，增加碘的摄入量。学前儿童膳食中应使用碘化食盐。在使用碘化食盐时，应注意避免将其放入热油中，否则会使碘被大量分解。另外，还应有意识地多吃海带、紫菜等含碘丰富的食物。

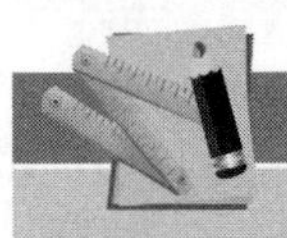

信息窗

呆小病

呆小病，又称克汀病。最常见的病因是在胎儿时期由于种种的干扰或伤害，导致甲状腺发育不好，不能产生足够的甲状腺激素，影响了胎儿大脑和体格的发育。患呆小病的儿童智力和体格发展都会受到严重影响。自妊娠开始到出生后2年，是大脑生长发育速度最快的时期，如果缺乏甲状腺激素，就会对大脑造成不可逆转的损害，严重者甚至会导致痴呆。甲状腺激素缺乏还影响骨骼（尤其是长骨）的生长。患呆小病的儿童个子矮小，且身材不成比例，躯干长、下肢短。

3. 不迷信营养保健品，防止性早熟

学前儿童的性腺处于幼稚状态。学前儿童的松果体发达，所分泌的褪黑素能抑制性腺的成熟及其功能活动。有些儿童营养品中含有激素，尽管含量甚微，但若长期服用，也有可能造成在体内的累积，引发儿童性早熟。因此，学前儿童应尽量从天然的动、植物食物中直接摄入营养，不宜吃营养保健品。

第七节　学前儿童的皮肤与免疫

覆盖在机体表面的皮肤，如同一层天然屏障，将身体组织与外界隔开，保护着机体内部免受外界的物理性、机械性、化学性和病原微生物性的侵袭；机体的免疫系统能生产“卫士”，专门对付侵入机体的微生物……皮肤和免疫系统，就像卫士一样，保护着人体免受外界侵害。

一、身体的“屏障”——皮肤

（一）皮肤的结构与功能

1. 皮肤的结构

皮肤覆盖在身体表面，柔韧而富有弹性。全身各处皮肤的厚薄不等：最厚的皮肤在足底部，厚度达 4 毫米；眼皮上的皮肤最薄，只有不到 1 毫米。皮肤由表皮、真皮和皮下组织构成，还有一些附属物，如毛发、汗腺、皮脂腺、指（趾）甲等（图 1-17）。

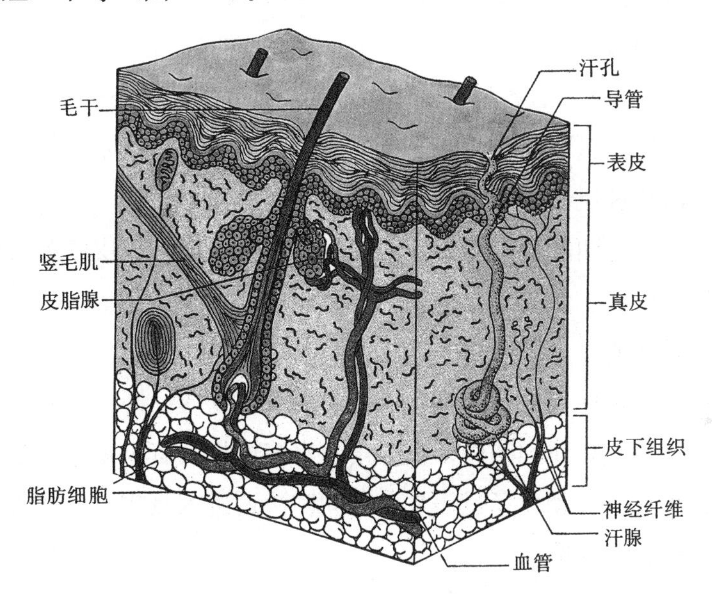

图 1-17 皮肤的结构

2. 皮肤的功能

之所以称皮肤是人体的“屏障”，是凸显其保护的功能。但皮肤的功能不仅是保护，还具有调节体温、感受刺激等多种生理功能。

（1）屏障作用

皮肤覆盖在身体表面，其屏障作用一方面体现在防止体内水分、电解质及其他物质丢失；另一方面体现在阻止外界有害物质的侵入，将外界对身体的侵害阻挡在身体之外。表皮近表层的细胞已经角化，彼此间紧密连接且坚韧，能够将细菌阻挡在体外；表皮中的黑色素能吸收紫外线，防止阳光中的紫外线穿透皮肤而损伤内部组织；真皮及脂肪能缓冲外界压力，保护内部脏器。

（2）调节体温

皮肤能调节体温。当皮肤受冷刺激时，血管收缩，减少散热；当受到热刺激时，血管舒张，增加散热。这一作用在人的睡卧姿势上也有所体现，如：夏天气温高时，睡卧姿势往往是让身体充分伸展，以便增加散热面积；而在寒冷的冬天，人们往往采取蜷缩的姿势，以便减少皮肤的散热。另外，汗液的蒸发可降低体温，皮下脂肪能保存体内的热量。

（3）感受刺激

在皮肤中广泛分布着各种感觉神经末梢，可分别感受各种触、压、痛、温度等刺激，并将其转换为神经信息，传至大脑皮层特定的部位，形成各种感觉。

（4）分泌与排泄

体内的一些代谢废物能随着汗液的分泌被排出体外。皮脂腺还能分泌皮脂，起到保护皮肤、润滑毛发的作用。

（5）吸收功能

皮肤通过三条途径有选择地吸收外界的营养物质，即：营养物渗透过角质层细胞膜，进入角质细胞内；大分子及水溶性物质有少量可通过毛孔、汗孔被吸收；少量营养物质通过表皮细胞间隙渗透进入真皮。一些外用药就是利用了皮肤的这一功能。

（二）学前儿童皮肤的特点

1. 保护机能差

学前儿童的皮肤细嫩，角质层薄，有一些部位的角质层尚未形成，保护机能差，容易发生擦伤。皮肤一旦擦破，就为细菌的侵入打开了通道，引发皮肤疾患，如脓包疮、甲沟炎等。

婴幼儿在1岁前，皮下脂肪发育很快，以后逐渐变慢；3～8岁时，皮下脂肪的增长处于停止状态；8岁以后，皮下脂肪又迅速增长起来。因此，学前儿童的皮下脂肪少，抗击外力作用较差，磕碰时容易受伤。

学前儿童的皮脂分泌较少，秋冬季皮肤易发生皲裂。

2. 调节体温能力弱

学前儿童皮肤中的毛细血管网密集，流经皮肤的血流量相对比成人多，再加上皮肤表面积相对比成人大，因而散热多且快。学前儿童的皮下脂肪少，保温作用差，神经系统对血管的调节不够稳定。因而，学前儿童往往不能较好地适应外界环境温度的突然变化，易受凉或受热。

3. 吸收功能好

学前儿童皮肤的角质层薄，血管丰富，物质容易渗透，吸收功能好。农药、苯、酒精等都可经皮肤被吸收到体内，引起中毒。因此，应禁止学前儿童玩装过有毒物品的容器；在皮肤上涂抹药物时，也要注意药物的浓度和剂量。

（三）学前儿童皮肤的卫生与保健

1. 保持皮肤的清洁，选择恰当的洗涤、护肤品

皮肤若不及时清洁，脱落的皮屑、汗液、皮脂和灰尘积存多了，便成为细菌繁殖的“温床”，容易引发皮肤病。因此，应养成学前儿童常洗澡、勤换内衣、勤剪指甲的好习惯。每天用香皂或皂液洗身体的裸露部分；饭前、饭后、便前、便后要洗手，玩沙土等游戏后要洗手。洗澡时，应把脖根、腋窝、大腿根、外阴等部位洗干净；洗手时，要把手指缝和指甲缝洗干净。

清洁皮肤时，因学前儿童皮脂分泌少，应选择刺激性小的洗涤用品。洗脸、洗手后，可以使用儿童护肤品。

2. 合时、合适穿衣

成人应根据季节、气候的变化和学前儿童活动的情况，及时为他们增减衣服。为学前儿童选择的衣服应安全舒适、透气性好、式样简单、便于穿脱，不能妨碍他们的活动。

3. 提升适应力

充分利用阳光、空气和水，提升学前儿童的适应力。阳光中的紫外线，能将皮肤中的7-脱氢胆固醇转变为维生素D，预防和治疗佝偻病。因此，要常组织学前儿童到户外活动，以接受阳光的沐浴。

冷空气刺激，可使皮肤的血管收缩；反之，当环境温度升高时，皮肤血

管随之舒张。经常让学前儿童接受这种刺激，能改善其皮肤的血液循环，增强体温的调节能力，使体温保持相对稳定。因此，不能让学前儿童穿得过多、捂得过严，要充分利用冷空气进行锻炼。除此之外，还可以坚持冷水洗脸。

4. 预防皮肤损伤，不忽视轻伤

学前儿童活泼好动，缺乏生活经验，皮肤又直接与外界接触，很容易造成擦伤、划伤等。这些外伤实际上为细菌侵入机体打开了一道门，若不及时处理就有可能感染、化脓，进而引发疾病。因此，不能忽视学前儿童皮肤上的轻伤，一旦有伤，要尽快做消毒处理。此外，应坚持“预防第一”的原则。为避免尖锐或坚硬的东西损伤皮肤，不要给学前儿童配戴首饰。

二、身体的“卫队”——免疫系统

（一）免疫系统的组成与功能

1. 免疫系统的组成

免疫系统由免疫器官、免疫细胞和免疫分子组成。

（1）免疫器官

脾脏、淋巴结、扁桃体、胸腺、骨髓等是人体主要的免疫器官，免疫器官可产生人体的“卫士”——免疫细胞。

（2）免疫细胞

免疫细胞是发挥免疫作用的细胞，包括淋巴细胞和巨噬细胞两种。淋巴细胞又分为T淋巴细胞和B淋巴细胞。T淋巴细胞直接冲锋陷阵，消灭入侵人体的致病微生物，并监视和清除体内出现的异常细胞；B淋巴细胞则负责制造“武器”——抗体，参加体液免疫。

（3）免疫分子

免疫分子是具有免疫效应的物质，包括抗体（又称免疫球蛋白）和补体两类。目前已分离出的人体的免疫球蛋白有五种，即IgG、IgA、IgM、IgD、IgE，它们对病原体有很强的针对性；补体是一个多种血清蛋白酶系统，其免疫作用没有针对性。

2. 免疫系统的功能

在正常人体中，免疫系统主要从以下三个方面发挥着保护自身的防御性功能。

（1）免疫监测

机体内某些细胞可能自发突变，也可能受理化因素的作用或受病毒感染而产生突变，成为不正常的细胞。免疫系统可以识别并清除体内的异常细胞，如受病毒感染的细胞、肿瘤细胞等。

（2）免疫自稳

人体组织细胞时刻不停地新陈代谢，随时有大量新生细胞代替衰老和受损伤的细胞。免疫系统能及时地把衰老、受损和死亡的细胞识别出来，并将其从体内清除出去，从而保持人体的稳定。

（3）防御感染

这是机体抵抗和消灭进入人体的细菌、病毒、寄生虫等，防止疾病发生的能力。

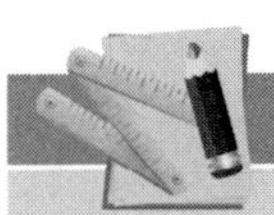

信息窗

免疫系统的异常

免疫系统可以有效抵御疾病的侵害，维持内环境的平衡和稳定。但是当免疫系统异常亢进或防御功能过低时，都会不同程度地引起疾病。例如，一些人对花粉、药物或某种食物过敏，就是防御功能异常亢进引起的变态反应，患者常常不自主地打喷嚏，严重时还会引起过敏性休克、血压骤降、呼吸困难等症状。发病原理是由于抗体 IgE 引起过敏反应。当抗原物质侵入体内，结合到组织中位于嗜碱性巨细胞膜上的 IgE 抗体上时，引起巨细胞分泌组胺等物质，组胺引起黏液的不断分泌，从而阻碍气管，引起一系列的变态反应。

（二）学前儿童免疫系统的特点与保健

免疫分非特异性免疫和特异性免疫两种。

非特异性免疫是与生俱来的，对多种病原微生物都具有“战斗力”，是一般性的抵抗力。学前儿童的非特异性免疫功能不够完善，“战斗力”不强，故一般抵抗力不如成人。

在个体的生活过程中，病原微生物侵入机体后，可以激发免疫系统，增强它的“特种战斗力”，这种后天被激发的“特种战斗力”是有针对性的，称为特异性免疫。学前儿童的“特种战斗力”也不强，因此，采取有计划地预防接种这一措施，可以激发机体卫队的“特种战斗力”，从而达到预防传染病的目的。

对学前儿童来说，应定期参加计划免疫，使机体获得特异性免疫的能力。同时应通过户外活动、体育锻炼、合理营养等积极有效的方式，增强学前儿童的体质，提高机体的抵抗力。

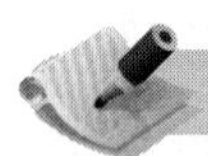

思考与练习

1. 简述学前儿童的用眼、用耳卫生与保健措施。

2. 为什么学前儿童要保持正确的坐、立、行姿势？

3. 如何保护学前儿童的嗓音？

4. 简述保证学前儿童充足睡眠的意义。

5. 如何保护学前儿童的牙齿？

6. 简述学前儿童皮肤的特点。

7. 为什么要保持学前儿童活动、生活环境的空气清新？

8. 体育锻炼能促进学前儿童骨骼、肌肉的发育，能改善心、肺的机能，但过度锻炼是否会对学前儿童的身体发育及心、肺机能产生不良影响？请查阅相关资料，并给出指导学前儿童体育锻炼的合理建议。

9. 小张老师是一名新入职的年轻老师，这学期她带的是小班。她了解到学前儿童控尿能力差、排尿次数比成人多的特点，也深知憋尿的危害，又担心他们尿湿裤子……因此，在日常生活中她频繁地提醒幼儿小便，甚至一个上午要提醒五六次。你如何评价小张老师的这一行为？

10. 某幼儿园的网站上报道了这样一则新闻："为了培养幼儿的集体合作意识，锻炼幼儿的身体，丰富幼儿的在园生活，本园在×月××日上午开展了拔河比赛。比赛采取了男孩女孩比、班级比、老师参与比等多种形式，比赛热烈的场面、活跃的气氛受到了孩子和老师们的欢迎。"你能否从学前儿童的生理发育特点出发，分析该幼儿园的这次拔河比赛可能会对幼儿造成哪些生理伤害？并说明原因。

拓展性阅读导航

[1] Wolfe P. 脑的功能——将研究结果应用于课堂实践 [M]. 北京师范大学"认知神经科学与学习"国家重点实验室脑科学与教育应用研究中心，译. 北京：中国轻工业出版社，2005.

该书共分三部分：第一部分是人脑的解剖学和生理学的内容；第二部分介绍了脑处理信息的模型，并探究了在此过程中一些可用于课堂实践的启示；第三部分展示了一些教学策略实例，演示了如何通过课题、模仿、视觉、音乐、书写和记忆等方法让我们的脑更好地进行学习。

[2] 王雁. 教育生理学基础 [M]. 北京：北京师范大学出版社，2015.

本书从运动系统、神经系统、感觉器官、呼吸系统、消化系统、内分泌系统等方面介绍了人体解剖学与生理学的基本知识及基本理论，重点突出了脑科学等方面的研究如何为教育所用，并关注儿童及青少年不断生长发育的特点。

第二章

学前儿童生长发育与评价

内容提要

人的生长发育是一个连续复杂的过程。一枚小小的受精卵成长为成熟的个体，需要二十多年的时间。在这一过程中，生长和发育既不完全相同，也非相互独立，而是相辅相成、互为依存。生长发育包含了机体量和质两个方面的动态变化。学前儿童的生长发育正处于快速时期，表现出共性及个性兼存的特点，既有群体共性，又存在明显的个体差异。学前教育工作者理应了解儿童生长发育的特点，遵循自然规律，提供各种有利条件，科学地开展早期保教，使学前儿童身体生长发育的潜力得到最大程度的发挥。本章在介绍基本理论观点及儿童年龄分期的基础上，重点阐述了生长发育的规律及影响因素。在此基础上，全面分析生长发育的评价指标，并介绍如何实施生长发育的评价。

学习目标

1. 了解关于生长发育的基本观点、儿童年龄分期及特点；理解影响生长发育的影响因素。

2. 掌握学前儿童生长发育的一般规律及生长发育的评价指标。

3. 能使用等级评价法、百分位数评价法、曲线图法等对学前儿童的生长发育进行评价；能使用相应的测量工具对体格发育指标进行测量。

关键词

生长　发育　成熟　年龄分期　生长模式　生长发育的评价指标体系　等级评价法　曲线图法　指数法　百分位数评价法

案例导引

果果，女，3 岁 5 个月，是幼儿园小班的一名小朋友。果果在班里虽然不是年龄最小的，但无论是个头还是体重都不及其他小朋友，常常因生病而不能来园。果果的妈妈担心她的健康，整天为果果是否“生长发育迟缓”而忧心忡忡。那么，果果的体格发育究竟是否正常？哪些因素影响着个体的生长发育？如何评价学前儿童的生长发育水平？

第一节　学前儿童的生长发育

个体的生长发育水平是健康状况的反映，群体的生长发育水平则是社会发展、卫生保健及社会文明的一大标志。在了解生长发育基本概念及基本理论观点的基础上，对学前儿童的生长发育规律进行全面探讨，对影响生长发育的因素进行分析，一方面可以对学前儿童体格的发育水平进行监测，及早发现发育异常者，及时干预；另一方面可以根据各年龄段儿童生长发育的特点，制定科学的卫生保健措施，以保证、促进学前儿童的健康。

一、基本概念

生长包含形态生长和化学生长。形态生长主要指细胞、组织、器官在数量、大小、重量上的增加，如身高生长、体重生长等；化学生长主要指细胞、组织、器官、系统的化学成分变化。通常提到生长时，更多的是指形态生长。

发育是指身体各组织、器官、系统的分化与功能成熟，包括身（体格、体力）和心（心理、情绪、行为等）两个密不可分的方面。发育在教育学、心理学上也称为发展。生长和发育相辅相成，生长是发育的前提，发育寓于生长之中。对细胞、组织、器官而言，形态的变化必然伴随功能的分化、增强。因此，常把生长发育一起表述。

成熟是指生长和发育达到一个相对完备的阶段，标志着个体在形态、生理功能、心理素质等方面都已达到成人水平，具备独立生活和生殖养育下一代的能力。成熟水平或成熟度是指特定的生长发育指标的相对发育水平，即当时的发育水平与成人水平的百分比。

二、年龄分期与保健要点

儿童的生长发育是一个连续、动态的过程，不应被人为地割裂认识。但是在这个过程中，随年龄的增长，儿童的解剖、生理和心理等功能在不同的阶段又表现出与年龄相关的规律性。为此，我们将学前儿童的年龄分为五期，以便在教养、生活、学习等方面提出合理的要求，并进行保教指导。

（一）胎儿期——“寄生”

胎儿期指从形成受精卵到出生这一段时间，共约280天。这一时期胎儿完全依赖孕母而生存，犹如“寄生”一般，孕母本身的情绪、营养、卫生等各种状况都可对体内胎儿的发育产生影响。孕早期（怀孕的头三个月）是胎儿细胞分化、发育的时期，对环境中的致畸因子特别敏感，又称为致畸敏感期。环境中的不良因素，如辐射、药物、营养缺乏、病毒感染等，可通过母体影响胎儿，严重的可导致发育畸形。因此，加强孕妇的保健尤为重要。

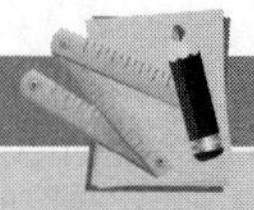

信息窗

风　疹

风疹（rubella）又称德国麻疹。人体感染病毒后，临床症状轻微且不典型，容易与其他疾病混淆，且预后效果非常好，因此往往被人们忽视。在人们还没有完全认清风疹病毒的时候，人们把风疹看作一种极易在集体单位造成大流行的传染病，而且在临床上容易与一些常见的出疹性传染病混淆。1940年，澳大利亚暴发了一次大规模的风疹，次年，眼科医生格雷格（Gregg）观察到患白内障的新生儿数量明显增加，几乎可称得上是“流行性失明”。格雷格在寻找原因的研究中发现：患儿的母亲在怀孕早期几乎均有感染风疹的病史。经过进一步的了解，还发现患儿除了患白内障外，还伴有其他畸形或障碍，如耳聋、智力低下、肝脾肿大、心脏缺损等，这些损耗几乎涉及身体的各器官和系统。从此，人们认识到，风疹不仅是一种轻型的传染病，更是一种致畸因素。孕妇感染风疹后，其病毒可以通过胎盘直接侵袭胎儿，导致胎儿先天畸形。

（二）新生儿期——重大转折

新生儿期是指从出生到满月这一段时期。从子宫内到子宫外环境的骤然变化，使得新生儿必须从“寄生”转为“独立”，开始初建和巩固全身各系统的功能。包括：开始自主呼吸；血液循环发生变化；自主吃奶，并进行消化和排泄……与此同时，他（她）还要付出很大的努力去适应含氧丰富的空气、较低且易变的温度、不断袭来的光声刺激等。因此，从保暖、喂养，到脐带、皮肤及黏膜的清洁，无一不需要精心呵护，以预防各种感染性疾病，帮助新生儿顺利度过这一重大转折期。

（三）婴儿期——快速生长发育

自出生后一个月到一周岁，又称婴儿期（或称乳儿期）。这一时期是生长发育最为迅速的阶段。具体表现在：从出生到1岁末，体重增长2倍，身长比出生时增长1/2，头围增加约12厘米；乳牙开始萌出；从嗷嗷待哺到咿呀学语；从只会用哭来表达感情，到能和爸爸、妈妈“啊啊”对话，交流喜怒哀乐的感情；从只会睡在襁褓中，变为会翻身、爬、坐、直立乃至行走；从一天将2/3的时间用于睡眠，变为耳聪目明、活泼可爱的小宝宝；等等。这些变化总是充满生机、让人欣喜。但是这一时期婴儿得自母体的免疫力逐渐消失，对疾病的抵抗力较差，易感染多种传染病。依据这一时期的发育特点，卫生保健应做到：正确喂养；精心护理；做好疾病的预防工作，如按时进行预防接种等。

（四）幼儿期——体格发育渐缓

指出生后的第二和第三年①。与婴儿期相比，这一时期儿童的体格发育速度明显放缓，如第二年身长约增长10厘米，体重增加2.5～3.5千克；第三年身长约增加8厘米，体重约增加2千克。囟门约在1岁闭合；乳牙约在2岁出齐。在这一时期，儿童的动作发展迅速，从走不稳，到能走稳，再到能跑、跳，约3岁时走、跑、跳自如，并能单脚站立，甚至单脚跳跃。此外，处于这一时期的儿童第二信号系统迅速发育，语言、思维、行为能力显著增强。这一时期，小儿活动范围增大，加之好奇心强、识别危险的能力较弱，容易发生危险，故而应对儿童多加看护。同时，应把握时机开展科学的早期教育。另外，对于有些发育迟缓或障碍（如自闭症）的儿童，这一时期是干预的黄金时期。

（五）学前期——体格发育再缓

指从3岁起至6～7岁，又称为学龄前期。体格发育比前三年要慢，如身高每年增加4～6厘米，体重每年增加1.5～2千克。但身体器官的功能有所加强，且中枢神经系统的功能逐渐完善，语言能力和行为能力飞速发展，能完成各种粗大动作和一些精细动作。

3～4岁的学前儿童喜欢与成人说话，能说出完整的句子，看到实物，能说出形态和名称，记忆力发展也很快。开始数数，能歌善舞，十分活跃。4～5岁的学前儿童，思维能力进一步发展，对周围一切事物反应敏感，有

① 编者注：本书采用医学儿科学的年龄阶段划分法，将出生后第二和第三年划为幼儿期，3岁起至6～7岁划为学前期。与教育学的划分法有些区别。

同情心，能做简单的家务劳动，会玩较复杂的积木等。5～6 岁的学前儿童能按成人的吩咐办事，懂得好与坏、美与丑，能参加一定的劳动，能讲出较长的故事，经过适当的学习能算出 10 以内的加减法。

这一时期的幼儿开始从家庭走入幼儿园，接触的人更多，活动范围扩大，模仿能力强，能用语言和简单的文字符号进行交往和学习。因此，要给予学前儿童适当的引导、启发和教育，激发其智力潜能，同时还要培养他们良好的生活和卫生习惯，促进其全面发展。

三、生长发育的一般规律

生长发育受遗传和环境因素的综合影响。尽管由于遗传及先天、后天环境的差异，个体的发育不可能完全一致，但是又有一定的规律可循。个体的生长发育遵循一些基本规律。

（一）生长发育是具有阶段性和程序性的连续过程

生长发育是一个连续的动态过程。在这个过程中，既有量的积累，又有质的改变，量变和质变往往是同时发生的。

1. 阶段性

生长发育的不同时期，表现出一定的发育特点并“完成”一定的发育任务，呈现出阶段性。例如，上述的年龄分期即是阶段性的表现。发育任务是指在一定年龄段，个体的心理行为成熟程度应能达到一定的水平。这些发育任务是特定年龄的基本任务，既是教养目标，也是判断发育水平的依据。

2. 程序性

人的生长发育遵循由上到下、由近及远、由粗到细、由低级到高级、由简单到复杂的程序规律。例如：儿童出生后先抬头，再抬腿，再会坐、立、行（由上到下，即“头尾律”）；从臂到手，从腿到脚（由近及远）；从全掌抓握到手指拾取（由粗到细）；先靠看、听认识事物，再依靠记忆和思维（由低级到高级）；先画线后画形（由简单到复杂）。

（二）生长发育的不均衡性

生长发育的不均衡性可以从动态、静态两个角度理解。

1. 从动态的角度理解——生长发育速度不同

人的生长发育并非匀速，而是有时快些，有时慢些，交替进行。因此，生长发育速度曲线不是一条直线，而是呈波浪式。在生长发育的过程中，全身大多数系统、器官有两次生长高峰期：第一次是从胎儿期到1周岁；第二次是青春期早期，女孩比男孩早两年。身高、体重的发展即遵循此规律（图2-1）①。

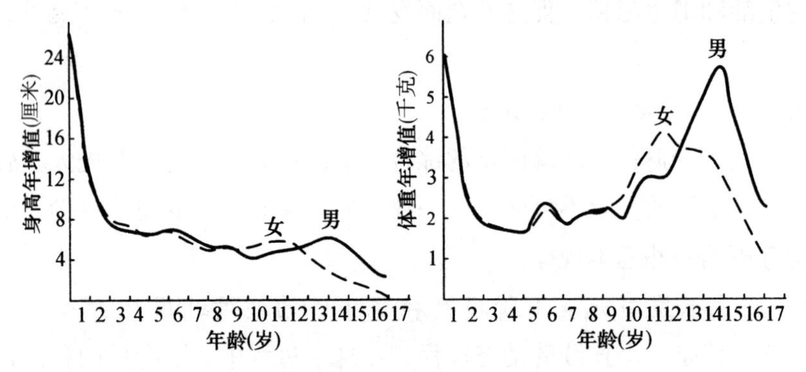

图2-1　身高、体重发育速度曲线
（据1975年我国9城市资料）

2. 从静态的角度理解——身体各器官、系统发育类型不同

身体各器官或系统的发育并不是同步进行的，有的器官发育时，有的器官却处于“静止”状态，还有的甚至倒退，表现出不同的生长模式。

理查德·斯卡蒙（Richard Scammon）通过发育水平曲线的描述，发现人体器官、系统的生长曲线可分为神经系统型、淋巴系统型、生殖系统型和一般型，称之为斯卡蒙生长模式（Scammon's growth pattern）。这为人们从宏观上认识生长特征提供了简洁的模型。随后，人们还发现子宫、肾上腺等器官的生长发育过程具有不同于上述生长模式的特征，称之为子宫型生长模式。人体的五类生长模式如图2-2所示②。

① 顾荣芳. 学前儿童卫生学［M］. 3版. 南京：江苏教育出版社，2009：55.

② 陶芳标. 儿童少年卫生学［M］. 8版. 北京：人民卫生出版社，2017：29.

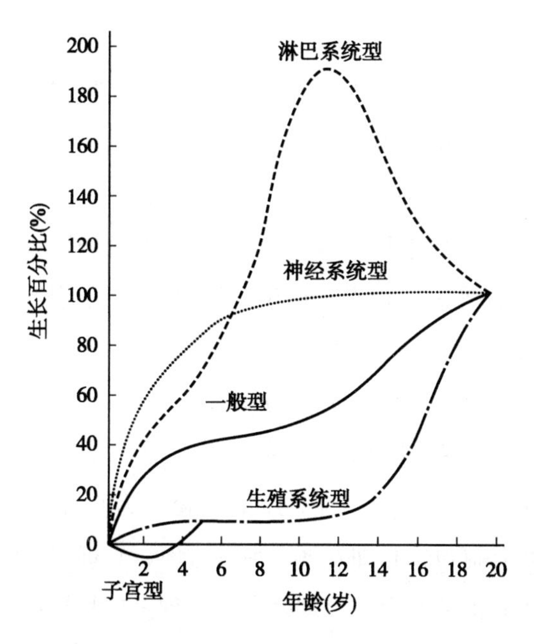

图 2-2　人体的五类生长模式

（1）神经系统型

神经系统（尤其是大脑）、视听觉器官等只有一个生长高峰期，在胎儿期和出生后率先发育。如：出生时脑重仅相当于成人脑重的 25%；6 岁时，脑重已相当于成人脑重的 90%。脑在重量迅速增加的同时，相应的功能也有了较快的发展。

（2）淋巴系统型

出生后淋巴系统快速发育，在第一个十年中表现突出，至青春期达到高峰，以后逐渐变缓，成年时的发育速度只相当于高峰时的一半。这是因为儿童时期机体对疾病的抵抗力弱，需要淋巴系统进行保护。之后，随着其他各系统的逐渐成熟和对疾病抵抗力的增强，淋巴系统逐渐“退居二线”。

（3）生殖系统型

与淋巴系统的发育模式不同，除子宫外的生殖器官，青春期前基本处于停滞状态；青春期一开始变迅猛发育，并逐渐成熟。

(4) 子宫型

子宫、肾上腺在出生时较大，之后迅速缩减，青春期开始前才逐渐恢复到出生时的大小，之后迅速发育。

(5) 一般型

其他各器官或系统的生长与身高、体重呈同样的模式，即出生后第一年生长最快，以后逐渐缓慢，到青春期出现第二次生长高峰，之后发育速度逐渐趋缓，直至发育成熟。

(三) 生理发育和心理发展密切相关

学前儿童的生长发育包括了生理发育和心理发展两方面。一方面，身体各器官、系统的发育，尤其是神经系统的发育，为心理的发展奠定了物质基础，并在一定程度上制约着心理发展；另一方面，心理的正常发展，保证和促进了学前儿童身体的正常发育。生理发育与心理发展相辅相成、相互影响，表现出高度的统一。例如，大脑神经细胞突起的增多、长长，神经细胞之间联系的建立，大脑结构的发育等，是思维、记忆、想象等心理功能得以发展的基石。家庭破裂的子女和非婚生子女遭受虐待歧视，会影响其正常的身体发育，严重的可导致身材矮小、骨龄落后、性发育迟缓，成为社会心理性侏儒①。

(四) 生长发育的个体差异性

由于个体的遗传及先天、后天生活环境的不同，无论是在形态上，还是在功能上，个体的发育都不可能完全一致，总是存在着一定的差异。即使是在同性别、同年龄的群体中，每个儿童的发育水平、速度、体型及达到成熟的时间也都各不相同。没有两个发育水平和发育过程完全一样的个体。

承认差异的存在，并不是否认儿童生长发育过程中的稳定性。除在极特殊的条件下以外，儿童个体的发育水平在同龄群体中上下波动的幅度是有限的。如果发生较大的波动，应密切观察并进一步检查。

---

① 王雁. 幼儿卫生与保健 [M]. 北京：中国社会出版社，1998：98.

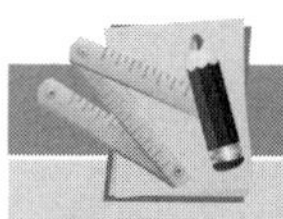

信息窗

生长轨迹现象和生长长期趋势

● 生长轨迹现象与赶上生长

在正常环境下，学前儿童的生长过程将按照遗传潜能决定的方向、速度和目标发育。正在生长的机体在因疾病、内分泌障碍、营养不良等阻碍因素而出现明显的生长发育迟缓后，一旦克服阻碍因素，立即会表现出向原有正常生长轨迹靠近和发展的强烈倾向，这就是生长轨迹现象。一旦阻碍生长的因素被克服，儿童会表现出加速生长，并恢复到正常生长轨迹，有人称这种现象为赶上生长。年龄越小越明显。赶上生长最大的意义是为那些生长发育受障碍的儿童提供了赶上正常的机会。

人体中的一些组织和器官都存在生长关键期，如果在这个时期生长发育受到干扰，又没能得到及时的治疗，即使出现赶上生长，一旦过了关键期，其生长也往往是不完全的，即不能完全恢复到原有的正常轨迹，导致永久性的功能缺陷。因此，应早发现影响学前儿童生长发育的因素，一旦患病应积极治疗，以免因错过关键期而带来永久性影响。

● 生长长期趋势

早在19世纪，西方学者通过观察，发现儿童少年群体身材一代比一代高，性发育提前，成年身高逐步增长的趋势。该趋势有明确的方向性：当社会经济发展、生活水平提高、营养状况明显改善时，表现为正向增长；当遇到社会动荡、战争、经济萧条或生活水平降低时，则表现为停滞或下降。但因这一现象是与西方国家一百多年来工业化发展的正向趋势相关联，因而让人感觉是单纯的正向趋势，所以近些年来用“生长的长期变化”称之。长期趋势是众多环境因素和遗传因素共同作用的结果，该趋势对人类的影响不完全是正向的，而是带有鲜明的双重性。

四、影响生长发育的因素

学前儿童的生长发育受遗传因素和环境因素的影响。其中，前者决定生长发育的潜力，即可能性；后者在不同程度上影响了遗传潜力的正常发挥，决定发育的速度及可能达到的程度，即现实性。环境因素包括营养、疾病、体育锻炼、社会因素等（图 2-3）。学前教育工作者应在认识影响生长发育主要因素的基础上，充分利用有利因素，尽可能消除和控制不利因素，保障学前儿童生长发育的顺利进行。

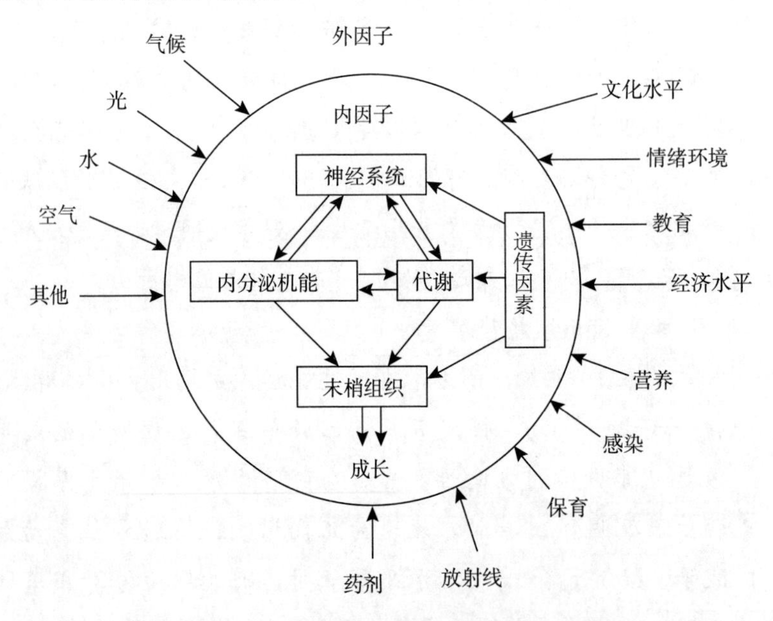

图 2-3　影响生长和发育的各种内外因素

（一）遗传因素的影响

遗传因素决定了生长发育的可能性。子代继承了上一代的基因，并通过基因的表达决定了机体的形态、功能、性状等。遗传因素通常有种族性和家族性之分。一般来说，个体的体型、躯干和四肢长度比等方面受种族影响十分明显。研究发现，不同种族在身高、坐高、坐高/身高、骨龄、初潮年龄等方面存在显著差异。例如：无论是生活在东京还是生活在洛杉矶的日本儿童，由于生活水平差异不大，身高无差异，但是他们的腿长都短于同等身高的欧洲儿童；同样，同等条件下生长的非洲儿童和欧洲儿童平均身高虽无明显差异，但是非洲儿童的腿长都超过欧洲儿童。

而个体的身高、体重、皮下脂肪、血压等多项形态及生理指标受家族遗传的影响较为明显，尤其是身高的遗传倾向更为明显。例如，双生子研究发现，同卵双生子和异卵双生子出生时身长无显著差别，但随年龄增大而发生变化：3～9 岁期间前者身高相关系数都保持在 0.93 左右，而后者虽出生时身高相关系数高达 0.79，但到 8 岁时却下降至 0.49①。个体的成年身高可根据当时的年龄、身高、骨龄并结合父母的身高等进行预测。

（二）环境因素的影响

影响生长发育的环境因素众多，既包括营养、疾病等直接影响个体的因素，也包括社会文化、宗教等间接影响个体的因素。

1. 营养

营养是生长发育的物质基础。适宜的营养不仅能促进生长发育和维护健康，而且还对各种营养相关性疾病（如肥胖、贫血等）和慢性病（如心血管疾病、糖尿病等）的预防有长期作用。同化作用大于异化作用是学前儿童的新陈代谢特点，机体需要不断从外界摄取各种营养物质，才能保障和促进身体的发育。

良好的营养条件可以促进学前儿童生长发育。已有研究发现，二十世纪五十年代初至六十年代中期，日本儿童的身高曲线与牛奶、鸡蛋等的消费曲

① 马军. 学校卫生学［M］. 北京：高等教育出版社，2010：27.

线一致。资料表明，在这十几年中，日本儿童的热能摄入量没有大的变化，蛋白质摄入量也只增加了10%，但动物性蛋白质供热在热能总摄入量中的比例成倍增长，因而认为动物性蛋白质的增加是生长长期变化最重要的因素①。

不良的营养条件对学前儿童生长发育的影响与不良条件发生的时间、严重程度、持续时间的长短等因素有关。暂时的营养不良主要表现为体重下降、身体变瘦；长期的营养不良，则可以导致不同程度的生长发育迟缓，甚至发育停滞，表现为身材矮小、体重下降。已有的长期追踪研究证实：婴幼儿重度营养不良者头围比对照组小、智商低、情感淡漠；到6～7岁时阅读书写困难、理解力差、学习能力低下；伴随年龄的增长，早期营养不良对智力的负面影响越来越明显②。

2. 疾病

疾病对生长发育的影响显而易见。各种疾病都会给生长发育带来直接的影响，只是程度不同而已，这取决于疾病的性质、严重程度等。有的疾病可干扰正常的能量代谢，尤其在体温过高时，不仅使酶系统受损，还会增加物质的消耗。还有的疾病能直接造成器官的损害，如单纯疱疹病毒引起的脑炎，导致脑部发炎、水肿，并且出血、坏死等，造成严重的后遗症。一些慢性疾病对学前儿童生长发育的影响很大，如地方性克汀病，会导致个体身材矮小、智力发育落后、语言发育障碍等。麻疹、百日咳等急性传染病若治疗不当或出现并发症，也同样会影响生长发育。一些遗传病更是给学前儿童的生长发育带来不可逆转的影响。

3. 体育锻炼

体育锻炼是促进身体发育和增强体质的有利因素。特别是在儿童、青少年时期进行合理的体育锻炼具有重要意义。运动可消耗体力，增加产热，加强分解代谢，同时在合理的营养支持下，加快合成代谢。当体内营养物质的

① 叶广俊. 现代儿童少年卫生学［M］. 北京：人民卫生出版社，1999：77.
② 季成叶. 儿童少年卫生学［M］. 7版. 北京：人民卫生出版社，2012：81.

积累超过消耗时，形成“超限恢复”，可显著促进身体各部分的生长发育。运动能促进骨骼、肌肉的生长；运动能使心脏的容量增加，心肌增厚，心功能储备增加；运动可使呼吸肌发达，呼吸功能增强；运动可使生长激素呈现脉冲式的分泌；经常锻炼可提高神经系统的工作强度、均衡性、灵活性、协调性和耐久性……利用阳光、空气、水等自然因素进行锻炼，对增强学前儿童的体质、减少疾病、提高发育水平有很大的作用。总之，经常参加体育锻炼的学前儿童，其身高、体重、胸围等方面的发育都较理想。

4. 地理、季节、气候因素

日照时数、平均气温、平均地表温度、年降水量、海拔高度、大气压等地理、季节或气候因素对生长发育有显著的影响。例如：日照时间越长、气温平均差越大的地区，群体的身高等体格发育指标水平越高；相反，生活在湿热、潮湿、降水量较大地区的群体，体格发育水平相对较低。

世界上多数国家/地区的身高呈现“北高南低”的分布特征，我国也不例外。我国历次全国学生体质健康调研数据证实：生活在我国北方男女群体的身高、体重均值都大于生活在南方的男女群体均值。

受季节因素的影响，一年四季中生长发育的速度不完全一致。例如：春季身高增长最快，3～5 月的身高增长约为 9～11 月的 2 倍；体重的增长在每年的 9～11 月最快，从 9 月至次年的 2 月的增幅约占全年总增幅的 2/3；月经初潮的时间也受季节因素的影响，我国女孩的初潮多发生在 2～3 月和 7～8月。

5. 环境污染

化学性污染是所有的环境污染因素中危害最直接、最严重的污染类型。正处于快速生长发育过程中的学前儿童，对化学性污染易感。例如，对那些居住在空气严重受二氧化硫、硫酸、铝、铜、砷等飘尘污染的炼钢厂周边地区的儿童生长发育调查表明，污染区儿童身体发育较对照区落后，女孩尤为明显，其青春期生长突增现象多不明显，身体发育匀称度也受影响，体型瘦小者明显多于对照区儿童①。铅是环境污染物中毒性最大的重金属之一。环境中的铅污染，会通过呼吸、消化及皮肤接触等途径进入学前儿童体内，引发不同程度的铅中毒。长期的、轻度的铅中毒，即使远低于能出现明显临床症状的水平，也会对儿童的智力、行为的发展产生影响。

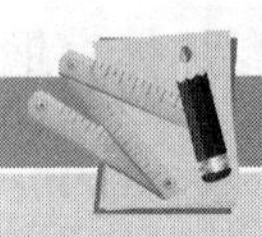

信息窗

陕西凤翔血铅超标事件②

2009年3月，由于6岁的女童苗凡老喊肚子疼，并有表现烦躁等现象，被家长带往凤翔县医院检查，结果竟是“铅中毒性胃炎”。此事并未引起村民重视，直到7月6日孙家南头村村民薛亚妮带着8岁的儿子孙锦涛、6岁的侄子孙锦洋，去了一趟宝鸡市妇幼保健院，才发现问题出在哪里。“我儿子又矮又瘦，个头像4岁的孩子，还不到50斤重。我是想给他查查缺啥。”薛亚妮说。儿子的堂弟则是头发不正常，有一块一块的小斑，所以也跟着去查了。微量元素的检测结果令医生吃惊：兄弟俩血铅含量分别达到了每升239微克和242微克，大大超出了0～100微克的正常值。医生告诉薛亚妮，血铅含量在每升100微克以下，相对安全；在100～199微克之间，血红素代谢受影响，神经传导速度下降；在200～499微克之间，可有免疫力低下、学习困难、注意力不集中、智商水平下降或体格生长迟缓等症状。

① 马军. 学校卫生学［M］. 北京：高等教育出版社，2010：34.
② 来源：搜狐网新闻频道。

6. 社会因素

社会制度、经济关系、伦理道德、宗教、风俗、社会稳定程度、社会福利水平、教育等多种因素相互交织，错综复杂，构成了复杂的社会—文化环境，共同对身处其中的学前儿童生长发育产生影响。

社会经济水平作为完全独立于自然环境的因素，可对学前儿童的生长发育产生直接的影响。社会经济水平提高不仅是一个国家稳定的标志，也为改善人类的物质文明和生存条件奠定了坚实的基础。社会经济水平的提高通过促进营养、改善饮水及健康服务条件、减少疾病等途径，间接地影响着学前儿童的生长发育。显然，伴随一个国家/地区的社会经济状况的不断改善，群体的生长发育水平会逐步提高；相反，则会出现停滞或下降。例如，我国有专家对自然条件相似，但社会经济发展、生活水平有明显差异的上海、江西两地学生的体格发育水平进行比较，发现前者的身高、体重、BMI 指数等指标明显高于后者①。

教育作为一种以影响人的发展为直接目标的特殊社会活动，对学前儿童生长发育的影响虽不像营养、疾病等因素那样直接，但可以通过心理因素等中介的作用，对生长发育产生间接影响。

除了上述诸因素外，还有许多其他的因素，如家庭饮食结构、父母文化水平、现代媒体等，也都会对学前儿童的生长发育产生影响。

第二节　生长发育的评价及实操

运用一定的评价指标和评价方法，对学前儿童的生长发育进行评价，能摸清学前儿童生长发育的基本情况，为学前儿童的保健工作提供依据，以维持并促进学前儿童的生长发育。在本节中，我们首先将认识生长发育的评价指标体系，包括体格发育指标、体能发育指标等；之后，再了解生长发育的

① 季成叶. 儿童少年卫生学［M］. 7 版. 北京：人民卫生出版社，2012：76.

评价标准，并学习生长发育的评价方法；最后学习如何对身高、体重、胸围、头围等进行测量。

一、生长发育的评价指标体系

生长发育的评价指标体系包括体格发育指标、体能发育指标及心理行为发育指标。它们分属于不同的领域，能够帮助我们全方位地评量个体的生长发育状况。

（一）体格发育指标

常用的体格发育指标有以下四种。

1. 身高（身长）

身高是指从头顶到足底的垂直高度，表示头、脊柱、下肢长的总和，既是反映生长长度的重要指标，也是正确评价儿童生长速度不可缺少的依据。身高可以反映骨骼的发育情况。3 岁以下的儿童因立位测量不容易获得准确数据，而应采用仰卧位测量，测量结果称为身长。

2. 体重

体重是指身体各部分重量的总和。它在一定程度上代表儿童的骨骼、肌肉、皮下脂肪和内脏重量及其增长的综合情况。因此，体重不仅能帮助我们判断一个儿童体格发育是否正常，还可以推测出儿童的营养状况。

3. 胸围

胸围能在一定程度上表明身体形态和呼吸器官的发育状况。新生儿的胸围小于头围。到 1 岁左右，胸围约等于头围。1 岁至青春期前，胸围超过头围的厘米数约等于周岁数减 1。若儿童超过 1 岁半，胸围仍小于头围，则说明生长发育不良。

4. 头围

头围反映脑和颅骨的发育程度，是 6 岁以下儿童生长发育的重要指标。3 岁以下婴幼儿定期测量头围，有助于了解大脑发育情况，并对诊断智力低下有一定参考意义。

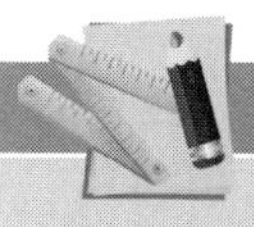

蒙德贝拉之子的生长发育曲线图①

1759～1777年，法国学者蒙德贝拉（Montbeillard C. D.）每年两次测量、记录自己儿子的身高（3岁前测身长），从而描绘出世界上首个最完整、测量密度最大的生长水平曲线图（图2-4），其后又创建了身高生长速度曲线图（图2-5）。两者都是目前生长发育曲线图评价法的雏形。

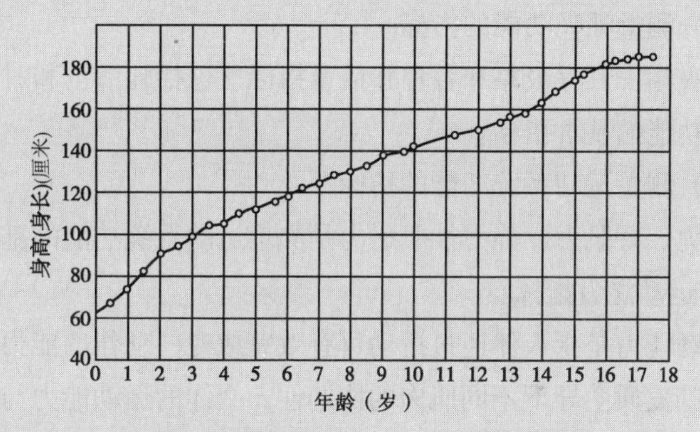

图2-4 蒙德贝拉之子生长水平曲线图

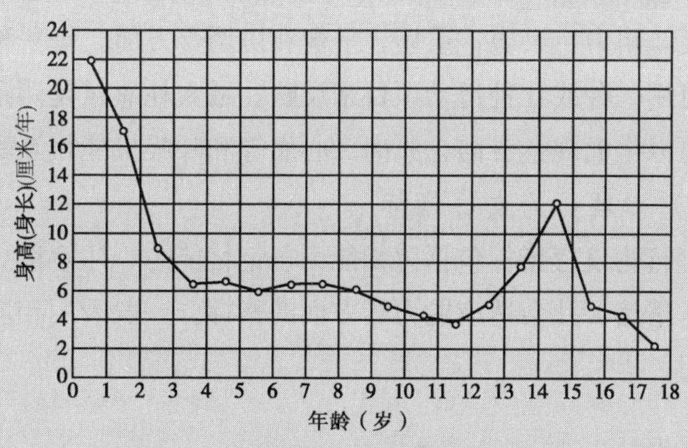

图2-5 蒙德贝拉之子生长速度曲线图

① 陶芳标. 儿童少年卫生学［M］. 8版. 北京：人民卫生出版社，2017：26.

（二）体能发育指标

体能发育指标主要包括生理功能指标和运动能力指标。

1. 生理功能指标

生理功能指标是指各系统、器官在生理功能上可测出的各种量度。包括以下指标。

（1）测量心血管功能的指标

脉搏、血压是测量心血管功能的基本指标。心血管功能也可以通过对心电图、心血流图的观察而得知。

（2）测量呼吸功能的指标

呼吸频率、呼吸差和各种肺活量指标（包括肺活量和时间肺活量）是测量呼吸功能的基本指标。

（3）测量运动系统功能的指标

握力、背肌力、静力性肌耐力是测量运动系统功能的基本指标。

2. 运动能力指标

运动能力是指人体通过运动可有效完成专门动作的能力。该能力主要体现为大脑皮质主导下不同肌肉的协调性。个体的运动能力与生理功能密切相关，难以截然分开。但运动能力主要通过相应的运动成绩来反映，包括力量、速度、耐力、灵敏、柔韧、平衡和协调等方面。每一种运动发育水平和特征均可用一种或几种运动项目来反映。最大耗氧量是测量综合运动能力的指标，可以全面观察骨骼、肌肉、心血管和呼吸机能相互配合的能力。

（三）心理行为发育指标

心理行为发育指标包括感知能力、记忆能力、注意能力、思维能力、执行功能、情绪、社会适应能力等方面的指标。一般采用相应的心理测验量表完成评量。

二、生长发育的评价标准与方法

（一）评价标准

生长发育的评价标准如同丈量距离的“尺子”，是用以评价个体或集体儿童青少年生长发育状况的统一尺度。一般是在某一时间段内，在一定的地区范围，选择有代表性的儿童，通过调查研究，收集几项发育指标测量数值，用统计学的方法计算出各种指标的均值、标准差等，并根据这些统计数值做出发育曲线图、表。这些资料称为该地区个体或集体儿童的发育评价标准，如《世界卫生组织儿童生长标准》（2006 年）、中国卫生部于 2009 年发布的《中国 7 岁以下儿童生长发育参照标准》等。

由于儿童少年的生长发育受许多因素的影响，也因为近百年来世界上许多地区儿童均出现生长的长期变化现象，导致不同地区、不同时期、不同种族儿童的生长发育存在一定的差异，因此，生长发育的标准是相对、暂时的，需根据不同的时间、地点和条件的改变而变化。在制定生长发育评价标准时，也需注意到时间性、地区性和不同对象的特点。生长发育标准实际上是评价的参考值，是一把实用的“尺子”。

（二）评价方法

对生长发育的评价既可以针对个体，也可以针对群体。尽管目前评价方法有多种，但迄今没有一种方法能完全满足对生长发育进行全面评价的要求，需要根据评价目标分别选择适切的方法，然后进行组合。选择评价方法应遵循的原则是：所用指标测定简单易行、精确，评价结果直观、形象，不需要附加计算。以下是几种主要的生长发育评价方法。

1. 等级评价法

等级评价法是应用离差法的原理，根据标准差（s）与均值（$\overline{x}$）的位置远近，划分出等级（如表 2-1，五等级法），建立某指标（如身高、体重）参考值。评价个体时，将其实测值与参考值作比较，确定等级。评价群体时可将所有被评价者，先按照实测值、参考值逐个划入不同等级，再计算各等级的人数及构成比。一般说来，儿童的发育情况多集中分布在均值上下，离开均值越远，包括的儿童数越少。

表 2-1 五等级评价标准表

等级	标准
上等	$>\bar{x}+2s$
中上等	$\bar{x}+(1s\sim2s)$
中等	$\bar{x}\pm1s$
中下等	$\bar{x}-(1s\sim2s)$
下等	$<\bar{x}-2s$

注：$\bar{x}$ 为平均数，s 为标准差。例如 $\bar{x}+2s$ 即为平均数加 2 个标准差。

生长发育评价中，身高、体重是最常用的指标。个体的身高、体重值在判定标准均值±2 个标准差范围内（约占儿童总数的 95%）均可视为正常。但在均值±2 个标准差外的儿童，也不能一概视为异常，需定期连续观察，进行深入了解，并结合其他检查，慎重做出结论。若儿童体重连续数月下降，则应先排除疾病再评价营养状况。

等级评价法的优点是方法简单、快捷，易掌握，可较准确、直观地了解个体儿童的发育水平。不足之处是只能对单项指标进行评价，无法全面反映个体发育的均匀程度，而且不能直观反映变化趋势。

2. 曲线图法

曲线图法是对离差法原理的另一应用实例。制作曲线图时，将某地不同性别、年龄组某项发育指标的 $\bar{x}$、$\bar{x}\pm1s$、$\bar{x}\pm2s$ 值分别点在坐标图上（纵坐标为指标值，横坐标为年龄），然后将同性别各年龄组位于同一等级上的各点连成曲线，即制成该指标的发育标准曲线图（图 2-6）。若连续几年测量某儿童的身高或体重，将各点连成一条曲线，则既能观察出该儿童的生长发育状况，又能分析其发育速度的快慢和发育趋势。

曲线图法的优点是：使用简便、结果直观；能表达儿童的发育水平所处的等级；能追踪观察儿童某指标的发育趋势和速度；能比较个体和群体儿童的发育水平；若能利用计算机针对相应曲线图进行操作，可快捷、直观地进行评价。不足之处在于：不同性别的每一指标都要做一张图；不能同时评价

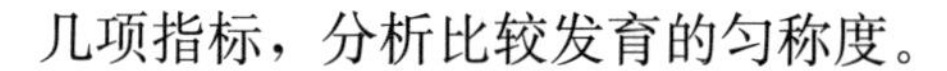
几项指标，分析比较发育的匀称度。

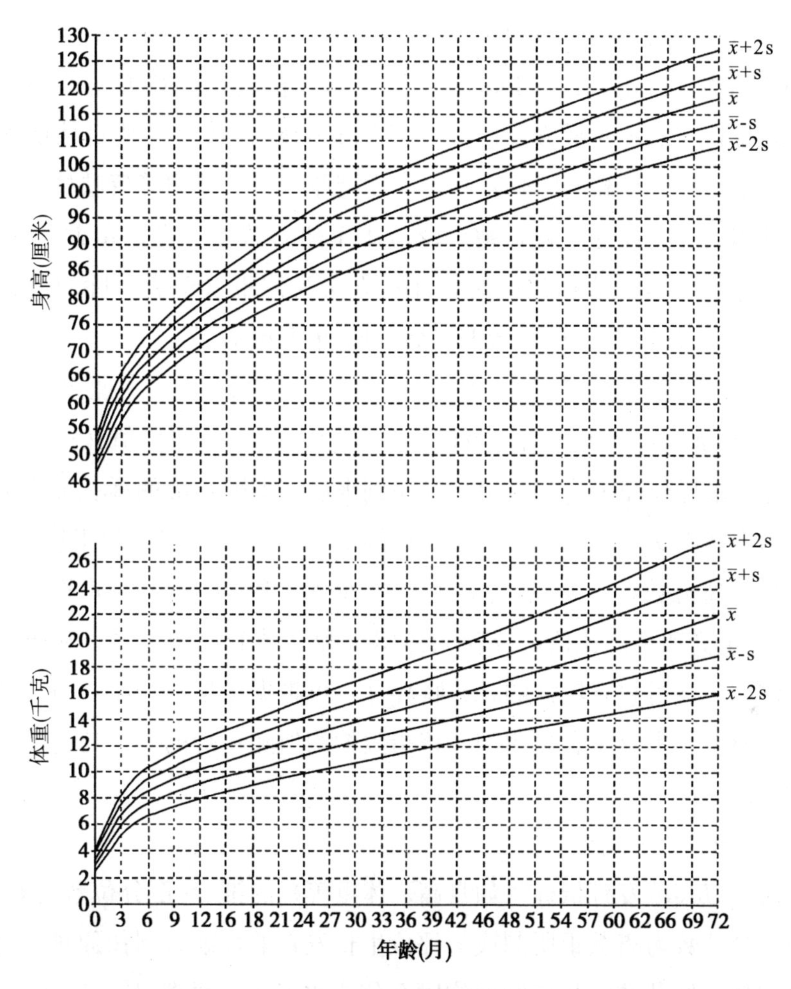

图 2-6　生长曲线

3. 指数法

指数法是指利用数学公式，根据身体各部分的比例关系，将两项或多项指标相关联，转化成指数进行评价的方法。本方法的优点是计算方便，结果直观，便于普及，应用广泛。常用指数有以下四种。

身高体重指数，又称“克托莱指数”（Quetelet Index)，计算方法为体重（千克）除以身高（厘米）再乘以 1000，表示 1 厘米身高的体重数。指数大说明体重相对较大。一般情况下，该指数均值随年龄的增长而增大，女性18岁、男性20岁以后趋于稳定。

BMI指数（Body Mass Index），又称体重指数，计算方法为体重（千克）除以身高（米）的平方。BMI指数因其能较敏感地反映身体的充实度和体型胖瘦，且受身高的影响较小，与皮褶厚度、上臂围等反映体脂累积程度的指标相关等而备受重视，被广泛应用于建立营养不良、超重/肥胖等筛查标准。评价婴幼儿营养状况时，计算方法为体重（千克）除以身高（厘米）的平方再乘以10^4，称为考普指数（Kaup Index）。

身高胸围指数，计算方法为胸围（厘米）除以身高（厘米）再乘以100，反映胸廓发育状况，借以反映人的体型。该指数的均值在第二次生长高峰前随年龄增长而下降，当突增高峰到来后，即随年龄的增长而上升；男女曲线出现两次交叉，与基本形态指标的变化一致，20岁后趋于稳定。

身高坐高指数，计算方法为坐高（厘米）除以身高（厘米）再乘以100，通过坐高和身高比值，反映人体躯干和下肢的比例关系，从纵截面角度反映体型。该指数有较强的种族特异性，可根据该指数大小，将个体的体型分为长躯型、中躯型和短躯型。该指数的均值随年龄的变化与身高胸围指数相类似。

4. 百分位数评价法

该法是以某项发育指标（如身高、体重等）的第50百分位数为基准值，以其余百分位数为离散距所制成的评价生长发育的标准。制作原理、过程与离差法相似，但基准值和离散度均以百分位数表示。通常以第3、第10、第25、第50、第75、第90和第97（即P_3、P_{10}、P_{25}……）等7个百分位数值来划分发育等级，其中P_{50}相当于离差法中的$\overline{x}$，P_3相当于离差法中的的$\overline{x}-2s$，P_{97}相当于离差法中的$\overline{x}+2s$。$P_3 \sim P_{97}$包括了全部样本的95%，属于正常范围。发育水平处于$P_3 \sim P_{97}$以外者应重点追踪，比较其发育指标值在图上所处位置的变化，配合临床检查，排除侏儒症、生长发育迟滞、营养不良或巨人症、肥胖和其他疾患。

百分位数评价法有多种表示方法，其中百分位数等级评价法及百分位数曲线图法使用得较为广泛。使用百分位数等级评价法时，只要把某项指标的实测值与相应标准进行比较，根据实测值在标准表中所处的百分位数即可评出等级。使用百分位数曲线图法时，依据某项指标的实测值，在图上（图 2-7）找到个体所处的位置，即可评价发育现状。其优点是无论指标是否呈正态分布，都能准确显示其分散程度，并且形象直观，反映发育水平准确，便于动态观察。目前，利用百分位数法和曲线图法结合制成的身高、体重、BMI 指数等指标的百分位数曲线图，已成为世界卫生组织和许多国家用以评价儿童少年生长发育现状和发展趋势的主要标准。

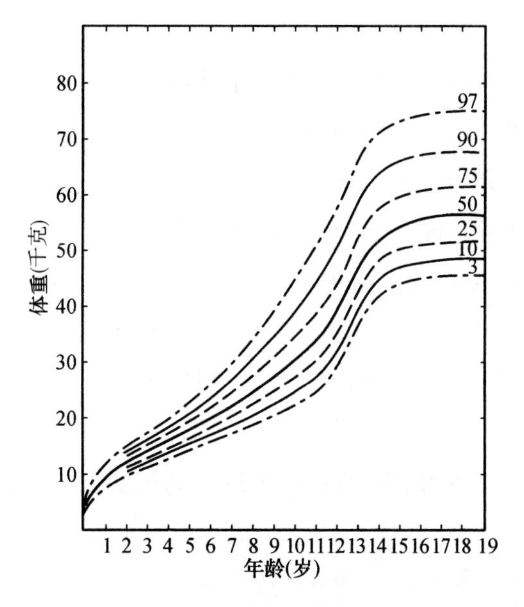

图 2-7 女孩体重百分位数曲线图①

该方法的不足是制定标准时对样本量的要求较高。若各性别、年龄组人数不足 150 人（青春期不足 200 人），制成的标准曲线两端（P_3、P_{97}）值波动较大，直接影响标准的应用价值。

① 顾荣芳. 学前儿童卫生学［M］. 3 版. 南京：江苏教育出版社，2009：81.

三、常用生长发育体格指标测量实操

（一）测身高（身长）

身高表示站立时头、颈、躯干和下肢的总高度。对于不同年龄段的儿童，应采用不同的测量方法测身高（身长）。3岁后的儿童用身高计测量；3岁前的儿童可用量床仰卧测量身长。

1. 身高计测身高

身高计是在坚固的底板上，固定着严格垂直的立柱（长约2米），立柱上有刻度，上端装有与底板平行的可以上下移动的水平压板，此压板必须与立柱成90°角。

测量方法如下。受测者赤足，穿短单衣，背向立柱站立在身高计的底板上，躯干自然挺直，头部正直，两眼平视前方；双手自然下垂，两腿伸直；脚跟并拢，脚尖分开约60°；足跟、臀及两肩胛间与立柱相接触，成“三点一线”站立姿势。测量者站于受测者的旁侧，用单手将水平压板沿立柱向下滑动至受测者头顶（水平压板与头部接触时松紧要适度，头发蓬松者应压实）；测量者的眼睛与水平压板呈水平位，并读出刻度(图2-8)。记录以厘米为单位，精确到小数点后1位。测量误差不得超过0.5厘米。

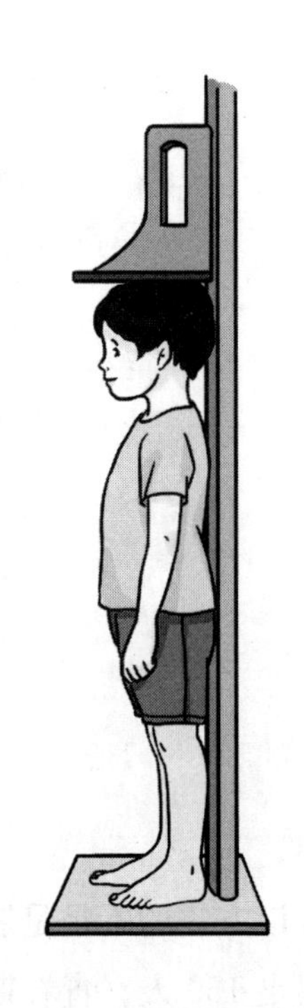

图2-8 3岁后儿童身高测量

2. 量床测身长

测量方法如下。儿童脱去鞋袜，仰卧于量床底板中线上，测量者用手扶住儿童头部，使儿童两耳在一水平线上，颅顶接触头板。另一测量者位于儿童右侧，左手轻压儿童双膝，使其下肢伸直并紧贴量床底板，右手移动足板，让足板接触儿童的足跟（图2-9）。读刻度，以厘米为单位，记录到小数点后一位数。

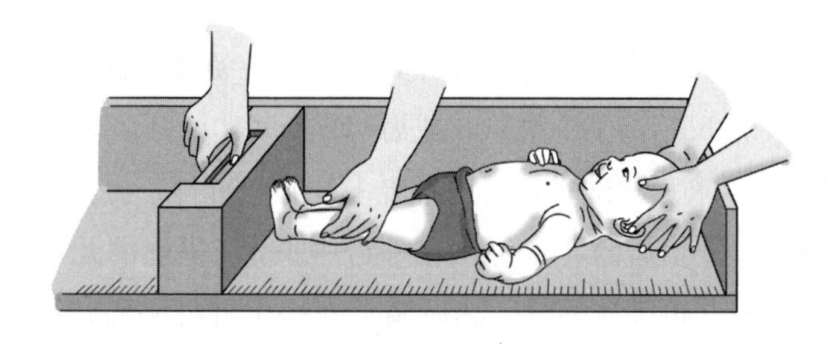

图 2-9　3 岁前儿童身长测量

（二）测坐高

坐高指儿童处于坐姿时头顶部至坐骨结节的高度。采用机械式身高坐高计，测量从头顶点到椅面的垂直距离。

测量方法如下。受测者弯腰使骶骨部靠于立柱后坐在身高坐高计的坐板上，使骶骨部、两肩胛间靠立柱，躯干自然挺直，头部正直，两眼平视前方；上肢自然下垂，双手不得撑压座板；两腿并拢，两脚平放于地面上，大腿与小腿垂直并与地面平行（根据受测者小腿的长度，适当调节踏板高度，以保持正确的测量姿势）（图 2-10）。测量者站在受测者旁侧，将水平压板沿立柱下滑到受测者的头顶，两眼与压板呈水平位进行读数。记录以厘米为单位，精确到小数点后 1 位。测试误差不超过 0.5 厘米。

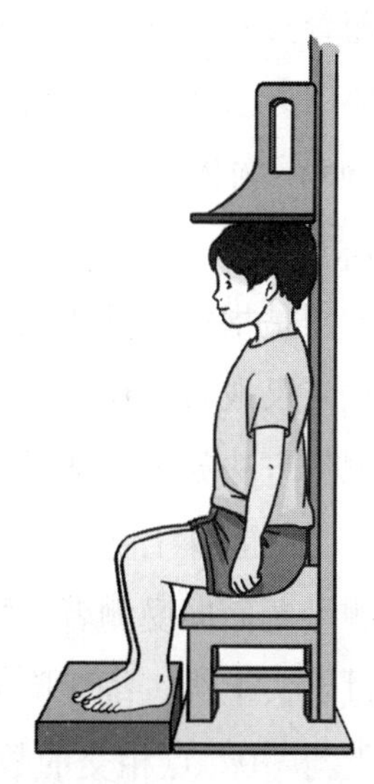

图 2-10　坐高测量

（三）量体重

体重反映了身体各部分、各组织重量的总和，其中骨骼、肌肉、内脏、体脂和水分占主要成分。称量体重时，一般采用杠杆体重秤。

称量方法如下。称量前应检验体重秤的准确度和灵敏度。检验准确度时，使用标准砝码，即用10千克、20千克、30千克标准砝码（或用等重的标定重物代替）分别进行称量，检查指示读数与标准砝码误差是否在允许范围内（误差不超过0.1%）。检验灵敏度时，置100克重的砝码，观察刻度尺的变化。如果刻度尺抬高了3毫米，或游标向远移0.1千克而刻度尺仍维持水平位，即达到要求。测试时，受测者脱去外衣和鞋袜，男孩只穿短裤，女孩穿背心和短裤。3岁后的儿童可站在秤台中央，3岁前的儿童可蹲在秤台中央，1岁前的婴儿可躺着测量。然后调整砝码至杠杆平衡，记录读数。记录以千克为单位，精确到小数点后1位。测试误差不得超过0.1千克。体重称量不宜在饭后或运动后进行，最好在早晨、空腹、便后。称重时注意保暖及安全。

随着技术的进步，很多地方在实践中也开始使用电子体重秤。电子体重秤的使用方法随型号不同而不同，在本书中不做具体介绍。

（四）测围度

1. 胸围

胸围是指经过乳头点或胸中点的胸部水平围度，又称胸中围。测胸围选用尼龙带尺或布卷尺，使用前必须用钢卷尺校对。

测量方法如下。测量时，3岁前儿童取卧位，3岁后儿童取立位。取立位时，受测者裸上身自然站立，双肩放松，两臂自然下垂，两足分开与肩同宽。测量者面向受测者，将卷尺上缘经背部肩胛骨下角下缘至胸前，卷尺下缘经过乳头上缘，绕于胸部的尺子松紧要适宜（使皮肤不产生明显的凹陷）。卷尺上与“0”点相交的数值即为测量值。应在安静呼吸时呼气之末、吸气初始时读数，记录以厘米为单位，精确到小数点后1位。测量误差不超过1厘米。

2. 头围

采用布卷尺测量，使用前必须用钢尺校对。

测量方法如下。测量者面对儿童，将布卷尺的始端固定在眉间最突出点，然后环绕头围，经过枕骨粗隆，再向眉间围拢，卷尺在头两侧的水平要一致。记录以厘米为单位，精确到小数点后 1 位。测量误差不得超过 0.5 厘米。

3. 上臂围

上臂围是上臂正中骨骼、肌肉和皮肤、皮下组织的围度，可用以反映皮下脂肪厚度及营养状况。采用软尺测量，使用前必须用钢尺校对。

测量方法如下。一般测量左上臂。儿童取坐姿或站姿，双臂自然平放或下垂。测量者立于受测者之前或左方，将软尺“0”点固定于上臂外侧肩峰至鹰嘴连线的中点，将软尺在同一水平绕上臂一周至“0”点，以厘米为单位，读数至小数点后一位数。测量误差小于 0.5 厘米。注意测量时软尺只需紧挨皮肤即可，勿压迫皮下组织。

（五）测肩宽和骨盆宽

肩宽为左右两肩峰点间的直线距离。骨盆宽为左右髂嵴点间的直线距离。采用测径规测量。

测量肩宽时，儿童取站姿，姿势同测胸围。测量者在儿童后方，用两食指沿着肩胛冈向外摸至肩峰外侧缘中点，用测径规测量读数。测量骨盆宽时，使用的工具、儿童及测量者的站位与测量肩宽时相同。两个指标的测试误差都不得超过 0.5 厘米。

（六）测皮脂厚度

皮下脂肪含量约占全身脂肪总量的 50%，通过皮下脂肪含量的测定可推算全身脂肪总量。可采用专用的皮脂厚度计（皮脂卡钳）进行测量。

使用前应将皮脂厚度计圆盘内指针调整到圆盘刻度标上的“0”位。检测皮脂厚度计两接点的压力。接点的压力对测量的结果影响很大，一般压力规定为 10 克/平方毫米，测量前需用 200 克的砝码进行压力检测，具体操作如下：(1) 将 200 克砝码悬挂在下方弓形臂远端的小孔上；(2) 让皮脂厚度计下方弓形臂的根部与该臂顶端的接点呈一水平线，此时观察圆盘内指针偏离情况，如果指针在 15～25 毫米范围内说明两接点的压力符合要求，如果指针指向的刻度小于 15 毫米或大于 25 毫米，则需要调整皮脂厚度计的压力调节旋钮。

测量方法如下。儿童取站位或坐位，测量者左手拇指与食指将测量部位的皮肤和皮下脂肪捏起，右手持皮脂卡钳，将皮脂卡钳在距离捏起部位下1厘米处夹住，然后放开活动把柄，读取数据。常用的测量部位有腹壁皮脂、背部皮脂及上臂皮脂。以上臂皮脂厚度的具体测量为例，取左上臂背侧肩胛骨肩峰至尺骨鹰嘴连线的中点为测量点，测量者左手拇指与食指分开3厘米，沿着上臂长轴方向在测量点的上方1厘米处捏起皮下脂肪，右手持皮脂卡钳，张开钳口，在距手捏点下1厘米处夹住皮肤及皮下脂肪，放开小把柄，读取刻度盘指针所指读数。注意在夹住后保持两三秒即可，测量时间过长可使测量点皮下脂肪被压缩，引起人为误差。为减少误差，可连续测量3次取平均值。

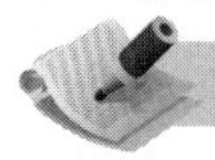

思考与练习

1. 如何理解生长发育的不均衡性？

2. 举例说明影响儿童生长发育的因素。

3. 如何采用等级评价法对学前儿童的生长发育情况进行评价？

4. 应如何为学前儿童量身高？

5. 营养是生长发育的物质基础，同化作用大于异化作用是学前儿童的新陈代谢特点，这就需要其不断从外界摄取各种营养物质，以满足学前儿童生长发育的需要。对于学前儿童而言，是不是营养越多越好？请查阅相关资料，分析营养对生长发育的影响。

6. 阅读以下案例，并回答问题。

案例一：1975年，在原卫生部领导下，由首都儿科研究所（原中国医学科学院儿科研究所）牵头，成立了九市儿童体格发育调查协作组，对北京、哈尔滨、西安等9个城市及其郊区农村的儿童进行了体格发育调查。此后，每隔十年进行一次定时间、定地点、定人群的大样本连续性体格发育专项调查。2015年进行了第五次调查。历时40年的五次调查发现，九市7岁以下儿童体格发育水平显著提高。除出生组和1个月组外，其他各年龄组身高体重均有明显增长，且男童、女童趋势一致。以5～5.5岁年龄组为例，男童和女童体重分别增长了3.70千克和3.28千克，身高分别增长了8.0厘米和8.2厘米。

案例二：某幼儿园对35名儿童，其中男生20名，女生15名，从3岁开始至6岁的体检报告进行生长发育动态分析，身高的年增长幅度是5.4～9.24厘米，体重年增长幅度是0.85～3.15千克。

请分析上述两个案例中的调查数据，哪个案例反映了生长长期趋势？为什么？

拓展性阅读导航

[1] 顾荣芳. 学前儿童卫生学 [M]. 3版. 南京：江苏教育出版社，2009.

该书从学前儿童生理卫生、学前儿童心理卫生、学前儿童身心健康评价、学前儿童营养卫生、学前儿童生活与教育过程卫生等介绍了学前儿童卫生学的基本知识及相应的技能。其中的第一章及第三章中，涉及了学前儿童身体的生长发育及评价的内容。

[2] 季成叶. 儿童少年卫生学 [M]. 7版. 北京：人民卫生出版社，2012.

该书从儿童少年生长发育、儿童少年身体发育、儿童少年心理行为发育、青春期生长发育、生长发育影响因素、生长发育调查与评价、儿童少年健康状况等方面，全面介绍了儿童少年卫生学的基本知识及理论，同时也涉及生长发育评价及心理行为评量等基本技能。

第三章

学前儿童心理卫生

内容提要

学前儿童处于人生发展的早期阶段，维护和增进他们的心理健康具有十分重要的意义。本章我们将从学前儿童心理卫生的一般问题入手，认识学前儿童心理健康的标准，探索学前儿童心理发展特点以及影响其心理健康发展的因素，在此基础上探讨学前儿童心理保健的基本措施，最后寻找解决学前儿童常见心理问题的矫治方法。

学习目标

1. 了解学前儿童心理健康的标准、心理保健的主要措施。

2. 了解学前儿童常见心理问题的表现及一般矫治方法。

关键词

心理卫生　心理健康　心理保健　心理问题　行为治疗　游戏治疗　家庭治疗　不良习惯　情绪障碍　品行障碍　发育迟缓

案例导引

3岁的洪洪特别胆小，什么都怕：去动物园怕，看到毛绒玩具怕，看到汽车怕，与小朋友玩也怕……

6岁的秀秀性格孤僻，喜欢一个人玩。家里来客人了，不论大人小孩，她都不理睬。秀秀4岁刚上幼儿园时，又哭又闹，不肯去幼儿园。被父母强行送入园后，她总是一个人躲在角落里，不与任何小朋友玩耍，对谁也不讲话，也不愿意参加集体游戏。老师反复劝慰，作用不大。无奈，父母只得把秀秀领回家。但一回到家，秀秀又恢复正常，与外婆、父母有说有笑，有时还能做些简单的家务。

如果你是幼儿园的老师，应该如何帮助洪洪和秀秀调整与适应，促进他们的心理健康发展呢？

第一节 学前儿童心理卫生的一般问题

随着物质文化、科学技术的不断进步，人们对健康的认识不再局限于生理上没有疾病，而是逐渐认识到心理健康的重要性。1946 年签署的《世界卫生组织宪章》中就指出："健康乃是一种身体的、心理的和社会适应的健全状态，而不只是没有疾病或虚弱现象。"1978 年，国际初级卫生保健大会发表的《阿拉木图宣言》中，对这种全面的健康观进行了重申："健康不仅是疾病与体虚的匿迹，而是身心健康社会幸福的总体状态。"学前儿童的心理卫生和心理健康问题也越来越受关注。那么，何为心理健康？学前儿童的心理健康有哪些具体表现？

一、心理卫生与心理健康

（一）心理卫生

对心理卫生的理解，有狭义和广义之分。狭义的心理卫生观，强调心理障碍的预防、治疗和康复，降低各种心理障碍的发病率、患病率及致残率，提高心理障碍患者的生活质量。广义的心理卫生观，强调心理健康的增进，其目标是保持并增进个人和社会的心理健康，发展健全人格，使社会中每个人都能更好地生活和适应社会环境与人际关系，从而更有效地服务于社会。

总而言之，心理卫生是研究如何维护和促进人们心理健康的科学①，也

① 叶广俊. 现代儿童少年卫生学［M］. 北京：人民卫生出版社，1999：323.

是应用有关心理学知识和技术来改善人们心理健康的一种服务。一方面，它以预防心理疾病的发生、防止心理出现异常为目的；另一方面，它强调心理健康的促进、增强心理抵抗力。

（二）心理健康

1. 心理健康的界定

处于不同时期、不同文化背景、不同学派的众多研究者都对心理健康进行了界定和阐释。有的学者认为心理健康不仅指没有疾病，并且指适应良好，具有生命活力，能充分发挥身心潜能的积极持续的心理状态；有的学者认为心理健康意味着合乎标准的社会行为，一方面为社会接受，另一方面给本人带来快乐；也有学者指出心理健康的标志是有满意的心境、和谐的人际关系、统一的人格、正确的自我观念，并且个人与社会协调一致。总而言之，心理健康是指个体在适应环境的过程中，生理、心理和社会性协调一致，保持一种良好的心理功能的状态。

2. 心理健康的三个层面

如前所述，心理健康包含生理、心理和社会性三个层面。

就生理层面而言，一个心理健康的人，其身体（尤其是中枢神经系统）应无疾病，功能正常。

就心理层面而言，一个心理健康的人，首先必须有积极的自我认知，能悦纳自我与发展自我；其次，能保持自我与环境的协调统一，特别是能兼顾自我发展与人际和谐；同时，人格发展健全，能积极面对现实，而不依赖消极的心理防御。

就社会性层面而言，一个心理健康的人，能有效地适应社会环境，并能妥善处理人际关系，扮演符合社会要求的角色，其行为符合所处社会文化的常模，且能为社会贡献其力量①。

3. 理解心理健康应注意的两个方面

在理解心理健康的涵义时，应该注意：首先，心理健康是一个动态的概

---

① 郑雪，刘学兰，王玲. 幼儿心理健康教育 [M]. 广州：暨南大学出版社，2006：2.

念，在不同的时期，应当有不同的要求，各种心理特征对心理健康的相对重要性不同程度地取决于当时当地的社会文化背景及个体在其中扮演的角色；其次，心理健康也是一个相对的概念，指的是个体在自身和环境许可的范围内，所能达到的最佳心理功能状态，而不是绝对完美的心理功能状态。

（三）心理健康与心理卫生的关系

心理卫生是以维护和促进人们的心理健康为目的，也是应用有关心理学知识和技术来改善人们心理健康的一种服务。正如《简明不列颠百科全书》中对心理健康和心理卫生的解释："心理健康是指个体心理在本身及环境条件许可范围内所能达到的最佳功能状态，不是指绝对的十全十美的状态"；"心理卫生包括一切旨在改进及保持上述状态的措施，诸如心理疾病的康复、精神病的预防、减轻充满冲突的世界带来的心理压力以及使人能按其身心潜能进行活动的健康水平等。"①由此可见，心理卫生与心理健康可说是一体两面，若一定要严格区分，那么，心理健康是心理卫生的目的，而心理卫生是要达到此目的的手段。

二、学前儿童心理卫生与心理健康

（一）学前儿童心理卫生

学前儿童心理卫生以维护学前儿童的心理健康，促进学前儿童心理的正常发展为目标。因此，学前儿童心理卫生的任务包括：第一，了解学前儿童的心理特点，研究学前儿童心理健康与托幼机构的教育及生活环境之间的相互关系，找出影响学前儿童心理健康的因素，提出相应的标准和卫生要求；第二，将心理卫生纳入托幼机构管理的日程，积极开展心理健康教育活动，使心理保健的思想深入人心；第三，按照心理卫生的要求指导托幼机构的工作，创设和利用各种有利因素，消除或控制各种不利因素，创造和谐愉快的生活、学习环境，使学前儿童的智力开发、人格完整、品行塑造互为补充，以维护和增进学前儿童的心理健康。

① 王玲. 心理卫生［M］. 广州：暨南大学出版社，2012：1.

（二）学前儿童心理健康及其标准

学前儿童的心理健康是指学前儿童在与环境、他人的交互活动中，逐渐形成的与环境、人际以及自我的积极良好的适应状态①。学前阶段的心理健康对人的一生发展具有重要作用，不仅如此，儿童在学前阶段的心理健康指数与学前儿童各项发展指标（如身体健康、行为习惯、认知能力等）也都有高度的相关②。但是心理健康不像身高、体重那样可以通过测量得到一个量化的数值进行比较，心理健康与不健康之间，往往有如光谱，难以看出明显的界限。

学前儿童正处于身心迅速发展的阶段，在判断学前儿童心理健康与否时，一是必须与他们的年龄阶段、身心发展特点及需要联系起来，二是宜将学前儿童心理健康标准看作教育应达到的目标。

1. 智力发展正常，有求知欲

智力发展正常是儿童与周围环境达成平衡和协调的基本心理条件。智力发展正常的学前儿童能够按成人的要求细致观察事物；能基本准确、快速地记忆物体与事件；能对具体直观的事物进行分类、比较、概括、推理等思维操作；想象力丰富，善于模仿和创造；能对周围事物和现象提出各种问题，并能解决一些简单的问题。学前期是智力发展极为迅速的时期。早期情感交流、文化教育的缺乏或脑损伤可引起智力发展异常；一些社会因素，如经济贫困、家庭人口过多、居住拥挤、父母患病、近亲中有精神病患者或智力低下者等，也会影响儿童的智力发展。

求知欲是学前儿童智力发展、适应环境的前提。绝大多数学前儿童天生具有强烈的求知欲。但是如果他们提出的问题得不到鼓励性的反馈，其求知欲水平会逐渐下降。

---

① 李红. 幼儿心理学［M］. 北京：人民教育出版社，2007：387.

② Sroufe L A. Psychopathology as an outcome of development［J］. Development & Psychopathology，1997，9（2）：251-268.

2. 情绪健康，反应适度

情绪稳定、心情愉快是心理健康的重要标志。快乐、喜悦等积极情绪有助于学前儿童对社会生活环境保持良好的适应状态；而愤怒、失望、悲伤、恐惧等消极情绪可使学前儿童失去心理平衡，长期积累还会导致学前儿童神经系统的功能失调和身体的其他病变。学前儿童的情绪具有很大的冲动性及易变性。随着年龄的增长，他们对情绪的自我调节能力有所增强，情绪的稳定性逐渐提高。心理健康的学前儿童对各种刺激能表现出与年龄特点相符的适度反应，并能合理地宣泄消极情绪。

3. 心理活动和行为方式统一协调

心理健康的学前儿童的心理活动和行为方式基本能统一和谐，表现为不异常敏感，也不异常迟钝，在大致相同的情境中表现的行为基本一致，做事有一定的条理性，能对自己的行动有一定的预先安排。心理不健康的学前儿童则思维混乱，语言支离破碎，行为经常前后矛盾，自我控制和自我调节能力很差，注意力往往异常不集中，或表现出不能自制的过度活动。

4. 乐于与人交往，人际关系和谐

人际关系和谐是心理健康的重要标准。学前儿童的人际交往主要包括与家人、与教师、与同伴之间的交往。虽然学前儿童的人际关系较为简单，交往的技能也不够成熟，但他们有强烈的交往需要。学前儿童之间正常的、友好的交往是获得心理健康不可缺少的途径，也是维护心理健康的重要条件。学前儿童与他人的人际关系失调常常导致各类心理行为问题。

5. 意志健全，有良好的性格特征

意志健全的学前儿童一般表现为行为有一定的目的性、较久的坚持性、一定的果断性、较强的自制性等。性格反映人们对客观现实稳定的态度和习惯化的行为方式，是个性最核心、最本质的表现。心理健康的学前儿童，一般具有热情、勇敢、自信、主动、谦虚、合作、诚实和开朗等性格特征；而心理不健康的学前儿童经常处于与现实环境不协调的状态，表现出冷漠、自卑、懒惰、自私、孤僻、胆怯、执拗、吝啬和依赖等不良性格特征。

需要注意的是，心理健康和不健康之间并无明显的界限。心理健康的儿童也并不是具备所有的健康特征，符合所有的健康标准。学前儿童正处于身心迅速发展的阶段，每个个体都可能在某一方面存在不足，表现出与心理健康标准中的某些特征不符，但如果仍有相当的社会适应能力，则应视为心理健康。但如果缺陷过多，或严重不符合标准，则可认为是心理不健康。当学前儿童出现某种问题时，可以通过专业咨询机构获得帮助，及时地予以调整和矫正。

三、学前儿童心理健康的影响因素

影响儿童心理健康的因素十分复杂，古今中外也有各种理论进行解释，目前已达成共识的观点认为，个人与生俱来的生物因素、社会因素以及儿童自身的心理因素共同作用和影响着个体的心理健康。学前儿童的各种问题行为和心理障碍的发生也都是这三个方面共同作用的结果。

（一）生物因素

1. 遗传因素

人类的心理和身体一样，都是在遗传和环境的相互作用下发展起来的。大量研究表明，遗传是影响学前儿童心理健康的重要因素。学前期发育障碍和精神疾患，包括自闭症、精神分裂症等均与遗传有关。近亲结婚所生子女的遗传性疾病发病率、智力低下的比例远比非近亲结婚的高。

2. 孕期状况

孕妇的健康状况及其环境直接或间接影响胎儿的心理健康，例如孕期营养、情绪状况、用药状况、环境污染等都可以通过母体子宫对胎儿发育产生影响，导致胎儿畸形、智力低下等问题的产生。

3. 后天生长发育

学前儿童在生长发育的过程中，如果因伤害、疾病导致身体生长发育受损，或与同龄幼儿相比，发育过于缓慢，也可能会对其心理健康产生不利影响。

（二）社会因素

1. 早期经验

早期经验的获得对儿童一生的发展具有重要的作用。学前儿童的各发展领域都有一个最佳时期，也就是敏感期。2 岁以前，是亲子依恋形成的敏感期；5 岁以前，是语言、数概念和音乐学习的敏感期；10 岁以前，是动作技能和外语学习的敏感期。在敏感期，提供相应的环境和刺激，会对儿童心理发展起到事半功倍的效果。反之，敏感期的教育缺失会对儿童心理发展造成很大的负面影响，极端情况下很难弥补。如在印度发现的“狼孩”，从小离开人类社会，在狼群生活八年，深深打上了狼的烙印，回到人类社会后，即使经过教育训练，到 17 岁时仍然只能达到 3 岁儿童的水平。又如，在孤儿院里，由于一个照料者往往需要照看许多学前儿童，而且照料者经常更换，生活于其中的学前儿童很少受到积极的社会性刺激，也很少有机会与他人建立持久、亲密的关系，从而容易形成情绪与社会性认知方面的缺陷。

2. 家庭

对婴幼儿来说，家庭环境是影响其心理发展的最重要的因素。每个学前儿童都生活在不同结构和类型的家庭中，与其他家庭成员保持着独特的关系，受到其思想、观念、伦理、道德和生活方式的影响。家庭对学前儿童心理健康的影响主要包括以下方面：（1）家庭能满足学前儿童的多种需要；（2）学前儿童在家庭中的情感体验和情感表达最为深刻；（3）家庭是学前儿童社会化的主要场所。

家庭的结构和功能的变化，家庭成员的人格特征，家庭成员之间的相互关系以及家庭成员对儿童的期望、教养态度和教养方式都会对学前儿童的心理健康产生影响。家庭正常结构的破坏（如父母过早死亡、离婚、再婚等）会使学前儿童的心理适应发生困难。家庭环境中，对儿童心理发展起最大作用的是家庭教育，包括父母的教育观点、教育内容、教育态度和方法。比如，对儿童的过分溺爱会导致儿童形成自私、任性、骄横、好逸恶劳、追求享受、自我中心等不良倾向。

3. 幼儿园

幼儿园是影响个体发展的重要环境因素。幼儿园对学前儿童多方面认知的发展有积极的促进作用，对学前儿童社会适应性行为的形成也有深远的影响。宽松、接纳的幼儿园心理环境，有助于帮助儿童建立安全感，树立自信心。幼儿园心理环境中最重要的因素是师幼关系，因为学前儿童对教师存有很大的依赖性，亲密、融洽的师幼关系对儿童最初的社会适应有着重要的作用。教师要理解、接纳儿童。如果师幼关系不亲密、不协调，往往会导致儿童心理发展失衡。

4. 其他环境因素

自然环境中的不良刺激，如不适当的温度、湿度、照明、空间和噪声等刺激长期作用，会使学前儿童生理上难以忍受，影响他们的行为和情绪。社会文明程度、社会福利制度、价值观和道德伦理，影响着儿童的父母、教师，也营造着与之相应的家庭教育和幼儿园教育。社区环境、大众传媒等，也直接或间接影响儿童的心理成长。

（三）心理因素

1. 需要

学前儿童的身心需要包括很多方面。从生理上看，学前儿童需要一定时间的睡眠和休息，需要合理的营养、适当的运动、舒适的着装等。从心理上看，学前儿童需要一定的安全感；需要来自父母、老师以及同伴之间的友爱；需要自尊，尤其是受到教师的公正、合理的评价，并被同伴接受；需要独立，要自己动手去解决生活问题；需要成功，即通过自己的努力，达到一定的目标，得到同伴的认可。如果学前儿童的身心需要未能得到满足，就会产生挫折感，形成一种内部压力，影响学前儿童的情绪和行为，最后会出现一系列心理问题。

2. 自我意识

学前儿童的自我认识还不成熟，常常根据外部评价来认识自己，从而造成对自己认识的偏差，这种偏差会影响儿童的态度、信念、价值观，影响自我评价，甚至导致一些心理机能障碍。有些学前儿童的自我评价过高，如果到了一定年龄还未调整过来，当他人评价与自我评价不一致时，会引起强烈的情绪反应，可能阻碍儿童个性的健康发展。而自我评价过低的儿童常常表现为沉默寡言、不善交往、行为退缩、情绪抑郁，难以适应复杂多变的社会生活，也会出现一系列的心理问题。

学前儿童可以通过自我调节来使发展回到正常途径，但如果儿童在生活中遭受重大创伤，超出儿童的心理承受范围，调节机制可能失效，则可能出现心理障碍。随着自我意识的发展，自我调节的能力逐渐提高，对儿童的个性发展具有积极作用，也增强儿童对生存环境的适应能力。

3. 情绪

良好的情绪是学前儿童保持身心健康的条件，有助于其行为适应。相反，恐惧、愤怒或不安全的感觉往往会削弱他们对环境和刺激所做出的反应的适宜性。学前儿童的心理失调往往与其情绪状态联系在一起，如果情绪体验非常强烈，或者持续时间过长，可能引发生理和心理机能的病变。

焦虑和恐惧是两种对心理健康影响比较明显的情绪，常使儿童产生一些问题行为。当焦虑出现时，儿童就会设法摆脱和躲避它，有可能会出现一些异常行为。如，学前儿童神经症的出现，可能是源于对焦虑的规避。恐惧常常与焦虑伴随在一起，学前儿童在恐惧状态下，常出现一系列生理变化，如心跳加速或断续、呼吸短促或停顿、血压升高、脸色苍白、四肢无力等，这些生理功能的紊乱会影响机体的健康状况，还可能会使学前儿童发生认知障碍、行为失调、失去对情境正确分析和判断的能力。

4. 气质

气质是主要由生物因素（遗传天赋）决定的相对稳定而持久的心理特征，是行为的表现方式，体现为行为的速度、强度、灵活性等动力特点。气质塑造了儿童接近其周围环境的方式。学前儿童的主要气质类型有积极反应和接近型、害怕或抑郁型、消极反应或易怒型。不同的气质类型或早期儿童的自我调节风格，可能与某些心理障碍的发展或危机情形有关。如：害怕或抑郁型的学前儿童产生社交恐惧的可能性更大；如果一个婴儿对情绪刺激极其敏感，可能会在学前期产生退缩行为，甚至拒绝同伴；同时，婴儿的消极反应会造成母亲在抚养时对其疏远或冷漠，导致不安全依恋关系的形成，也会影响儿童在学前期以致未来成长中的心理问题。

总之，影响学前儿童心理健康的原因不是某一种因素单独作用的结果，而应从多维度的观点来系统考察。生物、心理和社会这三个方面的因素有层次、系统地交织在一起发生作用，对学前儿童心理健康产生重大影响。

四、学前儿童心理卫生措施

（一）创设健康的心理社会环境

家庭、幼儿园、社会的环境，都应有利于学前儿童的心理健康。不仅要在家庭、幼儿园和社会中为儿童提供良好的自然物质环境，还需为儿童的成长提供良好的精神环境。物质环境是基础，改善空气、饮水、居住、活动场所的质量，提高膳食质量等，不仅能使其满足学前儿童的各种基本需要，而且还有益于学前儿童保持良好的情绪和陶冶性情。精神环境是保障，可从家庭氛围、幼儿园人文环境、社会文化环境方面改善学前儿童所处的精神环境。

1. 家庭

家庭是学前儿童生长发育的温床，是学前儿童生活中第一个接触到的环境，是塑造情感、性格、意志，形成健康心理的重要场所。良好的家庭环境中，家庭成员之间应和睦相处、关系融洽；父母的教养态度端正，注重自身修养；理解、尊重、信任学前儿童，鼓励其自由探索、学习，保护其独立性；安全、整洁、安静、美观，为学前儿童提供较大的活动场地……这将对学前儿童一生的发展都起到极其深刻而久远的影响。

2. 幼儿园

幼儿园是学前儿童走出家庭、迈入社会的最初场所，对学前儿童心理具有潜移默化的影响。幼儿园良好的环境包括物质环境和精神环境。物质环境应该是安全、丰富和科学的。精神环境应该具有如下特点：教师与学前儿童建立起亲切、平等、和谐的师幼关系；教师对学前儿童充满温暖和爱心，对其始终寄予期望和热忱，能尊重学前儿童的兴趣、要求和愿望，能谅解其缺点和不足；组织各项活动时，能考虑学前儿童的承受能力，适合学前儿童的心理发展水平；教师协助学前儿童建立互助、友爱的同伴关系；教职工之间建立和谐的同事关系。

3. 社会

社会大环境应当是和谐安定的，使学前儿童的基本权益得到保障，潜力得到充分发挥，人格得到尊重，避免学前儿童受到虐待和伤害，以保护和增进儿童心理的健康发展。儿童的基本权利应该受到社会的保护。法律应为儿童规定监督保护人，规定和保障儿童接受监护和教育的权利。

（二）开展适合的心理健康教育

学前儿童心理健康教育是运用心理学和教育学原理和方法，创设健康的心理环境，采取有效的心理卫生措施，开展有目的、有计划、有组织的心理健康教育活动，其目的是使学前儿童懂得保护自己心理健康的粗浅知识和技能，纠正不良情绪和态度，形成有利于心理健康的行为习惯，预防和矫治心理障碍和行为异常，保证学前儿童心理健康发展，提高心理健康水平①。

1. 学前儿童心理健康教育的内容

（1）学习适当表达和调节自己情绪的方法。例如：正确认识、理解、评价触发情绪反应的情境，明确只有合理的需要才能得到满足，形成恰当的动机；学习运用语言和非语言的方式（神态、表情、动作等）表达积极的和消极的情绪；培养控制、调节情绪的能力、适应环境的能力和应对心理压力的能力；等等。

（2）培养社会交往能力。例如：学习感知和理解他人的情感，懂得用语言和非语言的方式安慰、同情或鼓励他人；学习轮流、分享、合作、互助的技能，自己遇到困难时会请求帮助；建立初步的公平竞争的意识，能正确看待输赢，并懂得在竞赛活动中要通过努力获得成功；掌握基本的礼貌、礼

---

① 欧新明. 学前儿童健康教育［M］. 北京：教育科学出版社，2002：234.

节；正确认识、评价和调节自我，达成与同伴及相关成人、周围现实环境的协调和适应；等等。

(3) 锻炼独立生活和学习的能力。例如：学习日常生活独立自理；在学习和游戏中有主见，学会独立思考并解决问题；学习自我保护的常识和技能；等等。

(4) 促进自我意识发展，发展自尊、自信、自主和自我控制。例如：形成合理的自我认知和自我评价；善于在各种挫折或冲突情境中自我调节；等等。

(5) 养成良好的生活、学习和品德行为习惯。学前儿童的心理健康与其习惯密切相关。学前儿童已形成的习惯受到破坏，会引起消极情绪和心理紧张。有规律的习惯可形成动力定型，使生理活动形成一定的规律，节省神经细胞的功能消耗，促进学前儿童身心的健康发展。

2. 学前儿童心理健康教育的途径

(1) 全面渗透于学前儿童的一日生活和教育。把心理健康教育融合到整个学前儿童教育的过程中，使学前儿童日常生活的各个环节和幼儿园教育工作的各个方面都能体现对儿童心理健康的维护，注重培养学前儿童良好的心理素质。可以通过日常生活中的常规指导和训练，帮助学前儿童养成良好的行为习惯。在各个领域教学中，注重对学前儿童心理品质、个性特征的培养。

(2) 开展专门的心理健康教育活动。开展有计划、有目的、有组织的心理健康教育活动，全面促进学前儿童的情绪健康和环境适应等方面发展。例如：小班可以开展“笑娃娃与哭娃娃”“我们一起玩”“我会……”等心理健康教育活动；中班可以开展“我不想生气”“能干的我”“我和好朋友”等心理健康教育活动；大班可以开展“心情预报”“男孩女孩不一样”等心理健康教育活动。

(3) 家园同步，促进学前儿童发展。家园达成共识，协调教育方法，统一教育要求，能够保证学前儿童心理健康教育的延续性和有效性，也是促进学前儿童心理健康的重要途径。幼儿园可以通过开设专门的心理健康宣传栏，举办专门的心理健康讲座、座谈会等，提高父母的心理素质和教育技能，与家庭教育形成合力，共同促进学前儿童心理健康发展。

（三）推进全面的心理健康服务

建立多领域专家合作的心理健康服务体系。

其一，幼儿园可以建立和完善健康登记制度，对学前儿童的身心状况进行监测，发现问题及早干预和治疗。

其二，教育工作者、心理工作者、社会工作者、儿童精神病医师和儿科保健工作者等社会各方面人员相互合作、密切配合，对学前儿童出现的各种行为问题和心理障碍早预防、早发现、早诊断、早干预和早治疗。

其三，社区可为学前儿童提供健康的读物、出版物及各种娱乐设施和服务，拓展学前儿童的生活与学习空间。社会还应对家庭结构缺损的学前儿童寄予关切和同情，给予关心和爱护，给予必要的心理健康指导。

第二节　学前儿童常见心理问题的表现与矫治

了解常见的心理问题的表现和鉴别标准，有助于心理问题的早期发现和诊断，是做好心理问题矫治的重要前提。本节在介绍常见心理问题鉴别标准和一般治疗方法的基础上，重点介绍一些常见心理问题的表现和矫治方法。

一、学前儿童常见心理问题的鉴别标准

家长和教师作为非专业的心理评估者，很难运用标准化、科学的评估工具对学前儿童的问题行为、心理障碍进行评估，在日常生活中可以从以下方面判断学前儿童的心理是否正常。

（一）某些行为表现是否符合年龄特点

正常即平常。如果某个学前儿童心理活动的行为表现是同龄大多数学前

儿童都有的，那么这个学前儿童心理正常的可能性就高。如果同龄大多数学前儿童都有而他没有，或大部分学前儿童没有而他有，这都可能是不正常的。

（二）行为表现的程度是否合理

如果某些心理活动的行为表现严重超出了大多数学前儿童的表现程度，也属于不正常。如：因学前儿童认知发展水平有限所造成的无意说谎行为，属于正常范围；如果儿童为了达到某种目的而经常故意编造谎言，或者习惯性编造谎言，久而久之，成为一种劣习，就属于不正常的范围。

（三）是否特定情境下产生的行为

在某些特定情境下，学前儿童的行为看似异常，实则为特定情境的正常反应。如，若成人对学前儿童过分严厉，在学前儿童犯错时，对其加以恐吓、责骂，甚至施以体罚，那么学前儿童一旦做错了事，怕受到惩罚，就有可能编造谎言，来掩盖自己的过失。在这种情况下，学前儿童的说谎行为就是对特定环境的正常反应，不属于心理行为问题。

（四）从个体的发展来看是否属于倒退或停滞现象

正常的学前儿童，身心处于发展之中，遵循总的发展趋势。但是如果学前儿童出现长期停滞不前、甚至倒退的现象，就属于异常情况了。如：2～3岁的学前儿童，由于大脑的发育不完善，有意识控制排尿活动的机制还不十分健全，夜间尿床是正常的；如果到了快上学的年龄，还天天尿床，就属于不正常的范畴。

二、学前儿童常见心理问题的一般矫治方法

（一）行为治疗

行为治疗是应用学习原理以改变或消除不良行为或症状，并教以顺应社会的良好行为的心理治疗方法。行为治疗着眼于改变行为而不是改变人格。治疗的重点是当前行为，治疗者的主要任务是改变或消除这些行为。通过行为治疗，适当的或有益的行为会被增强，有偏差或无益的行为会被消除。

学前儿童的行为治疗的基本目的主要包括：第一，帮助学前儿童学会某些技能，如教会儿童控制大小便、学会穿衣服和用餐等；第二，增加学前儿童的某些行为，如鼓励孤独不合群的儿童与其他儿童一同游戏，增加社会交往活动等；第三，减少学前儿童的某些行为，如通过治疗，减少学前儿童的攻击性行为和社会退缩行为等；第四，改变学前儿童的某些行为，使之切合时间、地点等不同情境，如纠正儿童随地大小便、吃饭时边吃边玩等行为。

行为治疗的方法和技术种类繁多，如强化、惩罚、消退、塑造等。但是，对于每一个学前儿童的行为问题的矫正都遵循着问题行为的评估、治疗方案的实施、治疗效果的维持三个阶段。

行为治疗是儿童心理治疗中较受重视的一种方法。只要运用得法，并有计划地进行，治疗效果比较稳定，在学前儿童心理问题治疗上被广泛使用。但是，对有些心理问题的行为治疗最好由受过严格训练的专业人员加以实施。

（二）游戏治疗

游戏是学前儿童的基本活动，儿童在游戏中可以自然暴露其内在的心理冲突以及用语言所不能表达的情绪情感。治疗者可以通过对学前儿童游戏时的观察，发现游戏究竟是自发的还是受约束的，是有目的的还是漫无目的的，让学前儿童在游戏中自发地、自然地表现出自己的感受和问题。学前儿童在游戏中会流露出个性的一些重要方面，因此通过对游戏活动的观察，可以发掘出儿童所存在问题的实质。游戏治疗适宜具备一定的言语表达能力和运动能力的 3 岁以上的学前儿童。游戏治疗主要应用于学前儿童的各种行为障碍，如社会适应不良、口吃、恐惧、情绪障碍等。

（三）家庭治疗

家庭治疗是指对家庭成员有规律地接触与交谈，促使家庭发生某些变化，使学前儿童的症状减轻或消除。在家庭治疗中，治疗的对象是整个家庭。如，发现学前儿童胆怯是由于父母过度保护等原因造成的，则要指导父母逐渐改变对学前儿童的教养方式，使父母能从心理治疗的角度对学前儿童施加影响，以达到改变学前儿童的行为并能持久巩固的目的。

家庭治疗一般是由治疗者与学前儿童以及父母一起进行谈话、示范和讨论。治疗的目标是促进家庭成员之间直接、积极和建设性地沟通，围绕特殊问题进行讨论，解决冲突，改变僵硬、失调的相互作用方式。治疗的原则是：治疗者积极参与；依靠直接观察；用系统方式思考；着眼于当前；保持公正，不偏不倚；重视家庭成员的能力，使其抱有希望；进行干预，促进改变。

三、学前儿童常见心理问题的表现与矫治

参考国内外学者的分类标准，将学前儿童常见的心理问题分为不良习惯、情绪障碍、品行障碍和发育迟缓四个方面①，包括吮吸手指、暴怒发作、攻击性行为、口吃等。具体表现及矫治方法如下。

（一）吮吸手指

吮吸手指在婴儿期是一种正常表现，会随着年龄的增长而自行消失，如果到了一定年龄还不消失，则视为一种不良的行为习惯。

经常吮吸手指，可能引起手指肿胀、局部化脓；若此习惯延续到换牙之后，会导致下颌发育不良、牙列异常、上下牙对合不齐，妨碍咀嚼功能；吮吸手指的儿童还可能遭受同伴的嘲笑、成人的指责，影响心理发展。

养成吮吸手指不良习惯的原因是多方面的：其一，可能儿童自身个性特点比较内向；其二，可能是由最初的生理反射性行为发展而来；其三，可能由不适当的环境或不良养育方法造成，如喂养方法不当、缺乏环境刺激和社会交往等，致使婴儿通过吮吸手指以满足饥饿需要或娱乐自己。如果受到成人有意或无意的迁就，行为还会得到强化。

预防吮吸手指，关键在于培养儿童从小养成良好的生活和饮食习惯，注意正确的喂养方法，定时、适量喂养。对于缺乏环境刺激、过分孤独的儿童，要提供一些有趣的玩具和与人交往的机会。可运用行为治疗的方法，选

---

① 欧新明. 学前儿童健康教育［M］. 北京：教育科学出版社，2002：131.

择适当的强化物，告诉儿童奖励规则，对有进步的儿童及时给予表扬和鼓励。养成良好的生活习惯，参与充足的户外活动，开展有趣的游戏，形成和谐的亲子关系，是根治吮吸手指不良习惯的重要方式。

（二）咬指甲

学前儿童经常不由自主地用牙齿将长出的手指甲咬去，甚至吃掉，有的还咬指甲周围的表皮，或者伴有多动、睡眠不安、吮吸手指、挖鼻孔等多种行为问题。在3～6岁的儿童中，发生率比较高。少数人养成顽固习惯后，可持续终身。

儿童咬指甲与心理紧张有很大的关系。当情感不能充分表达，或者因家庭不和睦、适应困难等原因造成精神焦虑、过度紧张、心情矛盾冲突时，就会出现咬指甲的行为；有时也会通过模仿周围成人或同伴而习得；成人教育不当也能导致咬指甲行为的形成。

因此，预防和治疗学前儿童咬指甲的不良习惯，应从消除引起学前儿童心理紧张的因素入手，帮助其重建正确而客观的自我意识，加强同伴之间的交往，丰富其生活内容，改善家庭生活环境，调整家庭教养方式等，从认知和行为训练、家庭环境调整等多方面进行综合矫治。成人可以为学前儿童创设良好的生活环境，适当安排学前儿童进行体育活动，使其心情愉快，注意力得到转移。

（三）习惯性综合摩擦征

习惯性综合摩擦征是指儿童两腿交叉上下移擦，或靠在突出的家具角上或骑坐在某种物体上活动身体，摩擦阴部，并伴有面部发红、两眼凝视、表情不自然、呼吸急促、出汗、但不伴有幻想的现象，最早可发生于6个月以上的婴幼儿，以1～3岁最多。

这种习惯有时是由于局部的疾病（如湿疹、包茎、寄生虫）以及衣裤太紧等原因引起的局部瘙痒感产生的，有的也可由偶然机会形成。习惯性综合摩擦征常常被视为不道德、伤身体的行为。有的父母采用责罚、打骂、恐吓等手段威胁儿童，更增加了其看待此行为时伴生的罪恶感和神秘感，不良习惯依然存在，却又不断产生内疚感与犯罪感，常常出现焦虑、头昏、无力、困乏等症状，影响身心健康。

消除病因是最有效的干预措施。一旦发现儿童存在这种行为，首先应细致了解并分析原因。其次，正确指导并培养他们良好的生活卫生习惯，如保持会阴部皮肤清洁干燥、睡眠采用正确的体位、不在床上逗留太长时间、不穿太紧的裤子并注意透气性等。再次，注意满足儿童的心理需要，给他们足够的爱抚和关心，尊重他们的人格，培养其形成良好的行为习惯。最后，实施适宜的性教育，家园合作，对学前儿童提出的性问题给予自然、科学的回答，不回避、不说谎、不指责。对学前儿童的性游戏、阴部摩擦等行为不过分关注和错误强化，可用转移注意力的方法及时疏导。

（四）儿童期恐惧

儿童期恐惧是儿童在恐惧情境下产生的一种十分强烈和紧张的情绪反应。儿童期的恐惧可表现为多方面，包括从对具体事物的恐惧到对抽象概念的恐惧。年龄越小的儿童，越容易对具体事物产生恐惧。如有的儿童对毛茸茸的东西感到恐惧。年龄大一点的学前儿童，由于对某些概念理解得不透彻，也会产生恐惧和焦虑，如对“死亡”的恐惧。儿童对某一特定对象的恐惧持续时间较短，会慢慢消退，因此一般的儿童恐惧不需进行特殊治疗。但是，有少数儿童恐惧程度比较严重，甚至到了一定的年龄仍不消退，明显干扰其正常行为，影响其社会适应，甚至有的还到了引起恐怖症的程度。

造成学前儿童严重恐惧或恐怖症的原因可能有：父母对学前儿童溺爱、过度保护、限制儿童的许多行动；父母用威胁吓唬的方法对待学前儿童不听话、不乖顺的行为；父母的言行对学前儿童产生消极影响，如在学前儿童面前描述可怕事件；成人对儿童要求过高或过严；家庭成员关系不和谐，对儿童缺乏一致性、一贯性的教育等。

一般而言，可采取系统脱敏、模拟示范等行为治疗的方法消除或减轻学前儿童的恐惧反应。对儿童期恐惧的预防，关键在于教育：鼓励学前儿童去观察和分析各种自然现象，了解一些简单的科学知识和道理；不恐吓儿童，避免学前儿童看恐怖电视、电影和图片；培养学前儿童养成良好的睡眠习惯，学会放松；鼓励儿童多参加集体活动和游戏，锻炼不畏困难、勇敢坚定的意志，克服种种恐惧心理。

（五）暴怒发作

当儿童个人的要求未能得到满足，或在某些方面受到挫折时，常出现大声哭闹、尖叫、自残等发泄怒气的过激行为。暴怒在学前儿童中比较常见，但是有部分学前儿童表现的程度比较严重。行为主义学派的心理学家认为，学前儿童暴怒是通过学习产生的，暴怒最初发作的原因是由于挫折引起，其后可能由于受到环境中他人对此事态度、问题结局等因素的影响而得以维持。此外，暴怒也可能与气质类型有关，但关键在于成人不适当的教育方式和让步对儿童的暴怒起到了强化作用。

预防学前儿童暴怒发作，应从小培养他们讲道理、懂道理的品质，不要过于溺爱和迁就儿童。让学前儿童学习疏泄自己心理紧张的方法，在生活中加以应用，帮助他们克服暴怒行为。针对少数严重暴怒的儿童可采取行为治疗。例如：可采用正强化法，培养儿童良好的适应行为，并认识到哪些是好行为，哪些是不好的行为，从而对自己的暴怒有所控制；也可进行“冷处理”，让儿童在暴怒时独自待在一个房间里，给予短暂隔离，逐渐降低暴怒发生的频率；当儿童安静时，再给他们讲道理，帮助其控制自己的行为。

（六）夜惊

夜惊是儿童期的一种睡眠障碍，与情绪紧张有密切关系。主要表现是在入睡后没有任何外界刺激的情况下突然尖叫、哭喊、从床上坐起、瞪目直视或双眼紧闭，表情十分惊恐，哭叫或者紧紧抓住人或物以求保护。此时，学前儿童常常对他人的安抚不理不睬，这种情况持续一段时间后又自行入睡。有的可能还会出现梦游症状。其原因可能是中枢神经系统发育不成熟、皮肤过敏、躯体疾病或疼痛，也可能是心理因素导致精神负担过重、教育方式不当、受惊吓等。此外，环境中的噪声、空气污浊、闷热、寒冷等也可能会造成儿童的睡眠问题。

一般来讲，夜惊不需要药物治疗，主要应解除产生夜惊的心理诱因，消除不良环境因素，减少情绪紧张。对于躯体有疾病的儿童尽早治疗。随着年龄的增长，大多数学前儿童的夜惊会自行消失。

（七）儿童退缩行为

儿童的退缩行为，是指与他人相处时，表现出胆小、害怕或局促。大多数学前儿童在陌生环境中，可表现出短暂的退缩，随着时间的推移，能够较快适应新的环境。存在退缩行为的学前儿童一般胆小、怕事、羞怯，他们不主动与其他小朋友交往，也很少交朋友；在人多的场合，他们总是静坐一旁；他们宁愿一个人在家中玩玩具，也不愿主动与小朋友一起玩耍；有时家中来了陌生人，他也要躲起来，常常表现出孤僻、不合群，难以适应新环境；对他人采取冷漠的态度，逃避他人对自己的认识或了解。退缩行为多见于5～7岁的儿童。

退缩行为的出现，与儿童先天的气质、性格和身体情况不佳等因素有关，也与后天的教育和环境因素有关。父母教养方式不当、过分严厉或溺爱、缺乏同伴联系是导致学前儿童退缩的重要原因。父母不和、对学前儿童的态度不一致、感情用事等不正常的家庭气氛也是学前儿童产生退缩行为的原因。此外，学前儿童个体素质，如性格内向孤僻、适应力差等都可导致退缩行为。

退缩行为矫治的总原则是深入细致地分析儿童退缩行为的根本原因，对症下药。通常包括两方面的措施。首先，改变错误的教养方式。对儿童少批评，多表扬，当他们犯错时，给予理解和信任，宽容和支持，教给他们正确的方法，帮助他们建立安全感。对学前儿童不要过度保护和溺爱，逐步让他们学会自己做事，培养坚强的性格。其次，帮助他们克服自卑心理、培养自信心。创造条件让学前儿童体验成功的快乐与自豪。进行自我肯定的训练和社交能力训练，提升学前儿童自信心和解决问题的能力。

（八）攻击性行为

一般将引起别人的对立或争斗的行为称为攻击性行为。在学前期和学龄初期儿童中较常见，男孩比女孩常见。攻击性行为表现为当儿童遭受挫折时显得焦虑不安，采取打人、咬人、抓人、踢人、冲撞他人、夺取他人东西、扔东西等类似的方式，引起同伴或成人与其对立和争斗。学前儿童的攻击性行为可能针对教师或同伴，更多的则是针对自己的父母。

引起攻击性行为的原因，主要是同伴的示范作用、周围环境的不良影响、家长不正确的教育思想和对男性儿童的性别期待等。在学前期，矫正儿童的攻击性行为十分重要，否则久而久之，可发展成严重的人际交往和社会适应性困难。可采用行为治疗、社交技能训练、父母行为管理训练等方式来消除攻击性行为，培养儿童良好的社会交往习惯和技能。

（九）说谎

儿童说谎分为有意说谎和无意说谎。学前儿童由于认知水平较低，在思维、记忆、想象、判断等方面出现与事实不符的情况，容易造成说谎，这属于无意说谎。随着儿童年龄的增长，认知水平的提高，以及接受良好的教育，无意说谎会逐渐减少。若为了某种目的，经常故意编造谎言，就是有意说谎。如，做错事后为了避免受到惩罚而编造谎言，就属于有意说谎。成人过于严厉的恐吓、责骂、甚至是体罚，常使儿童出现说谎的现象。此外，由于儿童的自卑、为了引起他人注意、或为了满足自己的虚荣心，有时也会说谎。如果儿童通过说谎能达到目的，说谎行为受到不断强化，就会成为一种顽习，从而形成严重的品行障碍。

预防和纠正学前儿童的说谎行为，关键在教育。要让学前儿童从小明白诚实的重要性。让学前儿童从小就生活在和谐、融洽的环境中。家庭成员、同伴、师幼之间互相信任，即使学前儿童犯错，也避免厉声斥责，而是给予热情的帮助。在这种和睦、协调、充满信任的生活环境里，学前儿童自然无需掩饰和隐瞒、欺骗。父母和教师的榜样作用同样重要。成人应该在儿童面前诚实，不弄虚作假，对学前儿童起到潜移默化的影响。对于少数存在社会适应困难的儿童，即使发现他们有说谎行为，也首先要帮助他们减轻和消除心理紧张。

（十）遗尿

儿童对大小便的控制，一方面基于大脑发育成熟到一定程度，另一方面是教育和训练的结果。一般而言，1～2岁的儿童尚不能控制大小便；2～3岁儿童中约有80%以上的儿童可以主动控制大小便，但对夜间尿的控制较差；4～5岁儿童中约有80%以上儿童可以控制夜尿了。如果5岁以上的儿童仍出现白天或黑夜不自主的排尿失控现象，每周至少2次，至少持续3个月，则称为遗尿（躯体问题所导致的除外）。在3岁以后，尤其是5岁以后经常遗尿的儿童中，有10%左右是由于器质性疾病造成的遗尿，称为器质性遗尿；另有90%左右的儿童是由于大脑皮质及皮质下中枢功能失调所造成的遗尿，称为功能性遗尿。

预防和矫治遗尿的最基本方法，是从小培养良好的排尿习惯。学前儿童晚餐后要适当控制饮水量，上床前排尿；陪护者在儿童习惯尿床前半小时予以唤醒，使其在清醒状态下排尿；对好的行为给予及时奖励和表扬，对偶尔出现的尿床行为不责备，不讥笑，维护其自尊心。注意解除儿童的心理压力，理解、信任、关心、爱护他们，寻找可能存在的心理矛盾及可能导致遗尿的精神因素，并努力及时解除这些因素。防止周围的人给儿童施加压力，减轻自卑感和羞耻感，耐心地鼓励和训练儿童正常的排尿能力和习惯。此外，还可采用行为治疗、针灸或药物治疗，并要及时治疗学前儿童的原发性躯体疾病。

（十一）语言发育迟缓

语言发育迟缓是一种由于大脑发育迟缓而造成的语言障碍，可以分为接受性语言障碍和表达性语言障碍。前者到1岁半时仍不能听懂生活中的简单言语，但能对环境的声音做出相应的反应；后者在1岁时能理解简单的言语指令，根据言语指令做出相应的反应，但语言含糊不清，词汇十分贫乏，不能用语言表达自己的意思，并且学习语言的速度十分缓慢。这些学前儿童多数智力正常，也无听力障碍。

对存在接受性语言障碍的学前儿童，着重训练其对语言的理解、听觉记忆、听觉知觉。对存在表达性语言障碍的儿童，首先要认清他们问题的性质，有针对性地进行语言功能的特殊训练，如训练模仿成人说话等，注意提供示范的成人要发音清晰、标准。

（十二）口吃

口吃是一种常见的语言节律障碍，主要表现为言语系统肌肉的痉挛。口吃常发生在2～5岁，因为此时正是儿童言语发展最为迅速的时期，他们对周围世界的兴趣扩大，思维能力不断提高，希望表达的内容十分丰富，但言语功能尚未完善，说话时表现出迟疑不决或反复，这种口吃是生理发育过程中的正常现象，随着年龄的增长能自行消失。但有些由于突然或长期的精神因素、不良的生活环境造成的口吃，属于特殊的神经功能症状。此外，口吃还可能是模仿他人习得的。患某些疾病后也可能形成口吃。

预防和矫治口吃的最好的办法是消除心理紧张因素。尽可能消除环境中有碍于学前儿童纠正口吃习惯的因素，如同伴的嘲笑、他人的模仿、成人的不耐烦等，为学前儿童创设宽松的环境氛围。家长不能过分注意或当众议论儿童的口吃，也不能模仿或嘲笑他，更不能强迫他说话流畅，否则会越紧张越结巴，只更加重其心理负担。家长要多给儿童温暖和关怀，尽量减少和消除他们的精神压力，给予心理上的支持，积极鼓励他们主动学习，进行语言训练。专门的语言训练包括松弛肌肉、均匀呼吸、控制讲话速度等内容，是矫治口吃的基本方法。

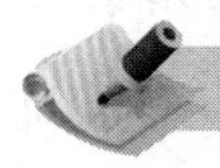

思考与练习

1. 学前儿童心理健康的标准有哪些？

2. 学前儿童心理保健措施有哪些？

3. 学前儿童常见心理问题的鉴别标准是什么？

4. 3～4岁的儿童，正值天真无邪的年纪，可是他们会说出天衣无缝的谎话，是不是孩子的道德发展出现了问题？如果你是教师或者家长，对孩子的说谎行为应该如何处理？

5. 5岁的娇娇和父母、爷爷奶奶一起生活。其父性格比较内向，做事谨慎，多愁善感。其母性格温和，做事慢斯条理，但周到细致。娇娇从小就很胆小、羞怯，容易紧张焦虑。家人都想锻炼她、培养她，使她变得大胆一些、勇敢一些，但是每次看她遇事紧张、焦虑的样子，又不忍心，便代替包揽了一切事情，连上、下楼梯都要大人抱着。平时的日常生活起居如吃饭、穿衣基本上都由妈妈照顾。娇娇出现这种个性特点的原因可能有哪些？可以给家长提供怎样的建议？

6. 4岁的中班男孩小飞，上课时，会突然跑到教室后面去玩玩具。教师将他拉回后，没过多久，他又会去做其他的事情。小飞的情绪常常无法自控，会莫名其妙地大哭大闹，会在地上打滚，常常用手去打人或者拿工具去敲别人。小飞也很内向，不太愿意与他人交流，但他很依赖教师，喜欢教师的安抚，也会因此减少攻击性行为。如果你是小飞的老师，应该如何评估小飞的心理和行为问题？你会如何帮助小飞纠正不良的行为习惯和改善情绪问题？

拓展性阅读导航

[1] 沃伦·R. 本特森. 观察儿童——儿童行为观察记录指南 [M]. 于开莲，王银玲，译. 2版. 北京：人民教育出版社，2017.

为什么观察如此重要？观察让我们得以生存。为什么观察对于教师如此重要？观察让教师了解孩子，有效履行保育者、观察者、早期教育者和家长的职责。本书不仅教给教育工作者九种具体的观察方法，还教给人们如何解读、运用观察所获得的信息。

[2] 王云霞，岳慧兰，田秀菊，等. 学前儿童心理与行为观察 [M]. 上海：上海科学技术出版社，2010.

全书基于学前儿童身体与动作发展、认知发展和社会性发展这三大领域，将学前儿童心理与行为观察的内容分为动作发展、认知发展、社会性发展三个部分。全书在系统梳理学前儿童心理发展的规律和特点的基础上，参考已有的儿童发展心理学研究实例，按照各种观察法的要求提出了包括儿童动作、认知、社会性发展方面观察的操作规范，并筛选提供了丰富的教学实践中的观察报告，为幼儿教育工作者理解和观察研究儿童提供了具有操作性和针对性的工具。

[3] 昝飞. 行为矫正技术［M］. 2版. 北京：中国轻工业出版社，2012.

全书系统介绍了行为矫正概貌、研究方法以及十二种具体的行为矫正技术。全书以行为矫正技术的应用类型为纲，将十二种行为矫正技术分为针对积极行为、消极行为以及综合技术三大部分，不仅详细阐述了各种技术的理论基础及应用方法，还对每种技术的适用情况和注意事项做了细致说明。全书论述精炼、深入浅出，实例丰富，应用性强，对幼儿教育工作者学习针对幼儿常见心理问题的行为矫正技术十分有益。

第四章

学前儿童营养卫生

内容提要

营养是人体摄取、消化、吸收和利用食物中的营养素来维持生命活动，促进生长发育与维护良好健康状态的过程。营养不足或过剩，都会影响生长发育和身心健康，甚至引起疾病和死亡。本章首先介绍了学前儿童所需的热量和营养素，在此基础上阐述了合理膳食的要求，并对教师如何对学前儿童进行营养教育和饮食习惯培养、幼儿园如何进行膳食管理和预防常见食物中毒进行了说明。通过本章的学习，学前教育工作者将对如何为学前儿童提供满足其生长发育需要的膳食有全面的认识，从而在实际工作中促进学前儿童健康发展。

学习目标

1. 了解热量及营养素对学前儿童的作用及其食物来源；掌握学前儿童对热量及营养素的需求量。

2. 理解合理膳食的概念和内容；掌握学前儿童平衡膳食宝塔的结构；能够树立合理膳食意识，正确指导学前儿童合理膳食。

3. 了解幼儿园膳食管理与评价的具体内容和方法。

4. 了解常见食物中毒的原因和症状表现、常见食物中毒的预防措施。

关键词

热量 营养素 必需氨基酸 合理膳食 学前儿童膳食指南 学前儿童平衡膳食宝塔 膳食管理 食物中毒

案例导引

菲菲今年4岁了，由于父母工作繁忙，菲菲的早餐和晚餐都由爷爷奶奶负责。每天早上，爷爷奶奶带着菲菲到饭馆去吃早餐，选择的食物一般都是肉包和小米粥。在晚餐时，菲菲不爱吃米饭，爷爷奶奶在纠正无效后，也就听之任之了。长期下去，菲菲比同龄孩子显得瘦小一些。菲菲妈妈对此很困惑，认为每一顿饭都让菲菲按时吃了，家人吃了什么，她也就跟着吃什么，家人的身体都很好，为什么偏偏菲菲的身体瘦弱？菲菲的妈妈开始怀疑幼儿园老师没有尽到照管孩子好好用餐的职责。

对此，我们应该思考：学前儿童处于生长发育阶段，对营养的需求要远高于成年人。我们每天为学前儿童提供的膳食是否符合他们的营养需求？能否满足他们生长发育的需要？是否对他们的不良饮食行为及时进行纠正了呢？

第一节 学前儿童的营养需求

与婴幼儿期相比，学前期的儿童正处于身心发育极为旺盛的时期，他们与外界的接触增多，活动量增大，体力消耗增多，所需热量和各种营养素也较多。为促使学前儿童健康成长，我们有必要了解学前儿童成长所需要的营养素种类、来源以及学前儿童对各类营养素的需求量。

一、学前儿童对热量的需求

就像汽车启动需要烧油、电视机需要用电一样，人每天的生活、劳动、工作、学习，以及维持正常体温和各种生理活动都要消耗热量（又称热能或能量）。人体的热量来源于每天所吃的食物，食物中主要提供热量的营养素为碳水化合物、脂肪、蛋白质。当人体所需热量不能由食物完全供给时，就会分解人体内储存的能量。人体中各种营养素储备量不同，可维持的时长也不同，如蛋白质中的氨基酸可以维持几个小时，糖类可以维持几十个小时，脂肪可以维持更长的时间。但是，如果机体长时间无法补充热量，生命就会失去滋养而枯竭。因此，每天需要由食物来补充消耗的热量。

（一）学前儿童热量的来源

人体的热量主要来源于碳水化合物、蛋白质和脂肪三大产热营养素。碳水化合物是产生热能的主要来源，学前儿童膳食中碳水化合物提供的热能占总热能的50%～65%。蛋白质有重要的组织修复功能和调节生理功能的作用，它虽然可以产生热量，但是为保证其具有较高的利用率，不作为主要供能物质。在学前儿童每日膳食中，蛋白质所供应的热量应占总热量的10%～15%。脂肪是热能的储存库，产热量大。当热能供大于求时，就转化为脂肪储存于体内，当人体饥饿时便分解脂肪产生热量，保证蛋白质不被消耗。

学前儿童的膳食中，需要注意使三种产热营养素在总热量的供给中比例适当。当然，还应注意热量供给和消耗的平衡。热量供给不足可引起儿童营养不良，生长发育迟缓，对疾病的抵抗力降低，还可影响儿童的智力和行为的正常发育。而热量提供过多，体内脂肪贮存过量，会引起儿童肥胖症的发生。

（二）学前儿童热量的消耗

人体热量消耗是个极为复杂的过程。学前儿童的热量消耗大致可分为五个方面，即用于基础代谢、用于生长发育、用于日常活动、用于食物的特殊动力作用和用于排泄。

1. 用于基础代谢

机体在清醒、静卧、空腹、体温正常的状态下，在适宜的温度（18～25 ℃）环境中，维持基本的生命活动称为基础代谢。基础代谢消耗的热量主要用于维持机体体温、呼吸、心跳、胃肠蠕动、神经腺体活动等需要。婴幼儿时期每日基础代谢的热量消耗约占总热量的50%～60%，随着年龄的增长，这一比例逐渐减小。

2. 用于生长发育

用于生长发育的热量是学前儿童特有的能量消耗。生长所需的热量与其生长速度成正比，即生长发育越快，需要的热量越多。据统计，1岁以后的儿童每增加1千克体重，大约需要消耗500千卡的热量，之后逐渐减低，到青春期又增高。

3. 用于日常活动

人在从事任何体力和脑力活动时都会消耗热量。一般而言，动作强度大、运动时间长以及动作的熟练程度不佳，或需要解决的问题多、难度大时，热量消耗多。爱哭多动的儿童在活动上的热量消耗比同龄安静型儿童可高出三四倍。

4. 用于食物的特殊动力作用

食物的特殊动力作用又称食物的热效应，是指机体摄取食物、消化食物时引起体内热量消耗增加的现象。不同种类的食物消耗的热量不同，蛋白质的特殊动力作用最高，相当于其本身所供热量的30%左右，碳水化合物为5%～6%，脂肪为4%～5%。对食用普通混合膳食的儿童来说，食物的特殊动力作用消耗的热量约占儿童总需热量的7%～8%①。

5. 用于排泄

人体每天摄入的食物中，少量未被消化吸收的部分会随粪便排出体外，从而带走一部分热量。在正常情况下，从食物不被吸收部分丢失的热量不超过总热量的10%。当腹泻或肠道功能紊乱时，这一比例可成倍增加。

（三）学前儿童热量的需求量

据中国营养学会推荐，3～6岁男童的热量供给范围是1250～1600千卡/天，女童的热量供给范围是1200～1450千卡/天。具体数据如表4-1所示。

---

① 顾明远. 教育大辞典：增订合编本·上［M］. 上海：上海教育出版社，1998：322.

表 4-1　学前儿童每日膳食中热量需要量①

年龄（岁）	热量需要量（千卡/天）	
	男	女
3～	1250	1200
4～	1300	1250
5～	1400	1300
6	1600	1450

注：表中呈现的数据是学前儿童身体活动水平为中度时的热量需要量。

二、学前儿童对营养素的需求

营养素是保证人体生长、发育、繁衍和维持健康生活的物质。目前，已知 40～50 种人体必需的营养素，其中主要的营养素有蛋白质、脂肪、碳水化合物、矿物质、维生素和水六大类。蛋白质、脂肪和碳水化合物的摄入量较大，称为宏量营养素；矿物质和维生素的需求量较小，称为微量营养素。为了满足学前儿童生长发育的需要，必须通过每日膳食向机体提供一定数量的各种营养素。

（一）蛋白质

1. 蛋白质的组成和分类

蛋白质是人体最重要的物质，它是组成细胞的原材料。蛋白质由多种氨基酸组成，已经发现的氨基酸有二十余种，可以分为两类：必需氨基酸和非必需氨基酸。必需氨基酸指人体自身无法合成或合成速度太慢的氨基酸，必须从食物中获得。在必需氨基酸供应不足时，人体不能合成新生和修补机体组织所需的蛋白质，从而导致营养不良。非必需氨基酸是人体可以合成或可以由其他氨基酸转化而来的氨基酸，它并非人体内不需要，只是由

① 中国营养学会. 中国居民膳食营养素参考摄入量速查手册（2013 版）[M]. 北京：中国标准出版社，2014：13.

于可以在体内合成，食物中缺少了也无妨。学前儿童在生长发育期间需要九种必需氨基酸：赖氨酸、亮氨酸、异亮氨酸、色氨酸、蛋氨酸、苏氨酸、苯丙氨酸、组氨酸、缬氨酸。其中较为特殊的是组氨酸，只有在人类幼年时为必需氨基酸。含组氨酸较多的食物有香蕉、葡萄、肉类、牛奶以及奶类制品等。

2. 蛋白质的生理功能

(1) 构成和修复组织

蛋白质一词源于希腊语，是“头等重要”的意思，没有蛋白质就没有生命。蛋白质是构成机体组织、器官的重要成分，占人体总重量的15%～20%，肌肉和神经组织内蛋白质成分最多，其他组织中含量也很丰富。人体内的蛋白质处在不断合成和分解的过程中，旧的组织需要不断更新和修补。学前儿童不仅需要蛋白质补充损耗，还要满足生长发育的需求。

(2) 调节生理功能

蛋白质参与构成体内多种具有重要生物活性的物质，不同结构的蛋白质具有不同的生理功能。例如：人体血液中的抗体就是一种蛋白质，它具有增强人体免疫力、抵抗疾病的功能；血红蛋白具有携带、运输氧气的功能；白蛋白具有调节渗透压、维持体液平衡的功能；人体内的酶具有催化代谢反应的功能；等等。

(3) 供给热量

蛋白质作为三大产热营养素之一，可以为人体提供热量。但蛋白质并非热量的主要来源，只有在体内碳水化合物和脂肪供给的热量不足时，体内蛋白质才分解以供给热量。但用宝贵的体内蛋白质来供热，好比拆掉门窗当柴烧，实在可惜，也影响蛋白质的利用。

3. 蛋白质营养价值评价

蛋白质的营养价值主要取决于为机体合成含氮化合物所提供的必需氨基酸的量和模式。评价的方法有很多种，常用的评价指标包括蛋白质消化率和蛋白质利用率。

(1) 蛋白质消化率

蛋白质消化率反映了食物中的蛋白质在体内被消化、吸收的程度。蛋白质的消化率受人体和食物两方面的影响。人体自身的消化功能、对食物的适应性、精神状态等都影响着蛋白质的消化、吸收程度。就人体自身因素而言，轻松的就餐环境、愉悦的进餐心情，有利于增加蛋白质的消化率。就食物因素而言，食物的自身属性和烹调方法也影响着蛋白质的消化率。例如，植物性食物中的蛋白质由于被纤维素包绕，不易与消化酶接触，因此植物性蛋白的消化率通常低于动物性蛋白，但如果植物性蛋白经过加工烹调，使纤维素被破坏或去除，则会大大提高植物性蛋白的消化率。以大豆为例，大豆在加工为豆腐或豆浆后比未加工时消化率提高了32%。

(2) 蛋白质利用率

蛋白质利用率是指食物蛋白质被消化吸收后，在体内被利用的程度。用来表示蛋白质利用率的最常见指标为蛋白质生物价。蛋白质生物价的值越高，表明其被机体利用的程度越高，最大值为100。蛋白质的生物价受蛋白质在膳食中所占比例的影响。例如，鸡蛋在膳食中占总热量的8%时，其生物价为91；占12%时，生物价为84。而要想降低蛋白质在膳食中热量的比重，就要增加食物的混合度。例如，小麦、小米、大豆、豌豆在单独食用时蛋白质生物价分别为67、57、64、33，而当混合食用时生物价则提高到74。

因此，要使蛋白质发挥最大的营养价值，不仅要注意膳食中蛋白质种类的挑选，还要注意蛋白质在膳食中所占的比例。一味的追求高蛋白膳食不但会影响蛋白质的吸收与利用，还会增加机体的代谢负担，对机体造成不利的影响。

4. 蛋白质的来源及推荐摄入量

蛋白质的主要来源分为两类，一类为动物性蛋白及其制品，另一类为植物性蛋白及其制品。在动物性蛋白中，畜肉类的蛋白质含量为10%～20%，禽类为16%～20%，蛋类约为13%，鲜奶为1.5%～4%，奶粉为25%～27%。在植物性蛋白中，大豆的蛋白质含量为35%～50%，坚果类为15%～

25%，谷类为6%～10%。动物性蛋白利用率高，但富含饱和脂肪酸和胆固醇，摄入过多对人体有害，不宜多吃。植物性蛋白利用率较低，适当地将动物蛋白与植物蛋白搭配是非常重要的。

学前儿童生长发育旺盛，对蛋白质的需求量相对比成人多。具体数据见表4-2。

表4-2 学前儿童每日膳食中蛋白质的推荐摄入量①

年龄（岁）	蛋白质推荐摄入量（克/天）	
	男	女
0.5～1	20	20
1～3	25	25
3～6	30	30
6～7	35	35

（二）脂肪

1. 脂肪的组成和分类

脂肪是由甘油和脂肪酸组成的化合物。膳食中的脂肪有脂和油的不同，在常温下呈固体状态时称为脂，呈液态时称为油。脂肪分解后生成的脂肪酸具有很强的生物活性，是脂肪发挥各种生理功能的重要成分。膳食脂肪中的脂肪酸有必需脂肪酸和非必需脂肪酸之分。必需脂肪酸指人体自身无法合成，必须由膳食供给的脂肪酸，如亚油酸和亚麻酸等。非必需脂肪酸指人体可以自身合成的脂肪酸，但这并不意味着不必从食物中摄取。

2. 脂肪的生理功能

（1）构成人体组织

脂肪是人体的重要组成部分，参与组成神经组织、脑、心、肝、肾等多种组织和器官，约占体重的10%～20%。脂肪可寄存于皮下或脏器周围，

① 中国营养学会. 中国居民膳食营养素参考摄入量速查手册（2013版）[M]. 北京：中国标准出版社，2014：14.

如同软垫一样，对器官进行保护和固定，使其免受撞击和震动。

（2）提供热能，维持体温

脂肪产热量大，是等量蛋白质和碳水化合物释放热量的2倍。除供给生理代谢和人体活动所需的热量外，多余的部分转化为组织脂肪。在特殊情况下，如饥饿时，脂肪会被调用，以满足人体的热量需要。脂肪具有不易导热的特性，它可以维持体温，防止体内热量过分散失以及外界环境的热量过多地传入体内，起到保温和隔热作用。

（3）维护正常生长发育和健康

必需脂肪酸是人体磷脂的重要组成部分，为人类正常生长和维护健康所必需。它可以促进胆固醇的代谢，利于降血脂，同时还能保护皮肤免受射线损伤、维持正常视觉等。缺乏必需脂肪酸可影响儿童的生长发育，表现为皮肤角化不全、伤口愈合不良、心肌收缩力降低、免疫功能发生障碍、血小板凝聚及生长发育迟缓等。

（4）促进脂溶性维生素的吸收

脂肪利于脂溶性维生素（如维生素A、D、E、K等）的吸收。食物中常含有丰富的脂溶性维生素，如鱼肝油中含有较多的维生素A和D，植物油中含有较多的维生素E和K，但这些维生素不溶于水，只有溶于脂肪后才能被机体消化吸收。因此，如果膳食中长期缺乏脂肪，则易患脂溶性维生素A、D、E、K缺乏症。

（5）促进食欲，增加饱腹感

烹调后富含脂肪的食物味道和口感更好，能促进儿童的食欲。同时，脂肪能减慢胃对内容物的排空，延长食物在胃中的停留时间，可以增加饱腹感，使人不容易饿。

3. 脂肪的来源

脂肪来源主要是烹调油、肉类及其他各种食物等，大致可分为植物性脂肪和动物性脂肪两大类。

（1）植物性脂肪

植物性脂肪以豆油、花生油、玉米油、芝麻油、茶油、菜油等为主。所含胆固醇较少，必需脂肪酸较多，消化吸收率一般在98%以上，是人类必需脂肪酸的最好来源，所以植物油脂的营养价值较高，应多选用植物油。

（2）动物性脂肪

动物性脂肪的来源主要有乳类、蛋类、肉类、肝类、鱼类、奶油、鱼肝油、动物油等。动物性脂肪含饱和脂肪酸较多，含必需脂肪酸要比一般植物油低。其中，动物脑、肝、肾等内脏和蛋类含胆固醇丰富。

4. 学前儿童对脂肪的需求量

学前儿童对膳食脂肪的需要量与年龄、体重密切相关。《中国居民膳食指南（2016）》中，要求3～6岁学前儿童每日膳食中脂肪的摄入量占总热量的20%～30%。一般认为，必需脂肪酸提供的热量应不少于总热量的3%。如果学前儿童脂肪摄入不足，则容易引起湿疹、生长发育迟缓等问题。而摄入脂肪过多可导致消化不良、体型肥胖，增加发生心血管疾病和糖尿病的潜在风险。因此，合理的脂类营养，有利于预防疾病，增进健康。

（三）碳水化合物

1. 碳水化合物的生理功能

（1）储存和提供热量

碳水化合物是人体神经系统活动、肌肉活动的主要供能物质，占人体所需要热量的50%～65%。每克葡萄糖在体内氧化后，可产生4千卡热量。与其他供能物质相比，碳水化合物具有释放热量快、供能多的特点，因此，碳水化合物被认为是人体最经济、最主要的热量来源。

（2）构成机体细胞和组织

碳水化合物是构成机体组织的重要物质，参与细胞的很多生命活动。每个细胞都有碳水化合物，正常细胞内碳水化合物的含量为2%～10%，主要以糖蛋白、糖脂和蛋白多糖的形式存在，分布在细胞膜、细胞质及细胞间质中。例如，糖蛋白构成细胞膜，糖脂存在于神经细胞中等。除细胞外，碳水化合物还广泛存在于各组织中，如黏蛋白是构成结缔组织的主要成分。

(3) 节约蛋白质

人体热量的来源应以碳水化合物为主，通常认为，只有碳水化合物供给热量不足时，才动用体内储存的脂肪和蛋白质。因此，机体中充足的碳水化合物可以减少蛋白质作为热量来源的消耗，即碳水化合物具有节约蛋白质的作用。

(4) 抗生酮作用

当体内碳水化合物缺乏时，机体会利用储存的脂肪来供给能量，但机体对脂肪酸的氧化能力有限，脂肪酸不完全氧化而产生的中间产物（酮体）是一种较强的有机酸，当达到一定浓度时即发生代谢性酸中毒，产生酮血症和酮尿症。膳食中充足的碳水化合物可以防止上述现象的发生，具有抗生酮的作用。

(5) 解毒作用

碳水化合物经糖醛酸途径代谢会生成葡萄糖醛酸，葡萄糖醛酸能结合一些外来化合物如酒精、砷以及细菌产生的毒素等，共同排出体外，起到解毒作用。

(6) 增强肠道功能

碳水化合物中的非淀粉多糖，如纤维素、果胶、抗性淀粉（又称抗酶解淀粉或难消化淀粉）等，虽不能在小肠内消化吸收，但能刺激肠道蠕动，增加结肠的发酵，增强肠道的排泄功能。

2. 碳水化合物的食物来源

谷物、蔬菜、水果、奶和糖是碳水化合物的五大主要来源。谷类和薯类食物是淀粉的主要来源。谷类食物一般含淀粉 60%～80%，如大米、白面、玉米等；薯类食物含淀粉 15%～29%，如马铃薯、芋头等。蔬菜和水果是纤维素和果糖的主要来源。奶能提供一定数量的乳糖作为碳水化合物的来源。糖是纯碳水化合物，不含其他营养成分，多吃会影响食欲，降低对其他营养素的摄取。

3. 学前儿童对碳水化合物的需求量

学前儿童的膳食中碳水化合物的摄取应适量，不宜过多，否则大量的葡萄糖会转化为脂肪堆积在体内，导致肥胖症。儿童过多食用糖果还容易发生龋齿等。但如果碳水化合物摄取不足，又会使体内蛋白质消耗增加，体重减轻，导致营养不良。最好的办法是控制学前儿童碳水化合物的摄入，以含有复杂碳水化合物的谷类为主，如大米、面粉、红豆、绿豆等，保证3～6岁儿童每日膳食中碳水化合物提供热量占总热量的50%～65%①。

（四）*矿物质*

1. 矿物质的分类

矿物质又称无机盐，是人体不可缺少的营养素，虽不供给人体热量，却是构成机体的组成成分，能够调节生理机能。矿物质包括宏量元素和微量元素两大类。在人体内含量大于体重0.01%的矿物质称为宏量元素，其中含量较多的有钙、磷、钾、钠、氯、镁、硫七种，机体对这些元素的需要每天在100毫克以上。在人体中含量小于体重0.01%的矿物质称为微量元素，目前已明确的必需微量元素有铁、铜、锌、碘、锰、钼、钴、镍、铬、锡、钒、硅、氟、硒等十四种。

宏量元素和微量元素在体内的分布很广，钙和磷大部分在骨和牙等硬组织中，铁集中在红细胞中，碘集中在甲状腺，锌集中在肌肉组织等。这些矿物质每天都通过尿液、汗液、头发等各种途径排到体外，因此需要不断通过膳食等外源性途径加以补充，当矿物质含量在正常值范围时可以维持身体健康，含量过多或过少都会引发疾病。

2. 矿物质的生理功能

总体而言，矿物质有三大主要功能：参与构成人体组织；参与调节体液渗透压和酸碱度；构成激素、维生素、蛋白质、酶的辅基等。每一种矿物质

---

① 中国营养学会. 中国居民膳食指南（2016）[M]. 北京：人民卫生出版社，2016：11.

又具有其独特的生理功能。在本节中，主要介绍钙、铁、碘、锌四种重要矿物质的生理功能。

钙元素以骨钙和血钙两种形式存在于人体中。骨钙是构成骨骼和牙齿的主要成分，起支持和保护人体的作用。血钙游离于血液中，参与调节神经肌肉的兴奋性，调节细胞膜的通透性，促进体内某些酶的活性，同时也是血液凝固过程中所必需的凝血因子。

铁是人体内含量最多的微量元素。在人体内有功能性铁和贮存性铁两种存在形式。功能性铁参与体内氧与二氧化碳的转运、交换和组织呼吸的过程；贮存性铁以铁蛋白和含铁血黄素的形式存在于血液、肝、脾与骨髓中，它具有促进抗体的产生、脂类在血液中的转运、以及药物在肝脏中的解毒等功能。

碘是合成甲状腺素的主要原料。碘的生理功能主要体现在甲状腺素的生理作用上。甲状腺素参与能量代谢，能促进机体的生长发育。在胎儿期和新生儿期缺碘可引起呆小症，成年期缺碘可引起甲状腺肿。

锌广泛分布于人体的所有组织和器官，是人体中 200 多种酶的组成部分或酶的激活剂，对促进机体的生长发育和组织再生有重要作用。此外，锌还在促进人体食欲、调节激素、保护皮肤健康、增强人体免疫力等方面有重要作用。

3. 矿物质的食物来源

（1）钙的食物来源

钙的最佳来源是奶和奶制品，它们含钙丰富，吸收率高。小虾皮、海带等含钙也很丰富，但吸收率不如乳制品。大豆、黑豆含钙也较为丰富，但由于植物中含有植酸、草酸，妨碍机体对钙的吸收，因此植物性食品中的钙吸收率较低。为保证学前儿童摄入适宜量的钙，应保障他们每日饮用牛奶 300～400 毫升或相当量的奶制品①。

---

① 中国营养学会. 中国居民膳食指南（2016）[M]. 北京：人民卫生出版社，2016：232.

（2）铁的食物来源

铁的食物来源很广。动物性食品（如动物肝脏、动物血、肉类、鱼类等）不仅含铁高而且吸收率也高。植物性食物如黄豆、黑木耳、海带、绿叶蔬菜等含铁量较高，其中黄豆的铁不仅含量高，吸收率也高，是铁的良好来源。一般来说，动物性食品铁的吸收率一般高于植物性食品。另外，如果在服铁剂的同时服用维生素 C，会大大增加铁的吸收率。

（3）碘的食物来源

使用碘强化食盐烹调食物是碘的重要来源。含碘较高的食物主要是海产品，如海带、紫菜、海鱼、虾、贝类等。大多数谷物、果品、蔬菜中碘的含量均较低。学前儿童每周至少应吃一次海产食品。

（4）锌的食物来源

锌最好的食物来源是贝类食物，如牡蛎、扇贝等，利用率也较高。其次，含锌较丰富的食物还有瘦肉、动物内脏（尤其是肝）、蛋类、奶类、鱼等动物性食物。有些植物性食品也含有较高的锌，但植物中的草酸、植酸会降低锌的吸收率。

4. 学前儿童对矿物质的需求量

据中国营养学会推荐，我国 3～6 岁学前儿童对矿物质的推荐摄入量如表 4-3 所示。

表 4-3　学前儿童每日膳食中矿物质的推荐摄入量①

年龄（岁）	钙（毫克/天）	铁（毫克/天）	碘（微克/天）	锌（毫克/天）
1～3	600	9	90	4.0
4～6	800	10	90	5.5

① 中国营养学会. 中国居民膳食营养素参考摄入量速查手册（2013 版）[M]. 北京：中国标准出版社，2014：16-18.

（五）维生素

1. 维生素的分类

维生素是维持人体正常生命活动所必需的一类有机化合物，在人体内含量甚微，但它们在机体的生长发育、代谢等系列生理活动过程中起着非常重要的作用。

维生素的种类很多，相互之间的物理、化学特性差异很大，但都具有以下共同特征：①不能在体内合成或在体内合成的量不足，必须由外界供应（除维生素D外）；②都以其本身或其前体化合物的形式存在于天然食物中；③不能提供热量，也不构成机体组织，但对调节人体的新陈代谢具有重要作用；④人体只需要少量即可满足，但绝不能缺少，如果膳食中长期缺乏某种维生素，可引起维生素缺乏病，较常见的有维生素A、D和维生素B_1、B_2以及维生素C缺乏症等。

根据维生素的溶解特性，可将其分为脂溶性和水溶性两大类（表4-4）。

表4-4 脂溶性、水溶性维生素的异同点

异同点	维生素	
	脂溶性维生素	水溶性维生素
名称	维生素A、D、E、K	B族维生素、维生素C
溶解性	溶于脂肪，不溶于水	溶于水
吸收与排泄	随脂肪吸收，少量从胆汁排出	从肠道经血液吸收，过量时从尿液、汗液等排泄
体内储存	主要储存于肝脏、脂肪组织等	体内很少储存
缺乏时出现症状的时间	比较缓慢	比较快
过多时	一次性摄入大量或长期摄入较多会蓄积而引起毒性作用	一般不易发生中毒，服用量过大时有不良反应

2. 维生素的生理功能

维生素是一大类化学结构和生理功能各不相同的物质，虽然在体内含量甚微，但是在机体代谢、生长发育等过程中起着重要作用。学前儿童较易缺乏的脂溶性维生素是维生素 A、D，较易缺乏的水溶性维生素是 B 族中的 B_1、B_2 及维生素 C。

(1) 维生素 A 及其生理功能

维生素 A 的化学名为视黄醇，它能促进视觉细胞内感光物质的合成与再生，维持正常视觉，保护视力。另外，维生素 A 还能维持全身皮肤和黏膜的完整性，有利于提高机体免疫力，促进骨骼及牙齿的健康生长。对于学前儿童而言，维生素 A 对骨骼生长和其他生长发育有重要作用，但是食用过多维生素 A 制剂，则会出现骨痛、毛发脱落、体重不增等问题。

(2) 维生素 D 及其生理功能

维生素 D 又称为抗佝偻病维生素，它能促进钙、磷的吸收，利于儿童骨骼的正常生长，对预防佝偻病有重要作用。学前儿童维生素 D 缺乏可引起佝偻症和手足搐搦症等。但摄入过多又会导致维生素 D 中毒，出现厌食、呕吐、头痛嗜睡、腹泻、多尿、关节疼痛等问题，严重者可损害心、肾功能。

(3) 维生素 B_1 及其生理功能

维生素 B_1 又称硫胺素，也称抗脚气病因子、抗神经炎因子等。它是酶的组成成分，参与碳水化合物代谢，调节心脏、神经、消化道的生理功能。充足的维生素 B_1 能保证儿童体内的热量代谢，促进生长发育的顺利进行。严重的维生素 B_1 缺乏可引起脚气病，表现为容易疲劳、四肢无力、肌肉萎缩、感觉迟钝、甚至心力衰竭。

(4) 维生素 B_2 及其生理功能

维生素 B_2 又称核黄素。维生素 B_2 在蛋白质、脂肪和碳水化合物的代谢中起重要作用，利于儿童的生长发育。长期缺乏维生素 B_2，会使人体内的物质代谢发生紊乱，导致疲劳、食欲不振，甚至发生口角炎、唇炎、舌炎等。缺铁性贫血的儿童常伴有维生素 B_2 缺乏。

(5) 维生素C及其生理功能

维生素C又称抗坏血酸，易溶于水。它是人体每日需要量最多的维生素，能促进组织中胶原蛋白的形成，促进伤口愈合；有助于巩固结缔组织，保护骨骼和牙龈健康；利于铁的吸收利用，预防缺铁性贫血、巨幼红细胞性贫血；具有抗氧化作用，减少自由基对身体的损害，对防癌抗癌有一定的作用；增强人体免疫力，抗感染，预防疾病。

3. 维生素的食物来源

(1) 维生素A的食物来源

维生素A主要存在于动物性食物中，其中，动物肝脏中含量最丰富，鱼肝油、鱼卵、乳类、禽蛋等食物中含量也较丰富。植物性食物中的深绿色、黄红色蔬菜和水果（如菠菜、芹菜、胡萝卜、莴苣、辣椒、芒果等）富含胡萝卜素（可转化为维生素A）。由于维生素A为脂溶性维生素，在食用时与脂肪类食物一起食用才能达到最佳的吸收效果。

(2) 维生素D的食物来源

维生素D在鱼肝油中含量最丰富，其次在鸡蛋、乳牛肉、黄油和咸水鱼（如鲱鱼、鲑鱼及沙丁鱼）中含量相对较高。人乳、牛乳、谷类、蔬菜、水果几乎不含维生素D。经常晒太阳，接受紫外线照射，也可促使皮肤合成维生素D。

(3) 维生素 B_1 的食物来源

含维生素 B_1 较丰富的食物有动物的肝、肾、瘦肉（特别是猪肉）、葵花籽仁，其次是小米、玉米、大米等谷物。维生素 B_1 在鱼类、蔬菜、水果中含量较少。

(4) 维生素 B_2 的食物来源

维生素 B_2 在动植物中分布较广，常与维生素 B_1 共存。维生素 B_2 的良好食物来源主要是动物性食品，如动物肝、心、蛋黄、乳类；其次是奶类、禽蛋类；再次是豆类和新鲜蔬菜。

（5）维生素C的食物来源

人体自身不能合成维生素C，必须从食物中摄取。维生素C主要来源于新鲜蔬菜和水果。在蔬菜中，细茎的比粗茎的含量高，新鲜的比枯萎的含量高；在水果中，果实越成熟含量越高。

4. 学前儿童对维生素的需求量

学前儿童对维生素的贮存能力较差，但因生长发育的需要，他们对维生素的需求量又相对较高。中国营养学会对学前儿童每日维生素的推荐摄入量如表4-5所示。

表4-5　学前儿童每日膳食中维生素的推荐摄入量①

年龄（岁）	维生素A（视黄醇活性当量）（微克/天）	维生素D（微克/天）	维生素B_1（毫克/天）	维生素B_2（毫克/天）	维生素C（毫克/天）
1～3	310	10	0.6	0.6	40
4～6	360	10	0.8	0.7	50

注：表中视黄醇活性当量是为了统一计量膳食中的维生素A而提出的一个概念。其含义是包括视黄醇和β—胡萝卜素在内的具有维生素A活性物质所相当的视黄醇量。

在满足学前儿童每日维生素摄入量符合标准的同时，应注意以下几点。第一，由于维生素A在植物性食物中的利用率低，因此每天摄入的维生素A应至少有1/3来自动物性食品，其余2/3可来自黄绿色的蔬菜。第二，食物中的维生素B_1会受贮存、烹调、加工等条件影响，如粮食加工过细、洗米次数过多、食物存放时间过久都会造成维生素B_1的流失。因此，为了预防学前儿童出现维生素B_1缺乏症，应提倡儿童多食用碾磨不过细的普通大米和标准粉，同时应多吃各种杂粮，儿童的膳食最好能粗细粮搭配。第三，维生素C在贮存、加工、烹调过程中很容易被破坏而损失，因此，贮存时应选择低温、高湿、空气少流动的环境；生吃可避免烹调损失，能够生吃的蔬菜就生吃，如西红柿等；蔬菜应先洗，临炒时再切等。

---

① 中国营养学会. 中国居民膳食营养素参考摄入量速查手册（2013版）[M]. 北京：中国标准出版社，2014：20-23.

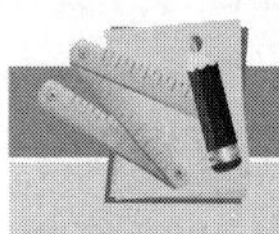

信息窗

儿童情绪不佳、行为异常与营养素的缺乏①

● 情绪变化

郁郁寡欢、反应迟钝、表情麻木，可能表明儿童体内缺乏蛋白质与铁质，应多食用水产品、肉类、奶制品、畜禽血、蛋黄等高蛋白、高铁食品。

忧心忡忡、惊恐不安、失眠健忘等症状，多表示儿童体内B族维生素不足，此时补充一些豆类、动物肝、核桃仁等B族维生素丰富的食品大有裨益。

固执任性、胆小怕事，多与缺乏维生素A、B、C和钙质有关，故动物肝、鱼、虾、奶类、果蔬等食物应予以补足。

● 行为异常

不爱交往、行为孤僻、动作笨拙，多为体内缺乏维生素C的结果，在食谱中增加富含此种维生素的食物（如番茄、橘子、苹果、白菜等）是最佳的治疗方法。

行为与年龄不相称，较同龄孩子幼稚可笑，可能表明氨基酸摄入不足，增加高蛋白食品（如瘦肉、豆类、奶类、蛋类等）势在必行。

夜间磨牙、手脚抽动、易惊醒，常是缺乏钙质的信号，应及时添加绿色蔬菜、奶制品、鱼松、虾皮等食品。

喜吃纸屑、煤渣、泥土，此种行为称为“异食癖”，多与体内缺乏铁、锌、锰等矿物元素有关。可多食含锌食物，如海带、木耳、蘑菇等。

---

① 邹雨. 儿童营养不良的表现 [J]. 中华养生保健，2014，(2)：53.

（六）水

水是维持生命最重要的营养素之一，人体若丢失20%的水便无法存活。机体各种组织含水量不同，如肌肉中含水75%，血液中含水约90%，骨骼中含水20%。

1. 水的生理功能

（1）是构成生命体的主要组成部分

水是人体的重要组成部分，分布在所有细胞和组织内，是维持人体正常活动的重要物质。学前儿童体内的水分约占体重的65%～70%。

（2）加速化学反应，促进体内新陈代谢

水具有较强的溶解力和电离能力，是机体物质代谢所必不可少的溶液媒介。它参与所有营养素在体内代谢的全过程，是体内营养物质运输和代谢废物排出的唯一载体。

（3）调节体温，保持体温的相对稳定

水能导热，它散布全身，可以通过血液循环将体内代谢产生的热量均匀分布全身，并通过排汗散热调节体温。

（4）是人体自备的“润滑剂”

水是体液的重要成分，在人体的关节部位及内脏之间，都需要有体液来润滑保护，组织细胞也需要体液来润滑保护。

2. 水的来源

人体内水的来源主要有三个途径：50%以上来自饮水和其他饮料；30%～40%来源于固体食物中的水分；还有10%来自机体内糖、脂肪、蛋白质等物质氧化过程中生成的内生水。即使人体一天不进食，仍可以有300毫升的内生水生成。

3. 学前儿童对水的需求量

水是人体需求量最大的营养素，人们对水的需求量取决于人体的新陈代谢和热量需求，还与饮食的质和量、肾脏浓缩功能等因素相关。例如：天气炎热、运动量大时，饮水量就要增加；以粥、牛奶等含水量大的食物为主食时，饮水量就相应减少。中国营养学会建议 2～5 岁儿童每日水的总摄入量（即饮水和膳食中汤水、牛奶等总合）为 1300～1600 毫升①。

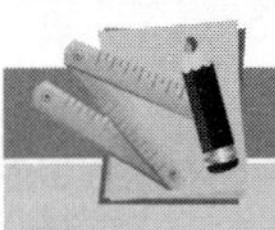

信息窗

孩子喝水讲究多②

儿童对水的需求量较大，不当的饮水习惯会影响儿童的健康。科学饮水应注意以下几点。

- 不应让儿童养成喝饮料的习惯。大多数饮料的主要成分为糖、人工色素、香精和防腐剂，几乎不含蛋白质、微量元素等人体必需的营养物质。饮料中的糖分会使儿童体内的血糖升高，降低食欲。同时饮料还会破坏体内正常的代谢，诱发胃肠道疾病，导致钙、铁、铜等营养物质流失而营养缺乏，影响儿童的健康。
- 不要在剧烈运动之后大量喝水，尤其是凉水。因为运动后大量饮水会导致体内体液稀释，血容量突然增加，使心脏的负担加重。正确的饮水方式为小口慢速饮水。
- 不要让儿童在饭前喝较多的水，否则不仅会稀释胃液，不利于食物消化，还会影响食欲。
- 可饮用适量绿茶。许多家长认为儿童不适宜饮茶，认为茶会刺激胃黏膜、妨碍铁的吸收。但是只要儿童不贫血，喝些茶水是有利于儿童健康的。茶叶中富含维生素 A、B_1、

① 中国营养学会. 中国居民膳食指南（2016）[M]. 北京：人民卫生出版社，2016：232.

② 曹霞. 孩子喝水讲究多 [N]. 中国中医药报，2006-03-13（5）.

B_6、C等多种维生素，儿童每日饮一两杯绿茶就可满足每日维生素需要量的一半。此外，茶叶中还含有钙、磷、蛋白质、脂肪等营养物质，不但可预防疾病，还能增进体质。尤其是许多儿童喜欢看彩色电视，每天会消耗大量的视紫质，影响视力，而茶叶中的茶多酚、维生素C可以在一定程度上保护视力。

第二节 学前儿童的合理膳食

学前儿童的生长发育迅速，对能量和营养素的需求要高于成年人，但是儿童的胃容量有限，这就要求我们在有限的食物中为他们提供能满足其需求的高营养食物。因此，托幼机构和家庭在给学前儿童选择食物、搭配食物、烹调食物等方面都应该给予重视。

一、学前儿童合理膳食的依据

学前儿童合理膳食是指根据学前儿童对热能和营养素的需求及对各类食物营养价值的评价，为其提供食物种类多样、营养素齐全、数量充足和比例适当的膳食，从而使学前儿童的营养需要和膳食供给之间建立平衡关系，达到合理营养。

学前儿童合理膳食的依据主要有以下几个方面。

（一）学前儿童生长发育对营养素的需求

1. 生长发育速度快，需要全面的营养素供给

学前儿童各项生理机能的发育速度很快，新陈代谢旺盛，需要全面的营养素供给。一方面，由于体格发育主要受遗传和营养等因素的影响，学前儿

童需要较多的营养，以保障正常的生长发育。另一方面，神经系统的发育和完善也需要良好的营养做基础，尤其需要适量的脂肪、充足的蛋白质和铁、锌等微量元素。

2. 热能主要来源发生变化，导致膳食结构有所改变

1岁时，脂肪提供的能量占总能量的35%～40%，之后该比例逐渐减少。至7岁时，脂肪提供的能量仅占总能量的20%～30%，蛋白质提供的能量占总能量的10%～15%，碳水化合物提供的能量占总能量的50%～65%。这就要求3～6岁学前儿童的膳食结构与0～3岁时相比有所改变，由以奶和奶制品为主逐渐过渡到以谷类为主，谷类所含有的丰富碳水化合物成为其能量的主要来源。

3. 逐渐呈现出性别差异

通常3岁男童每日需要的能量比同龄女童多310千焦耳①，6岁男童每日需要的能量比同龄女童多430千焦耳。

（二）学前儿童消化吸收的特点

学龄前儿童虽然已经出齐20颗乳牙，但是咀嚼能力仅为成人的40%，消化能力也有限，尤其对固体食物还需要较长时间适应，不宜过早食用家庭中的成人膳食，以免导致消化与吸收的紊乱，造成营养不良。

随着年龄的增长，学前儿童胃容量不断扩大，消化吸收的能力逐渐提高，但消化系统尚未发育成熟，黏膜较薄且娇嫩，消化道壁的弹性较差，易损伤。胃液酸度较低，肠道消化酶的含量较成人少，胃肠道蠕动能力弱，消化食物的能力尚不能与成人媲美。

基于这些特点，应给学前儿童提供营养丰富、易于消化的食物，为学前儿童烹调加工食物时，应尽可能保持食物的原汁原味，让儿童品尝和接纳各种食物的自然味道。

（三）学前儿童膳食指南的具体指导

中国营养学会为满2周岁后至满6周岁前的儿童膳食提出了五条关键推

① 能量单位，1千焦尔≈0.239千卡。

荐建议，具体内容如下①。

1. 规律就餐，自主进食不挑食，培养良好饮食习惯。

2. 每天饮奶，足量饮水，正确选择零食。

3. 食物应合理烹调，易于消化，少调料、少油炸。

4. 参与食物选择与制作，增进对食物的认知与喜爱。

5. 经常户外活动，保障健康生长。

二、学前儿童合理膳食的内容

（一）膳食搭配合理，比例适当，营养均衡

学前儿童的饮食应逐渐增加食物种类，全面提供营养。在食物的选择上应多样化、数量充足、搭配均衡、比例合适，以满足生长发育的需要。同时要注意主副食、荤素菜、粗细粮、干稀、酸碱性等合理搭配，促进消化吸收，保证充足营养。

2007年中国营养学会妇幼分会发布的《中国孕期、哺乳期妇女和0～6岁儿童膳食指南》中，推出了各年龄段儿童平衡膳食宝塔。其中，学龄前儿童平衡膳食宝塔（图4-1）以中国3～6岁学前儿童身体发育特征和饮食习惯为基础，把平衡膳食的原则转化为各类食物的重量，并以直观的宝塔形式表现出来，其目的是为学校、家长安排学前儿童膳食提供科学和权威的标准。

（二）提供优质蛋白质和充足的热量

学前儿童每天必须保证充足的优质蛋白质供应，每日饮奶或相应的奶制品不少于350毫升，还要注意吃蛋和蛋制品、肥瘦相间的禽畜肉、肝类、加工好的豆制品等。热量供应方面，因碳水化合物燃烧快而完全，故可多选用碳水化合物。蛋白质中优质蛋白质应占总蛋白质供应量的50%以上，不饱和脂肪酸应占脂肪总量的1/3。

---

① 中国营养学会. 中国居民膳食指南（2016）[M]. 北京：人民卫生出版社，2016：231.

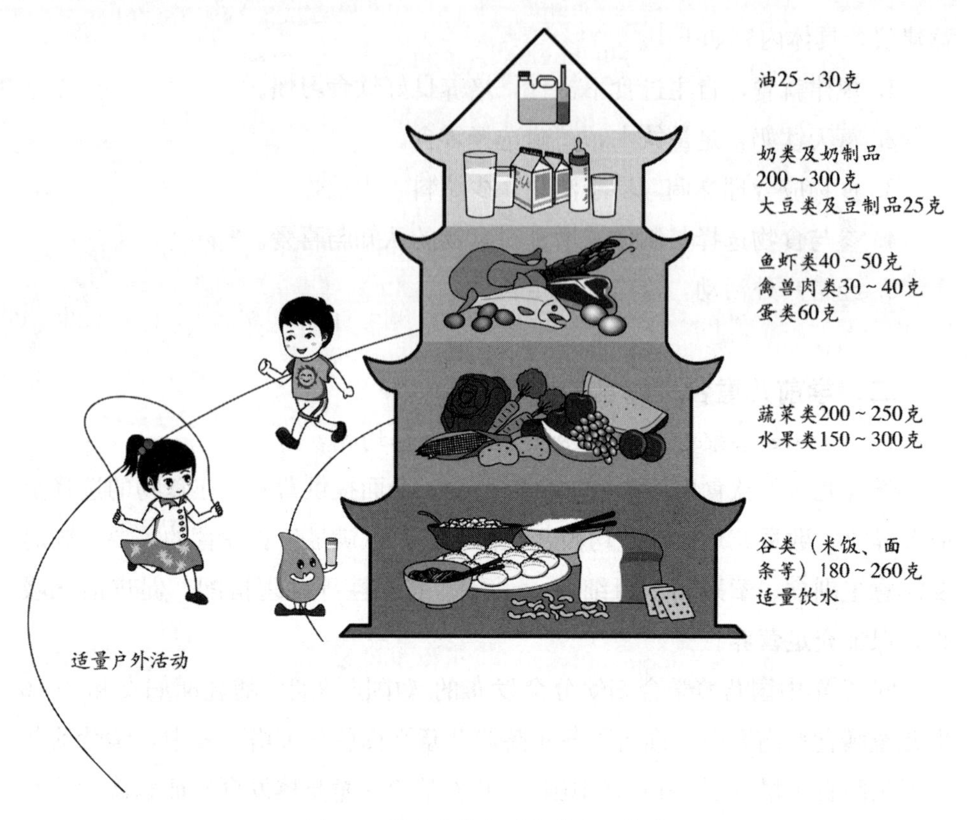

图 4-1　学龄前儿童平衡膳食宝塔①

（三）食物的色香味形俱全，且少糖、少盐、不腻

学前儿童的饭菜应尽量色彩调和、香甜可口、咸淡适宜、形状可爱，色香味形俱全，同时还应不断变换烹调方式，保持儿童对食物的兴趣和食欲，促进消化吸收。高糖、高盐、高脂对人体危害极大。学前儿童膳食从一开始就应该少糖、少盐、避免油腻，以利于身体健康，避免日积月累引发龋齿、肥胖和心血管等疾病。

（四）一日多餐，定时定量

学前儿童胃容量小，每餐进食量小，加上儿童活泼好动、新陈代谢旺

① 中国营养学会妇幼分会. 中国孕期、哺乳期妇女和 0～6 岁儿童膳食指南（2007）[M]. 北京：人民卫生出版社，2008：111.

盛，容易饿，所以学前儿童需要进餐的次数较多。在每日三次正餐外，需要1～2次加餐或吃些点心等，保证儿童热量的吸收和支出平衡，促进其健康成长。三餐及点心时间最好定时，同时每餐要适量，培养儿童良好的饮食习惯。特别是要防止爱吃时吃得过多，不爱吃时吃得过少，以至饥饱不均，造成胃肠道消化功能的紊乱。

（五）专门烹饪，适合学前儿童消化能力

学前儿童的消化器官发育还不完善，口腔比较小，牙齿的咀嚼、舌头的搅拌及吞咽等能力还比较差，对食物的消化能力较弱，所以学前儿童的膳食要注意尽量细、软，食物最好切碎煮烂、软硬适中，温度适宜、无刺激性，避免高温油炸、过于油腻。例如，不吃或少吃油炸食物、刺激性食物，肉要切碎或切末，鱼、鸡等要去刺去骨，花生、核桃等最好制成泥或酱，瓜果要去皮和核，少吃含粗纤维多的食物。

（六）科学合理地选择零食

学前儿童可以吃零食，但要科学合理地选择。吃零食时多选用健康零食，吃零食要注意定时少量，尤其不能一次吃个饱，以免影响正餐。中国营养学会对学前儿童的零食选择提出了建议，如下表所示。

表 4-6　对学前儿童推荐和限制的零食①

推荐	限制
新鲜水果、蔬菜	果脯、果汁、果干、水果罐头
乳制品（液态奶、酸奶、奶酪等）	乳饮料、冷冻甜品类食物（冰激凌、雪糕等）、奶油、含糖饮料（碳酸饮料、果味饮料等）
馒头、面包	膨化食品（薯片、爆米花、虾条等）、油炸食品（油条、麻花、油炸土豆等）、含人造奶油甜点
鲜肉鱼制品	咸鱼、香肠、腊肉、鱼肉罐头等

---

① 中国营养学会. 中国居民膳食指南（2016）[M]. 北京：人民卫生出版社，2016：235.

续表

推荐	限制
鸡蛋（煮鸡蛋、蒸蛋羹）	
豆制品（豆腐干、豆浆）	烧烤类食品
坚果类（磨碎食用）	高盐坚果、糖浸坚果

三、学前儿童膳食营养教育

营养教育和饮食习惯培养指的是通过有计划、有目的的教育过程，使学前儿童掌握基本的营养知识和健康饮食的技能，形成良好的饮食习惯，以保证健康发展。

（一）学前儿童膳食营养教育的目标与内容

1. 了解基本的营养知识

基本的营养知识包括：认识常见食物的名称；了解各类食物在颜色、形状、味道等方面的区别；初步了解不同食物所含有的不同营养素，知道健康需要多种营养素；初步了解平衡膳食的概念；简要了解平衡膳食宝塔的结构；能分辨食物的新鲜程度和好坏；初步了解基本的饮食文化；等等。

2. 形成正确的饮食态度

正确的饮食态度包括：喜欢吃多种多样的食物；喜欢吃清淡少盐的膳食；喜欢喝白开水；乐于品尝新食物；肥胖儿、消瘦儿有控制饭量的意识；等等。

3. 养成良好的饮食行为习惯

良好的饮食行为习惯包括：能安静、愉快地进餐；能控制吃饭速度，不狼吞虎咽也不故意拖拉；不剩饭菜，不浪费粮食；学会自己收拾餐具和食物残渣；肥胖儿和消瘦儿能够较自觉地调整饭量；等等。

（二）学前儿童膳食营养教育的途径

对学前儿童进行膳食营养教育要融合多种教育方式，主要途径如下。

1. 开展专题教育活动

专题教育的内容，可根据幼儿园教学进度、食物季节、当地常见营养性疾病情况等，安排各类主题的教育。在预防儿童常见营养性疾病方面，可进行儿童肥胖、缺铁性贫血、生长迟缓等专题的健康教育；根据季节的不同，可安排应季蔬菜、水果的营养价值和对健康的益处的学习；根据教学进度，可学习各类健康食物的文字、颜色、拼写、味道、功效等①。

开展专题教育，可以采取多种活泼有趣的形式，以学前儿童感兴趣的方式进行。除了集体教学，还可以通过讲述关于营养和健康的小故事，朗诵关于食物的儿歌等，引领学前儿童逐步获得营养知识、形成健康饮食意识；可以带学前儿童开展小种植活动，或者到农田、食品加工厂、食堂等地方参观，让他们亲自摸一摸食物、亲手洗菜等，增进他们对食物的了解和感情，巩固习得的饮食行为，养成良好的饮食习惯。

2. 注意进餐时的随机教育

在进餐期间结合进餐的食物对儿童进行营养教育，更有针对性，效果通常较好。进餐前，教师可结合将要进食的食物，为儿童讲解平衡膳食的概念、各类食物的营养价值、食物的味道、各类食物对健康的影响、健康的饮食行为等。进餐时，引导儿童体验和感受各类不同食物的口感、味道，以及食物营养价值和对健康的促进作用。进餐时的随机教育，还包括良好的进食行为教育，如细嚼慢咽、不偏食、不挑食、自觉选择健康食物、文明进餐等②。

第三节　幼儿园膳食管理与评价

一、幼儿园的膳食管理

（一）成立幼儿园膳食管理委员会

膳食管理委员会可由园长、营养师、炊事班长、园内卫生保健人员、财

①② 陈欣欣．学前儿童卫生与保育［M］．北京：人民教育出版社，2017：121.

务人员、教师代表、家长代表等共同组成。膳食管理委员会每月召开例会，对学前儿童膳食计划、食谱制定、食物来源、食堂卫生等问题进行监管与评价。同时，定期组织炊管人员、保教人员等进行食物营养与安全培训，并对他们的知识掌握和执行情况进行考核。通过以上途径，不断改进学前儿童伙食中出现的问题，提高膳食质量。

（二）制定膳食计划

幼儿园膳食计划要依据学前儿童的年龄特点和对营养素的需要，以及学前儿童的实际活动情况、当时当地的饮食习惯、气候地理条件、儿童膳食费用标准、市场情况等，选择营养丰富、价格合理的食品，以最经济、最合理的方式达到合理计划膳食的目的。合理膳食计划主要包括两部分：一是合理安排每日进餐次数和间隔时间，二是合理安排儿童每日的食物种类和数量。

1. 合理安排每日进餐次数和间隔时间

所谓合理安排每日进餐次数和间隔时间就是规定学前儿童每日进餐的次数、时间以及各餐的热量分配。学前儿童每天应安排早、中、晚三次正餐和至少两次加餐。加餐一般安排在上、下午各一次，如果晚餐时间比较早，也可在睡前两小时安排一次加餐。加餐与正餐之间应间隔 1.5～2 小时。加餐分量宜少，以免影响正餐进食量。

2. 合理计划每日的食物种类和数量

幼儿园计划学前儿童每日所需的食物种类和数量时，主要需考虑学前儿童对营养素的需要、膳食费用标准以及市场食品供应的实际情况等因素。制订计划时，要熟悉各类食物的营养特点，把每日的食物按热量、营养成分较均衡地分配到各餐中去，使各餐比例适当、结构合理、主副食搭配合适。例如：每日食物中，蛋白质、脂肪、碳水化合物三大营养素之间的比例恰当；动物蛋白及豆类蛋白不少于每日所需蛋白质总量的 50%；等等。计划每日的食物种类和数量时，在全面满足学前儿童膳食对各类食物总量需要的基础上，应结合当时当地市场供应、季节气候、学前儿童的活动量状况等因素，注意粗细粮、荤素食品、生熟食品和干稀食品的搭配，选用物美价廉、易消化、儿童喜爱的食品。

（三）按周编制食谱

幼儿园应根据学前儿童的营养需求特点，对每周的食谱进行更新。力求饮食调配平衡，食物种类多样，同时在每月月末对学前儿童的进食量和营养素摄取量进行计算与分析，为学前儿童膳食的进一步调整提供依据。

可使用已有的电脑软件，如《幼儿园营养保健系统（通用版）》《膳食分析与营养评价系统（营养师版）》《智能营养配餐系统（通用版）》等，根据各年龄段幼儿人数制作膳食计划，并可根据各年龄段儿童以及伙食费和消耗量等情况，生成完整的《营养分析总结表》，方便、准确、合理和高效地编制和修改膳食食谱。

应提前公布编制好的一周食谱，以使家长了解并根据幼儿园膳食有效安排家庭食谱，做到家庭膳食和托幼机构膳食互补，让儿童获得最合理的营养。

信息窗

夏季、冬季食谱举例

表 4-7　夏季食谱举例①

餐次	星期一	星期二	星期三	星期四	星期五
午餐	米饭、苦瓜酿肉、油菜蘑菇排骨汤	麻酱花卷、醋溜菜心、小丸子、绿豆粥	二面丝糕（白面、玉米面），番茄藕片炒虾仁、荷叶粥	米饭、滑炒鸡片胡萝卜、丝瓜鱼丸汤	凉面（配黄瓜丝、藕丝、火腿丝、鸡蛋丝），冬瓜虾皮紫菜汤

① 万钫. 学前儿童卫生与保育［M］. 北京：人民教育出版社，2011：155.

表 4-8 冬季食谱举例①

餐次	星期一	星期二	星期三	星期四	星期五
午餐	米饭、肉末炒黄豆芽、豆腐海带排骨汤	枣丝糕、甜椒炒猪肝、红薯小米粥	麻酱花卷、西兰花炒鸡丁、白菜虾皮紫菜汤	米饭、炒木须肉、番茄牛肉汤	红豆沙包、韭黄炒虾仁、四宝粥（改良腊八粥）

（四）食品卫生监督管理

1. 选择卫生、安全的食物

幼儿园应根据学前儿童需要，选择富含各种营养素和热量、易消化吸收的食物。还应注意食物必须清洁卫生和新鲜，未受致病微生物或其他有毒有害物质的污染。例如：不能选择腐烂的水果、蔬菜；不选择含有亚硝酸铵和多环芳烃致癌物的食物（如腌制、烘烤和熏制的鱼肉）；不选择被农药、化肥等污染的食物；不使用不符合国家标准的食品添加剂；等等。

2. 食品的烹调卫生

食物烹调时，宜采用蒸、煮、炖、煨等方式，设法保留更多的营养素。避免因烹调不当而造成营养素（尤其是维生素）的破坏和损失。

① 万钫. 学前儿童卫生与保育［M］. 北京：人民教育出版社，2011：157.

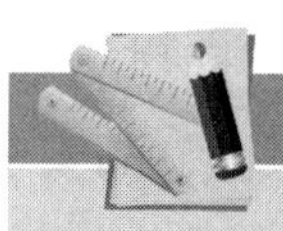

信息窗

各年龄组食物的烧切方法

表 4-9　各年龄组食物的烧切方法①

年龄（岁）	切法									烧法			
	蔬菜	干豆	鲜豆	豆腐干	鸡鸭	鱼	肉	虾	腊味	饭	面食	蔬菜	点心
1～2	泥或碎末	泥	泥	碎烂	去骨碎末	去刺碎末	碎末	碎虾仁	不宜用	软烂，用荤素煨饭	蒸、煮、烧、煨	烧、煮、煨、炖	烤、蒸、煨、煮
2～3	细丝、小片、小丁	碎烂	煮烂整食	细丝、小片、小丁	同左	去刺小片、小丁	细丝、小片、小丁	虾仁	少量切碎	同上	同上加饺子、包子	同上	同上
3～6	大块	整食	整食	大块	带骨大块	大块	大块	带壳	片、丁或块	与成人同	同上加油煎	同上加油炒	同上

注：3～6 岁儿童，虽可以吃油煎的食物，但不宜在食谱中经常出现。因为 3～6 岁儿童每日适宜用油量为 25～30 克，煎炸食物用油量过多。

3. 幼儿园厨房和炊事人员的卫生

幼儿园厨房应保持卫生、整洁。炊事人员上岗前要进行体检，以后每年体检一两次。凡患有肠道传染病、皮肤病、结核病、肝炎等传染病者应立即调离炊事员岗位。同时，炊事人员应勤洗澡、洗头，勤剪指甲，注意手的清洁，保持工作服清洁、工作帽盖住头发等。

4. 食品安全的监督管理

幼儿园应聘请专业的营养师或卫生保健人员对儿童膳食实施过程的卫生

① 万钫. 学前儿童卫生与保育［M］. 北京：人民教育出版社，2011：155.

进行全程监督和指导，包括食物购买渠道、食物储存、食物烹饪前的处理、烹饪过程、炊具餐具消毒、儿童进餐环境等内容，以保证食品安全卫生。

（五）伙食费专款专用

幼儿园要严格管理学前儿童的伙食费用，对开支情况进行监管和追踪，亏盈控制在2%以内。工作人员的伙食与学前儿童伙食要严格分开，以确保学前儿童的利益。

二、幼儿园的膳食评价

在膳食管理过程中，需要对膳食的效果（即幼儿园的膳食营养是否满足儿童生长的需要）进行评价，以便及时发现问题，及时进行处理和调整，保证学前儿童健康成长。一般通过膳食调查进行膳食评价。

（一）膳食调查

通过对群体或个体儿童每日进餐次数、摄入食物的种类和数量等进行调查，再根据食物成分表计算出每人每日摄入的热量和其他各种营养素，然后与推荐标准进行比较，评价出膳食质量是否满足学前儿童生长所需，并了解膳食计划、食物分配和烹饪加工过程中存在的问题，提出相应的改进措施。常用的膳食调查法有称重法、询问法和记账法。

（二）膳食评价

膳食评价的主要内容一般包括以下四方面内容。

一是总热量供给。每日摄入总热量达到推荐的同龄儿童供给量的80%为正常，低于70%为不足，长期超过推荐量的50%可引起肥胖。

二是三大产热营养素的比例。蛋白质、脂肪和碳水化合物来源的比例应为10%～15%、20%～30%、50%～65%①。

三是蛋白质摄入量与优质蛋白的比例。蛋白质的摄入量应达推荐的同龄儿童供给量的80%以上，优质蛋白应占总蛋白的50%，至少不低于30%。

四是早中晚三餐和零食点心提供热量的比例。

---

① 中国营养学会. 中国居民膳食指南（2016）[M]. 北京：人民卫生出版社，2016：11.

对学前儿童膳食的评价，也可借助电脑软件，如《营养监测系统（儿童版）》《膳食分析与营养评价系统（营养师版）》等，对幼儿园提供膳食的营养价值进行整体评价，并据此进行膳食调整。

三、严防食物中毒

在幼儿园中，群体食物中毒事件时有发生，对儿童的身体健康构成威胁，也让幼儿园教师和工作人员提心吊胆。但这并不意味着幼儿园就无能为力、无计可施。相反，托幼机构的工作人员完全可以通过学习相关知识，了解食物中毒的原因和症状表现，掌握常见食物中毒的预防措施等，来避免食物中毒的发生。

（一）食物中毒及其特点

人们因误食有毒的食品而引起的急性中毒现象，统称为食物中毒。食物中毒发病具有以下共同特点。第一，潜伏期短，发病快，呈爆发性。短时间内吃同种食物的人同时或相继发病，发病曲线呈突然上升的趋势。第二，患者临床表现相似。常表现为以消化道症状（如恶心、呕吐、腹痛、腹泻）为主，伴有发烧，严重者发生脱水、酸中毒甚至休克昏迷等现象。第三，发病与食物有关。患者在近期内曾食用过同样的食物，发病范围局限在食用过该食物的人群，未食用者不发病，停止食用后发病很快终止，发病曲线呈突然下降的趋势，无余波。第四，人与人之间无直接传染性。

（二）食物中毒的分类

食物中毒一般分为细菌性食物中毒和非细菌性食物中毒两大类，其中典型的非细菌性食物中毒包括化学性食物中毒、有毒动植物性食物中毒、真菌毒素和霉变食物中毒。

1. 细菌性食物中毒

细菌性食物中毒是最常见的一类食物中毒，指因食用了含有大量细菌或细菌毒素的食物而引起的中毒。常见的致毒细菌有沙门氏菌、金黄色葡萄球菌、肉毒杆菌、副溶血性弧菌等。采购的食物不够新鲜，厨房卫生条件不好，食物未彻底煮熟，煮好的食物在高温下放置很长时间后再食用，食用隔餐或隔夜食物时未充分加热等，都容易引发细菌性食物中毒。该类食物中毒多发于高温、潮湿的夏秋季节。患者有明显的胃肠道症状，中毒的预后效果良好。

引发细菌性食物中毒的主要食品是动物性食品。沙门菌食物中毒是我国多年来食物中毒的主要原因，常见于肉类食品；金黄色葡萄球菌食物中毒常见于乳及乳制品；肉毒杆菌中毒食品主要见于家庭自制豆制品及罐头食品；副溶血性弧菌食物中毒则常见于海产品。

2. 非细菌性食物中毒

（1）化学性食物中毒

因误食被有毒化学物质污染的食物并达到中毒剂量而引发的中毒，称为化学性食物中毒，如鼠药、有机磷农药、亚硝酸盐、某些金属（砷化物）等导致的食物中毒。该类中毒发病率和病死率均较高。因此，使用有毒化学物质时，必须严格遵守国家卫生标准，做到妥善保管并加强监督管理，有效防止食品受到污染。

（2）有毒动植物性食物中毒

该类中毒指的是因误食动物性或植物性有毒食品而引起的食物中毒，包括含有天然有毒成分的动植物、因贮存条件不当而形成某种有毒物质的动植物性食物、或因加工烹调不当而未除去有毒成分的动植物性食物所引起的中毒。动物性食物如河豚鱼、毒贝类、生鱼胆，植物性食物如毒蘑菇、苦杏仁、生扁豆、发芽土豆、生豆浆等，它们本身就含有某些毒素，如果在购买时未加注意，或在食用前未经合理加工烹调、在贮存加工时方法不当，没能除去其中的天然毒素，便可导致中毒。

（3）真菌毒素和霉变食物中毒

该类中毒指的是误食被真菌及其毒素污染的食物而引起的中毒。食物在生长、收割、运输、贮藏、加工、销售过程中，有可能被产毒霉菌污染并在食物中产生大量毒素。例如，甘蔗、花生或玉米霉变后含有大量毒素，误食后就会引发中毒。此类食物中毒发病率较高，但病死率与中毒食品种类有关。

（三）常见的食物中毒及预防

1. 肉毒杆菌中毒

罐头、腊肠、咸肉或其他密封缺氧储存的食品，一旦被肉毒杆菌污染后，肉毒杆菌便大量繁殖并产生毒素，人体摄入后会引起中毒。该病的潜伏期为12～48小时甚至数天。中毒后，不发热，也很少有胃肠道症状，主要表现为神经系统症状，如头痛、头晕、眼睑下垂、复视、瞳孔散大、失语、咽下困难、呼吸困难、意识不清，最后呼吸麻痹而死亡。死亡率在50%以上。

预防措施：装罐食品必须严格消毒，保证食品不被污染；对易引起肉毒杆菌中毒的食品，食前必须充分加热，因为肉毒杆菌毒素在100 ℃温度下经10～20分钟就可被完全破坏；罐头食物如有罐头顶部鼓起，绝不可进食，也不能直接扔掉，必须煮沸，在100 ℃温度下将肉毒杆菌毒素消灭，然后弃去。

2. 大肠杆菌中毒

大肠杆菌是人体的寄生菌，一般情况下不致病。但当机体抵抗力下降，吃剩饭、剩菜或冰箱里放了很长时间的食物，或吃了被大量大肠杆菌污染的熟肉、点心、乳制品时容易出现中毒状况。其中毒潜伏期为4～12小时，主要症状为食欲不振，呕吐，腹泻，大便水样，有特殊腥臭味。经及时治疗可在一周内恢复健康。

预防措施：夏秋季肉、蛋、鱼、牛奶、水果的加工制造、运输、储藏要防止污染、变质；熟食在吃前一定要加热；剩饭、剩菜要置于凉爽通风处或冰箱中，而且放置时间不宜过长，吃前必须加热，一旦变馊、变酸，千万不能食用；酸奶、点心、凉拌菜，因在食用前不能加热，需严格防止污染；炊事员、食品企业工作人员患急性腹泻时，要及时治疗，治疗期间不可从事任何接触食品的工作；不购买病畜、病禽的肉及内脏。

3. 发芽土豆中毒

土豆（又名马铃薯）中含有一种叫作龙葵碱的毒素，它集中分布在土豆的外层（包括土豆皮），每千克土豆中龙葵碱的含量高达250～800毫克，其中发绿、发芽的土豆中含量最高。龙葵碱不怕热，即使是煮沸、煮熟乃至油炸也难以消除，因此发芽、发绿或腐烂的土豆绝对不能吃。龙葵碱中毒后，轻者肠胃不适，中等程度中毒会出现幻觉、局部麻痹或抽筋，重度中毒会昏迷甚至死亡。

预防措施：第一，土豆应存放于干燥阴凉处，避免日光照射，以防止发芽；第二，不食用生芽过多或皮肉大部分变绿的土豆，对发芽较少的土豆，可将其芽眼及附近的皮肉挖掉，并用冷水将削好的土豆浸泡30～60分钟；第三，不吃带皮的土豆；第四，土豆不宜炒吃，最好煮、炖、红烧吃，烹调时要煮透，可加些醋以破坏残余的毒素。

4. 四季豆中毒

四季豆又叫芸豆、扁豆、刀豆、菜豆角等，内含植物红细胞凝聚素、皂素等有毒物质。四季豆中的皂素对胃黏膜有刺激作用，能破坏红细胞，产生溶血而引起局部胃炎。通常情况下，食用四季豆并不引起中毒，但如果烹调加工方法不当，加热不彻底，其中的毒素没有被完全破坏，食用后半小时到几小时内就可出现食物中毒症状。四季豆中的有毒物质在100 ℃以上的高温下能被破坏。所以，吃了未熟透的四季豆可导致中毒，但煮熟的四季豆没有毒，可以放心吃。

四季豆中毒的症状表现一般有头晕、恶心、呕吐、腹痛、腹泻，重者可致脱水、酸中毒，部分患者还伴有胸闷、心慌出汗、手脚发冷、上肢麻木等症状。四季豆中毒多发生在集体食堂，主要原因是锅小而加工量大，翻炒不均，受热不均，导致四季豆不易被烧熟、焖熟。

预防措施：四季豆要彻底煮熟，吃时无苦味和生硬感；不吃贮存过久的四季豆，也不吃霉烂及有病虫害的四季豆；集体食堂炒四季豆时，用油炒过后可以加适量的水，盖上锅盖焖10分钟左右并不断翻炒，使其受热均匀。

5. 生豆浆中毒

生豆浆绝对不可以直接饮用，因为其中含有毒的胰蛋白酶抑制物，能抑制体内蛋白酶的活性，对胃肠道黏膜有刺激作用。豆浆加温到 80 ℃左右可出现假沸现象，开始冒泡沫，但有毒物质未被破坏，应继续用小火煮直到煮开才可以饮用。如果喝了未煮开的豆浆，一般几分钟至一小时内会出现恶心、呕吐、腹痛、腹泻等症状，3～5 小时后可自愈，个别人会持续 1 天左右。因此，买回来的豆浆必须充分烧开再食用。煮豆浆的过程中，当豆浆初出现假沸现象时，应用小火继续煮，直至煮开，中途不可加入生豆浆。

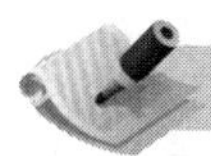

思考与练习

1. 六大营养素各有哪些生理功能？主要的食物来源分别是什么？

2. 学前儿童合理膳食的要求是什么？

3. 如何编制学前儿童膳食食谱？

4. 许多年轻的父母都望子成龙，望女成凤，希望尽可能地给孩子提供充足的营养。棒棒的妈妈也是如此，每当看到广告宣传的一些蜂王精、维生素片等补品和保健品时，就会给棒棒买来服用。两年后，妈妈发现 6 岁的棒棒脸上开始长胡须，外生殖器也开始变大，有时还会出现嗜睡、腹泻的症状。棒棒的妈妈对此非常焦虑，并向幼儿园老师请教。如果你是棒棒的老师，能从学前儿童膳食需要量和食物选择的角度，为棒棒的妈妈进行科学的解答吗？

5. 有的家长认为鸡蛋、牛奶营养价值高，对孩子的健康有利，因此在为孩子准备早点时，只准备鸡蛋和牛奶，很少或没有主食。这样做的结果会给孩子的身体发育带来怎样的影响？可以给家长提出怎样的建议？

6. 如果教师发现某位儿童近期反应迟钝、神情淡漠，从营养学的角度进行分析，可能是由于体内缺乏哪种营养素而导致的？应补充何种食物以改善其症状？

7. 小明的父亲与母亲的身高都不高，他们很担心小明受遗传因素的制约而影响身体发育，因此每天都督促小明要多吃饭。小明一回到家中，父母就给他送来牛奶、水果、饼干等食物，小明在家几乎是不停歇地吃东西。一段时间以后，大家发现小明不仅变胖了，而且反应速度也较同龄孩子稍慢。请你解释其中的原因，并提供相应的健康饮食的指导建议。

拓展性阅读导航

范志红. 给孩子最好的食物［M］. 修订版. 北京：中国青年出版社，2010.

全书从“认识食品的朋友和敌人”“看清美味零售的营养真相”“走出儿童饮食的困惑和误区”“轻松提高日常饮食品质的秘诀”和“ 三餐搭配和健康美食制作”等五个方面，对如何为儿童选择食物、儿童饮食常见误区、儿童饮食的注意事项等问题进行了深入浅出的解答，具有一定的实用性和可读性。

第五章

学前儿童常见疾病的预防与护理

内容提要

学前儿童的身体尚未发育完善，且易受外界环境影响，因而患病率较高。患病后，受语言表达能力的限制，他们又往往难以准确地描述自己的不适，从而导致疾病被忽视或处理不当。如果我们了解了儿童疾病的基本知识，就能在第一时间发现问题，并及时给予科学的护理，帮助学前儿童尽快康复。本章介绍了学前儿童常见疾病的一般症状、基本护理方法等。学完本章内容，我们将加强对学前儿童疾病的防范意识，争取做到早发现、早治疗，并在学前儿童面临疾病危机时能够从容应对、处理。

学习目标

1. 了解学前儿童常见传染病、常见疾病的一般特征。

2. 掌握学前儿童常见传染病、常见疾病的护理方法和预防方法。

3. 通过观察儿童的异常表现，能发现学前儿童生病的迹象，及时给予基本的护理。

关键词

疾病　疾病常见症状　基本护理技能　常见传染病　呼吸系统疾病　消化系统疾病　皮肤病　五官疾病　营养性疾病

案例导引

琪琪是一名小班小朋友，平时活泼可爱，喜欢跟老师和小朋友一起做游戏、玩玩具。可是有一天，琪琪跟往常有点不一样，总是坐着不爱动。老师发现后，摸了摸琪琪的额头，觉得有些烫。幼儿园的保健医为琪琪测体温，发现琪琪发烧了。如果你是琪琪的老师，你会怎么做呢？

第一节　疾病的基本知识与护理技能

学前儿童基本上能被动地回答关于自身感受的一些问题，但往往不会主动向照料者描述自己的不适，需要教师和家长密切观察儿童的各种表现，来判断其身体是否处于健康的状态。如何在日常生活中判断学前儿童的身体状况、识别生病儿童？需要掌握哪些基本的护理技能？本节将着重关注这些问题，帮助教师和家长做好学前儿童疾病的预防与护理工作。

一、疾病的基本概念

疾病是人体受致病因素侵扰，导致正常生理、心理活动受损，社会适应性被扰乱而呈现的无序状态。

疾病发生的原因称致病因素，又称病因。了解病因，对疾病的预防有重要意义。致病因素的种类很多，大致可分为以下几种。

● 生物性因素，包括病原微生物（如细菌、病毒、支原体、衣原体、立克次体、螺旋体、真菌等）和寄生虫（如原虫、蠕虫等）。

● 理化因素，包括物理因素（机械暴力、温度、电流、气压等）和化学因素（无机化学物质和有机化学物质）。

● 营养性因素，即营养物质过多和营养物质不足。

● 遗传性因素，包括直接致病作用（亲代生殖细胞中遗传物质的缺陷遗传给子代）和遗传易感性（有易患某种疾病的遗传素质）。

● 先天性因素，指能够损害胎儿的有害因素，如导致胎儿畸形或缺陷的某些化学物质、药物、病毒等。

● 免疫性因素，指那些使机体受到损害的免疫应答或免疫缺陷，包括超敏反应性疾病、自身免疫性疾病、免疫缺陷病。

● 另外还有社会、心理因素和生活方式因素。

人体具有高度的自我调控能力，当致病因素作用于人体时，就能显示出抗病的自我修复功能。损害和抗损害是疾病过程中的一组基本矛盾，两者力量对比的变化，决定疾病的发生、发展趋势与结局。

二、生病的迹象

学前儿童在患病前身体和情绪都会有一些不正常的表现，留意观察，就能在儿童发病前期及时发现。通常来说，学前儿童生病的迹象一般表现在情绪、食欲、面色、睡眠、呼吸以及大小便等方面。

（一）情绪

学前儿童患病常伴有情绪改变。例如，平时活泼好动的儿童突然变得不爱玩、爱哭闹，往往提示该儿童可能有某些身体上的不适。又如，结核性脑膜炎患者在出现神经系统症状之前，可能先有性情暴躁或胆小怕事等情绪或精神方面的改变，然后才出现发烧、呕吐、嗜睡等症状。

（二）食欲

健康儿童能按时饮食，食量较恒定。若食欲突然改变，出现食欲不振、食欲亢进或口味异常等症状，往往是患病（特别是急性病）的前兆表现。例如，急性肝炎患者早期多无任何症状，只是不想吃东西，或恶心、呕吐。

（三）面色

健康儿童多面色红润。如果儿童面色发白或发紫，则常常预示其患有肺炎、心脏病或某些食物中毒等疾病。贫血或失血的学前儿童除面色发白，还常伴有口唇、牙龈苍白等现象。

（四）睡眠

睡眠异常包括入睡困难、睡眠不安、嗜睡等。某些患病的学前儿童可能会出现烦躁、夜惊、磨牙等症状。例如，因会阴部奇痒，搔抓不止而影响睡眠，往往是蛲虫病的典型表现。又如，儿童出现过多的深度睡眠，被唤醒后进行简单的对话或进食，随后倒头又睡，表现为轻度的意识障碍，这常常是脑炎、脑膜炎的早期表现。

（五）呼吸

呼吸时快、时慢，呼吸深浅不规则，都可能是生病的前兆。

（六）大小便

正常情况下，儿童每日排大便一两次，排便时无痛苦，大便呈条状，量的多少与食物的数量和性质有关，一般素食者大便量较多，而荤食者稍少些。正常大便一般呈黄褐色，也可因摄入食物及药物而发生变化。正常学前儿童一般每天小便 6～7 次，一昼夜排尿 1000 毫升左右，但个体间差异较大。尿液一般呈淡黄色，澄清透明。

通常可以根据大小便的次数、数量、性状等的改变来判断是否出现大小便异常。大便异常包括大便的频率增加或减少、大便带有黏液、有便血、有异常气味等。小便异常表现为少尿、尿频、尿急、尿痛、多尿、尿失禁等。如果大小便出现异常，常常提示学前儿童可能患有某种疾病。

除了上述的一些生病初期的身体信号以外，有时候儿童多汗、哭闹也是身体不正常的信号之一。

三、常见症状

症状是指患者主观感受到不适或痛苦的异常感觉或某些客观病态改变。本节仅介绍儿科临床上常见的一些症状。

（一）发热

学前儿童正常腋下温度为 36～37 ℃，口腔温度比腋下温度高 0.2～0.4 ℃，直肠温度又比口腔温度高 0.3～0.5 ℃。昼夜温差小于 1 ℃。

儿童腋温超过 37.4 ℃，且一日内体温波动超过 1 ℃以上，即可视为发热。一般来说，体温达到 37.5～38 ℃为低热，38.1～39 ℃为中等度热，

39.1～41 ℃为高热，41 ℃以上为超高热。

发热的病因很多，临床上可分为感染性与非感染性两大类。感染性发热由各种病原体（如病毒、细菌、支原体、立克次体、螺旋体、真菌、寄生虫等）引起，无论是急性、亚急性还是慢性感染，无论是局部的还是全身性的感染，均可出现发热的症状。非感染性发热是由于无菌性坏死物质的吸收、内分泌与代谢疾病、皮肤散热减少、体温调节中枢功能失常、自主神经功能紊乱等引起的发热。

许多疾病均可引起发热，要结合其他症状，多方面检查才能确定病因。

（二）咳嗽

咳嗽是最常见的呼吸道症状，也是儿科门诊最常见的主诉之一。咳嗽是一种重要的防御机制，能清除呼吸道的黏性分泌物、吸入的有害物质和异物，但频繁、剧烈、长期的咳嗽又会给身体带来危害。

通常根据咳嗽持续时间的长短分为急性咳嗽和慢性咳嗽。急性咳嗽持续时间短于三周，多与呼吸道感染有关。持续时间在三周以上的咳嗽为慢性咳嗽，大多数有慢性咳嗽的患儿无严重的肺功能障碍。

（三）呕吐

呕吐一般分为反射性呕吐和中枢性呕吐。

1. 反射性呕吐

呕吐时患儿常伴有迷走神经兴奋现象，表现有恶心、面色苍白、出汗、流涎、血压降低及心率缓慢等。

2. 中枢性呕吐

中枢性呕吐是指呕吐中枢直接受到刺激或通过化学感受器受到刺激而导致的呕吐。学前儿童出现中枢性呕吐的病因比较复杂，可由消化系统疾病引起，也可能见于全身性疾病。若伴有神经系统体征阳性，则提示颅内疾病；若伴有腹痛、腹泻、血便，则有可能是消化系统疾病及过敏性紫癜等；不明原因的反复呕吐则应考虑颅内肿瘤、结核性脑膜炎或某些药物及异常代谢（如糖尿病酸中毒、肝脏疾病及尿毒症等）。

根据呕吐物的性质可以基本判断病变部位。呕吐物中无胆汁者，多见于幽门痉挛及梗阻、十二指肠上端梗阻；呕吐物中含有胆汁（呕吐物可呈黄色或草绿色），可能患有高位小肠梗阻；呕吐物若带粪汁（呕吐物有粪臭味），则多见于下段或更低位的肠梗阻；若含有血性液体，则可能患有消化道溃疡、食管下端静脉曲张症。

（四）腹泻

腹泻是学前儿童常见的症状之一，指大便忽然变稀，且便量和次数明显增多。腹泻按病程长短分为急性（连续两周以内）、迁延性（两周至两个月）和慢性（两个月以上）三种。

腹泻的常见原因为感染（如细菌性肠炎、寄生虫肠炎、真菌性肠炎、肠道外感染引起的症状性腹泻）、喂养不当和菌群紊乱等。

（五）腹痛

几乎各科疾病都可能引发腹痛。腹痛大体上可有绞痛、钝痛、放射痛三种形式。学前儿童腹痛常见的器质性原因为胃肠炎、尿路感染及便秘等。

学前儿童往往对腹痛描述得不确切，成人可以根据不同的病态来判断是否有腹痛，且需要医生进行详细的诊断。婴幼儿如有阵发性或持续性的哭闹、两下肢蜷曲、面色苍白、出汗、拒食甚至精神萎靡等表现时，则有腹痛的可能。学前儿童腹痛时一般会哭闹或辗转不安，双下肢向腹部屈曲，并以手护腹部，但是他们对腹痛的性质和经过不能确切描述，定位能力也差。

（六）呼吸困难

呼吸困难表现为辅助呼吸肌参与呼吸运动，呼吸增快，呼吸节律不整，呼气、吸气比例失调等。呼吸困难的表现包括轻度、中度、重度呼吸困难三种程度。

- 轻度呼吸困难。仅表现为呼吸增快，或节律稍有不整，哭闹、活动后可出现轻度青紫。
- 中度呼吸困难。除呼吸频率增快外，还表现为三凹征（胸骨上窝、肋间隙及剑突下的吸气性凹陷）、点头呼吸等代偿性辅助呼吸运动，患儿常烦躁不安、发绀①，吸氧后症状有所缓解。

- 重度呼吸困难。轻度和中度呼吸困难症状加重，吸氧仍不能使发绀缓解。

呼吸困难的常见原因有呼吸系统疾病（上呼吸道疾病、下呼吸道疾病等）、其他系统疾病（心血管疾病、神经系统与肌肉疾病等）、代谢异常（代谢性酸中毒、低钾血症等）、细胞内呼吸功能障碍（多由中毒所致）、精神因素（过度换气等）等。

（七）抽搐

俗称抽风，是儿科常见急症。抽搐是指全身或局部的肌肉不自主地收缩。抽搐若伴有意识丧失，则称为惊厥（惊厥发作的紧急处理见第六章）。

抽搐若伴有发热，则主要由感染引起。颅外感染（如败血症、中毒性痢疾、中毒性肺炎等）引起的抽搐可伴有发热。颅内感染引起的抽搐除发热外，同时还伴有意识障碍、呕吐、谵妄或昏迷，常反复多次，每次持续时间较长，多有神经系统阳性体征。其他系统感染引起体温急剧升高时，也可能伴有抽搐的发生。

无热抽搐可能是由癫痫、非感染性中枢神经系统疾病、全身性疾病、中毒、创伤等其他疾病引起。

（八）昏迷

昏迷是最严重的意识障碍，指患儿深度、持久的意识丧失，与其讲话或给予感官及物理刺激均不能将其唤醒。昏迷既可由颅内病变（如感染、占位病变、脑损伤、颅压增高及抽搐等）引起，又可以是全身性疾病的后果，如急性重症感染、内分泌及代谢性疾病、心血管疾病、中毒、电击、中暑、高原反应等均可引起昏迷。

根据意识障碍的程度不同，可以将昏迷分为浅昏迷、中度昏迷、深昏迷和过度昏迷。

---

① 发绀指浅表毛细血管血液中的还原血红蛋白增多或变性血红蛋白增多，使皮肤黏膜呈现青紫色。

● 浅昏迷。病人对强烈刺激（如疼痛）有反应。瞳孔对光反射、角膜反射、吞咽反射及眶上压痛反射仍存在，无自主运动。呼吸、脉搏及血压等生命体征正常。

● 中度昏迷。对强烈刺激（如疼痛）的防御反应、角膜反射均减弱，但生命体征正常。

● 深昏迷。对外界一切刺激均无反应，瞳孔散大，生理反射均消失，生命体征存在不同程度的障碍，大小便失禁。

● 过度昏迷。即平时所说的脑死亡。

（九）头痛

头痛是指额、顶、颞及枕部的疼痛，可见于多种疾病。儿童头痛在儿科是不算少见的病症，常见的病因很多，感冒发烧、鼻腔过敏、鼻窦炎，甚至视力问题或蛀牙都有可能引发头痛，也有可能是严重疾病的症状。儿童一般不能准确表达自己头痛的部位、状况等，因此要仔细判断其头痛症状及病因。

头痛可由颅脑疾病（如中枢神经系统感染、颅内占位性病变、脑血管疾病、颅内压增高等）、颅外疾病（如眼部、鼻部、耳部、口腔、头颈部肌肉等）、全身性疾病（如发热、高血压、急性或慢性中毒等）引起。

（十）便秘

两天以上不排便，且大便干结、排便困难，则视为便秘。单纯性的便秘多因结肠吸收水分增多引起。常见的病因有饮食不足、食物成分不当、肠道功能失常、体格与生理的异常、精神因素等。

（十一）皮疹

皮疹是一种皮肤病变，表现形式多样，如：单纯的皮肤颜色改变、皮肤表面隆起、发生水疱等。一种疾病可引起多种皮疹，一种形态的皮疹也可见于多种疾病。

● 斑疹。真皮内血管扩张使皮肤局限性变红，无隆起或凹陷，按则褪色。斑疹扩大、融合至直径超过 3～4 厘米时称红斑，形成环形时称环形红斑。

● 丘疹。表皮或真皮浅层增厚或细胞浸润使皮肤实质性稍凸起，大小可自针尖至豌豆大小，形态不一，可融合成片。

● 斑丘疹。兼有斑疹及丘疹的特征。

斑疹、丘疹及斑丘疹常见于感染、过敏、风湿类疾病等。

● 疱疹。局限性表皮空腔性凸起，内含黄白色或半透明的浆液。体积较大，直径超过 1 厘米的称为大疱；含有浑浊脓液的疱疹称脓疱。多由细胞感染、汗腺管口阻塞、遗传性疾病所致。

● 荨麻疹。俗称“风疹块”“风团”，是一种血管反应性皮肤病，常先感到皮肤瘙痒或刺痒，迅速出现风团，局部皮肤淡红、水肿，扁平高起，边缘清楚，呈不规则伪足状，周围有红晕。大小不等，无固定形态及部位，可时隐时现，不断变化，退后不留痕迹。患儿常同时合并血管神经性水肿，也可引起肠绞痛。可由食物、药物、感染、蚊虫叮咬或过敏引起，也可能与寒冷刺激、遗传因素有关。

● 紫癜。是以皮肤黏膜出现紫斑为主要表现的血症。一般不高出皮面（患过敏性紫癜时可稍隆起），开始为紫红色，压不褪色，以后逐渐变浅，至两周左右变黄而消退。紫癜分为瘀点和瘀斑两种。瘀点指直径小于 3 毫米的圆形紫点，不高出皮肤，指压不褪色。瘀斑直径多大于 3 毫米，多位于皮肤及皮下，呈青紫或紫褐色，不高于或稍高于皮肤，呈不规则斑片状。常见于过敏性紫癜、血小板及凝血功能异常。除此之外，患儿可能还会有便血、血尿等其他症状，需要进行全面的观察。

四、基本护理技能

（一）测量体温

体温是机体内在活动的一种客观反映，是衡量机体状况的指标之一。随着人体的生理性变化，正常人的体温在一天的不同时段会出现上下波动，一般情况下，清晨体温较低，傍晚体温较高，但波动一般不会超过平均数上下

0.5 ℃。

在为儿童测量体温时，要选择合适的体温计。体温计有水银体温计和电子体温计两种。水银体温计操作方便、相对安全，也容易消毒，因此比较常用。这里主要介绍水银体温计腋下测量法。

测量体温最好选在儿童进食、饮水、运动出汗等半小时以后，在安静状态下进行。如果儿童腋窝有汗液，要先将汗液擦干。测体温之前，首先要查看体温表有无破损，然后将水银线轻甩至 35 ℃以下，然后将体温计的金属端放在儿童腋窝中间，帮助儿童夹紧胳膊。5 分钟后，取出体温计，准确读数，并做好记录。体温计使用完后，用酒精棉球擦拭、消毒，妥善放置。

（二）测脉搏

脉搏一般与心率一致。在为儿童测量脉搏时，用食指、中指指端轻轻按压儿童的桡动脉或股动脉，默数 1 分钟脉搏跳动的次数并记录。

测量脉搏应在学前儿童安静状态下进行。当脉搏有异常时，应重复测一两次，并注意观察频率、节奏和强度的变化，发现异常及时记录。

（三）测呼吸频率

正常的呼吸频率随年龄的不同而不同，一般年龄越小，呼吸频率越高，具体数据见第一章内容（表 1-5）。

正常的呼吸是均匀、平稳、有规律，通常吸气略长于呼气。如果呼吸过快或过慢，深浅不一或快慢不匀，则有患病的可能。

在测量呼吸时，要让学前儿童保持安静，观察其胸部或腹部的起伏，一起一落为一次呼吸。按一分钟呼吸次数计算，同时观察其呼吸是否有规律。

（四）给药

给药是学前儿童护理最基本的技能之一，不同剂型的药物有不同的给药方式。

1. 口服药

喂药时，患儿取坐位或半卧位。水剂药物，应将药液摇匀再喂服。给 3 岁以上学前儿童喂服片剂药物时，小粒的可直接口服，大粒药物需分成几份后口服。服药后用温开水送下。要严格按照医生的要求控制药量和服药时间。

对于哭闹或不愿吃药的学前儿童，不要强行灌药，以防呛咳。服药后，如果患儿出现恶心、呕吐，应轻拍其后背或逗引以分散其注意力。

2. 滴眼药

为学前儿童滴眼药可遵循如下步骤。

（1）让患儿仰卧或坐着，头向后仰、稍倾斜，使患眼位置低于健眼，以免药液从患眼流入健眼。

（2）核对药名后，洗净双手，用干净毛巾擦净患儿眼部分泌物。

（3）轻轻向下拉开下眼睑，将药水滴在眼球与下眼睑之间，不要直接滴在黑眼球上。

（4）滴完后，轻提患儿的上眼睑，并让患儿自己轻轻转动眼睛，以使药液均匀布满眼内。

（5）用手轻压眼角内侧泪囊口处两三分钟，防止药液进入鼻腔，然后让患儿闭眼一两分钟即可。

3. 滴鼻药

为学前儿童滴鼻药可遵循如下步骤。

（1）让患儿平卧，肩下垫枕头，头后仰，鼻孔朝上；也可让患儿坐在椅子上，背靠椅背，头尽量后仰。

（2）核对药名后，洗净双手。

（3）在距离鼻孔 2～3 厘米处将药液滴入，每侧两三滴，注意每次不要滴入太多，以免引起呛咳。

（4）轻压两侧鼻翼，使药液均匀接触鼻腔黏膜。

（5）用棉球擦净流出的药液，让患儿保持 3～5 分钟即可起身。

4. 滴耳药

为学前儿童滴耳药可遵循如下步骤。

（1）用棉签轻轻擦去外耳道内的脓性分泌物。

(2) 让患儿侧卧，病耳朝上，一手牵拉其耳郭（3 岁以下儿童朝后下方，3 岁以上学前儿童朝后上方），另一手将药液滴入耳孔中央。

(3) 轻压耳孔前的小突起，使药液进入耳道。

(4) 让患儿保持侧卧姿势 5～10 分钟。

如有必要的话，可用消毒棉球堵塞耳道口，滴药的时候注意药液不宜太凉。

5. 皮肤涂擦

为学前儿童涂擦皮肤用药之前，要先将患处皮肤用温水洗净，再用棉签、纱布等蘸药水或药膏敷上。要按照使用说明，注意用药剂量和时间间隔。另外，由于儿童皮肤比较娇嫩，在涂抹的时候要注意控制力度，不要对皮肤造成损伤。

（五）高热的护理方法

常用的退热方法有物理降温和药物降温两种，其中，物理降温较为安全，只有在必要时才使用药物降温。

1. 操作方法

物理降温有以下几种方法。

(1) 冷敷法

将小毛巾折叠成数层，放在冷水中浸湿，拧成半干（以不滴水为准），放在患儿前额，每 5～10 分钟更换一次，最好有两块毛巾轮流使用，水温保持在 18～25 ℃之间。还可在腋、肘、膝窝和腹股沟等大血管处同时使用冷敷。

需要注意的是：枕后、耳郭、阴囊、心前区、腹部、足底等部位忌冷敷；麻疹、风湿病患儿和体质较差的患儿不要进行冷敷。

(2) 冰袋法

将冰块砸成核桃大小，放入水中将棱角融平，在冰袋中放入半袋冰块，加入少许冷水，排出袋内空气，将盖拧紧，外部以毛巾或布套包裹，放在患儿前额或体表大血管处（如颈部两侧、腋下、腹股沟等处）。

（3）酒精擦拭

95%浓度的酒精100毫升加水200毫升，或者70%浓度的酒精加水一倍，配成大约30%的酒精溶液。将毛巾在酒精溶液中浸透，拧成半干，擦拭患儿颈部两侧、腋窝、肘窝等处，同时可在前额配以冷敷。擦浴时注意不要过多暴露患儿，避免着凉。擦浴后给患儿穿上衣裤，盖好被子。擦浴半小时后，测量体温等身体指标，若体温降至38.5 ℃左右，则除去前额的冰袋或毛巾。

2. 注意事项

（1）在运用以上物理方法进行降温的过程中，如患儿出现各种不适，如打寒战、面色苍白、脉搏呼吸异常，应立即停止操作，并给些热饮。

（2）一般患儿体温降至38 ℃即可停止物理降温的操作。

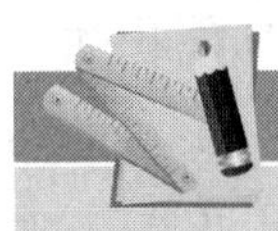

信息窗

发热需要捂汗吗?

在儿科诊所中，经常见到户外温度接近20 ℃，学前儿童却穿着厚厚的棉衣来就诊，而且从头到脚都被捂得严严实实，体温已经高达39 ℃。原来，家长发现孩子发烧后，怕孩子着凉病情加重，便给孩子穿了更多的衣物。

实际上，高热时穿过厚的衣物非常不利于退热，还可能导致体温继续升高，甚至诱发高热惊厥。正确的做法是：首先，给儿童多喝水，增加体内水分；其次，在提高室内温度的前提下，减少衣物或覆盖物；再次，进行温水浴、物理降温或适当服用退热药物。请谨记，退热的根本是增加散热，只要将体内多余的热量发散到体外即可退热。

（六）热敷法

热敷法可以减轻疼痛，可用于疖肿初起时，有辅助消炎、消肿的作用。其作用机理是通过局部热敷扩张血管、加速血流，促进渗出物的吸收和炎症的消散。热敷可以松弛局部肌肉、肌腱及韧带，解除因肌肉痉挛、强直而引起的疼痛，还可以解除因肠胀气引起的疼痛及尿潴留等。

1. 操作方法

热敷法有干热法和湿热法。

（1）干热法

将冷水和热水在容器中混合至温度略低于 50 ℃，倒入热水袋中，水量为热水袋容量的 1/2 或 2/3。排出袋内空气，拧紧盖子，擦干热水袋外部，倒提以确定不漏水。然后以布套或毛巾包裹，置于需要热敷的部位。

（2）湿热法

在需要热敷的局部皮肤上涂上凡士林或食用油，涂抹面积大小以稍大于热敷面积为宜，然后盖上一层纱布。将小毛巾浸于 40～50 ℃的热水中，拧干（以不滴水为准），折叠后敷于患处，上面加盖干毛巾保温。在患处允许的情况下，可在小毛巾上放置装有热水的热水袋，然后用干毛巾保温，效果更好。热敷完毕后，撤去毛巾、纱布，并擦去凡士林。

2. 注意事项

（1）若没有热水袋，可以用葡萄糖空瓶或塑料瓶代替，但一定要注意瓶子不能破碎，不能漏水，遇热不变形。

（2）在热敷时，要经常观察患儿皮肤，以防烫伤。

（3）湿热敷的温度要在学前儿童的承受范围内，每 3～5 分钟更换一次，一般连续热敷 15～20 分钟。

（4）脏器出血、软组织挫伤、扭伤或砸伤初期忌用热敷，急性腹痛诊断未明前不宜热敷，面部危险三角区内感染、皮肤湿疹、细菌性结膜炎均忌热敷。

（5）有伤口的部位热敷时，要进行无菌操作，敷后伤口应换药。

（6）面部热敷后半小时内不宜外出，以防感冒。

第二节　学前儿童常见传染病的预防与护理

传染病是由各种病原体引起的，能在人与人、动物与动物或人与动物之间相互传染的疾病。学前儿童的免疫力低下，且托幼机构中学前儿童密切接触，易发生传染病，容易造成流行。因此，预防和管理传染病，是幼托机构中一项重要的卫生保健工作。

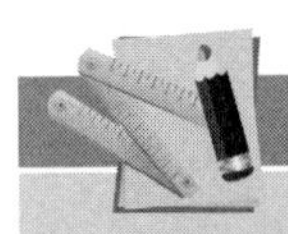

信息窗

传染病的分类

2004年12月1日起施行的《中华人民共和国传染病防治法》中，将规定的传染病分为甲、乙、丙三类。

甲类传染病（2种）是指：鼠疫、霍乱。

乙类传染病（26种）是指：传染性非典型肺炎、艾滋病、病毒性肝炎、脊髓灰质炎、人感染高致病性禽流感、甲型H1N1流感、麻疹、流行性出血热、狂犬病、流行性乙型脑炎、登革热、炭疽、细菌性和阿米巴性痢疾、肺结核、伤寒和副伤寒、流行性脑脊髓膜炎、百日咳、白喉、新生儿破伤风、猩红热、布鲁氏菌病、淋病、梅毒、钩端螺旋体病、血吸虫病、疟疾。

丙类传染病（11种）是指：流行性感冒、流行性腮腺炎、风疹、急性出血性结膜炎、麻风病、流行性和地方性斑疹伤寒、黑热病、包虫病、丝虫病，除霍乱、细菌性和阿米巴性痢疾、伤寒和副伤寒以外的感染性腹泻病、手足口病。

2013年，《国家卫生计生委关于调整部分法定传染病病种管理工作的通知》中指出：将人感染H7N9禽流感纳入法定乙类传染病；将甲型H1N1流感从乙类调整为丙类，并纳入现有流行性感冒进行管理；解除对人感染高致病性禽流感采取的传染病防治法规定的甲类传染病①预防、控制措施。

一、传染病如何传染

（一）传染病的特点

1. 有病原体

病原体是指外环境中一些能侵入机体引起疾病的微生物、寄生虫，它是导致传染病发作的必要条件，每一种传染病都有其特异的病原体。

病原体包括微生物和寄生虫两大类。其中，微生物病原体占绝大多数，包括病毒、衣原体、立克次体、支原体、细菌、螺旋体和真菌等，如水痘的病原体是水痘病毒，猩红热的病原体是溶血性链球菌。寄生虫病原体有原虫和蠕虫等。

2. 有传染性

传染病的病原体可以从一个人经过一定的途径传染给另一个人，当病原体的传染力超过了人群的免疫力时，就可在一定时间内在一定的地区引起流行。

3. 感染后可免疫

人体感染病原体后，无论是显性感染还是隐性感染，都能产生针对病原体及其产物（如毒素）的特异性免疫。感染后免疫的持续时间在不同传染病中有很大差异。一般来说，病毒性传染病（如麻疹、脊髓灰质炎、乙型脑炎

---

① 编者注：乙类传染病经国务院卫生行政部门及时报经国务院批准后，可以按甲类传染病采取预防措施。

等）的感染后免疫持续时间最长，往往保持终身，但也有例外（如流感）；细菌、螺旋体、原虫性传染病的感染后免疫持续时间通常较短，仅为数月至数年；还有的传染病，如果患者在未愈的时候再接触同样的病原体，可产生重复性感染，导致病情加重（如血吸虫病）。

4. 可预防

通过控制传染源，切断传染途径，增强人的抵抗力等措施，可以有效地预防传染病的发生和流行。

5. 病程有规律性

传染病的发病过程基本都要经过潜伏期、前驱期、症状明显期、恢复期、后遗症期五个阶段。

（1）潜伏期

潜伏期指的是从病原体侵入到开始出现临床症状的时期。根据不同传染病各自不同的潜伏期，可以确定接触者留验或检疫的期限。一般以该病的最长潜伏期再增加一两日为留验或检疫的期限。

（2）前驱期

前驱期指的是从起病到症状明显期。此期许多传染病的临床表现相似，如头痛、发热、疲乏、食欲不振、肌肉酸痛等。

（3）症状明显期

此期各传染病的特有症状表现充分，如具有特征性的皮疹、肝脾肿大、黄疸、脑膜刺激征等。此期病人排出病原体的量最多，所以传染性也最强。由于此期需要治疗与护理，所以感染周围人的机会也较大。

（4）恢复期

经过治疗，机体免疫力增长至一定程度，临床症状基本消失。但在此期间，病情有时会恶化，甚至发生并发症。此期间病人仍有病原体排出，故仍应注意隔离。

（5）后遗症期

有一些传染病患者在恢复期结束后，机体功能长期未恢复正常而留有不能消失的症状或体征，即后遗症。

（二）传染病的发生和流行

传染病的流行，必须有传染源、传播途径和易感人群三个环节的协同作用。

1. 传染源

传染源是指体内有病原体，并能将病原体排出的人或动物，包括传染病患者、病原携带者和受感染的动物。

(1) 传染病患者

传染病患者指感染了病原体，并表现出一定症状和体征的人。传染病患者是重要传染源，因为病人体内存在着大量病原体，而且病人的某些症状有利于病原体排出，如麻疹、百日咳及一些呼吸道传染病的咳嗽，痢疾、霍乱及一些肠道传染病的腹泻，这些症状增加了易感者受感染的机会。

(2) 病原携带者

病原携带者指没有任何临床症状但能排出病原体的人。病原携带者可分为以下三种。

- 潜伏期病原携带者。此型携带者多在潜伏期末期排出病原体。
- 恢复期病原携带者。从症状明显期进入恢复期，仍持续排出病原体者，称为恢复期病原携带者。
- 健康病原携带者。整个传染过程虽均无明显症状，但仍排出病原体者，称为健康病原携带者。一般来说，健康病原携带者排出病原体的数量较少，时间较短，因而流行病学意义相对较小。但是，有些疾病（如流行性脑脊髓膜炎、脊髓灰质炎等）的健康病原携带者为数众多，可成为重要传染源。

(3) 受感染的动物

由受感染的动物所传播的传染病称为人畜共患病，如狂犬病、流行性乙型脑炎等。

2. 传播途径

传播途径是指病原体自传染源排出，侵入另一易感机体所经过的途径。传染病的传播途径大概有以下几种。

(1) 空气传播

空气传播是呼吸道传染病的主要传播方式。主要包括飞沫传播和通过尘埃进行传播。

● 飞沫传播。当病人呼气、大声说话、号哭、打鼾、咳嗽、打喷嚏时,可从鼻咽部喷出大量含有病原体的黏液飞沫。飞沫在空气中悬浮的时间不久,飞沫传播的范围仅限于病人或携带者周围的密切接触者,流行性脑脊髓膜炎、流行性感冒、百日咳等均可经此方式传播。

● 通过尘埃进行传播。含有病原体的分泌物以较大的飞沫散落在地上,干燥后成为尘埃,如结核杆菌、炭疽芽孢等皆可通过此方式传播。

(2) 水传播

水传播包括两种传播方式。一类是由于饮用被粪便等污染的水而引起疾病;另一类是由于与疫水(被细菌、病毒等微生物或寄生虫污染的、具有传染性的水源)接触,病原体经皮肤黏膜侵入体内而引起疾病。

(3) 饮食传播

饮食传播是消化道传染病、某些寄生虫病及个别呼吸道传染病的主要传播方式。被病原体污染的食物、饮水等,经由消化道进入健康的人体而使其受到感染。痢疾、甲型肝炎、伤寒等,均可由饮食传播到其他个体。

(4) 接触传播

包括直接接触传播和间接接触传播。

● 直接接触传播,指传染源与易感者直接接触造成的传播,如狂犬病及破伤风等。

● 间接接触传播,指易感者接触了被传染源的排泄物或分泌物污染的日常生活用品而造成的传播。如,被污染的毛巾可传播沙眼、急性出血性结膜炎,被污染的儿童玩具、食具、文具可传播白喉、猩红热。

(5) 虫媒传播

病原体通过媒介昆虫(如蚊子、跳蚤、虱子等)直接或间接地传入易感者体内,造成感染。如,蚊子可携带流行性乙型脑炎病毒,跳蚤可携带鼠疫病毒等。

(6) 医源性传播

医源性传播是指由医务人员在检查、治疗和预防传染性疾病时或在实验室操作过程中造成的传播。如：献血者带有乙型肝炎表面抗原时，受血者有可能感染乙型传染性肝炎；药厂或生物制品生产单位所生产的药品或生物制品受污染也可引起传染病的传播。

3. 易感人群

易感人群指对某种传染病缺乏特异性免疫力或免疫力较弱，被传染后易发病的人，是这种病的易感者。人群中对某种传染病的易感者越多，越容易发生该传染病的流行。学前儿童就是多种传染病的易感者。

二、传染病的预防

根据传染病发生和流行的三个主要环节，可以采取综合性的措施来进行传染病的预防。

(一) 管理感染源

1. 早发现病人

多数传染病在疾病早期传染性最强，因此要及早发现病人，及早采取措施。幼儿园应贯彻好健康检查制度（详见第七章）。

2. 早隔离病人

对患有传染病的病人进行隔离，是控制传染病流行的重要环节。各幼儿园应根据实际条件建立隔离室，严格执行隔离制度，使患儿和疑似患儿能够得到隔离和个别照顾（详见第七章）。

3. 密切观察接触者

将与急性传染病人接触过的易感者集中起来，与其他未接触者隔离，并对其进行检疫，尽量缩小传染的范围。

(二) 切断传播途径

1. 经常性预防措施

包括保持环境卫生、空气新鲜、饮食卫生、良好的个人卫生习惯等。对幼儿园中儿童常用的物品要做好经常性的消毒工作，消除外界环境中的病原体。

2. 传染病发生后应采取的措施

传染病发生后，应及时采取相应的措施，以避免再次发生传染。例如：患呼吸道疾病后，以彻底地通风换气为主；患肠道传染病后，要对患者用过和接触过的物品进行彻底消毒；等等。

（三）保护易感人群

1. 增强儿童体质

合理安排学前儿童的饮食和起居，引导其坚持参加体育锻炼和户外活动，培养其良好的个人卫生习惯，可提高儿童对于传染病的一般抵抗力。

2. 预防接种

预防接种又称人工免疫，是提高机体免疫力、保护易感人群的有效措施。幼儿园应按照国家要求，贯彻执行好预防接种制度（详见第七章）。

三、学前儿童常见传染病的预防与护理

（一）水痘

1. 流行特点

水痘是由水痘病毒引起的儿童急性传染病。以皮肤、黏膜上分批出现的斑疹、丘疹、水疱和痂疹为特征，伴有轻微的全身中毒症状。

水痘的传染性很强，6 个月～3 岁的儿童发病率最高，多发生于冬春季节。病毒存在于病人鼻咽分泌物及水痘的浆液中。从病人发病日起到皮疹全部干燥结痂，都有传染性。病初，主要经飞沫传染；皮肤疱疹破溃后，可经衣物、用具等传染。患水痘后可产生持久的免疫力。

2. 症状

病初 1～2 天有低热，以后出皮疹。皮疹先见于头皮、面部，渐延及躯干、四肢。最初皮疹是红色小点，一天左右变为水疱，三四天后水疱干缩，结成痂皮。干痂脱落后，皮肤不留疤痕。在患病的一周之内，由于新的皮疹

陆续出现，而陈旧的皮疹已经结痂，在病人皮肤上可同时见到红色小点、水疱、结痂三种类型的皮疹。出皮疹期间皮肤瘙痒。一般愈后良好，但少数体弱、经久不愈的患儿可导致继发感染，转为败血病、脑炎、脊髓炎等。

3. 护理

(1) 禁止给患儿洗澡，内衣、床单要勤换洗，以棉质为好。

(2) 饮食清淡，吃易消化的食物和新鲜的水果，忌辛辣、油腻食物。

(3) 多喝开水，用淡盐水漱口。

(4) 给患儿勤剪指甲，以免搔伤皮肤。

(5) 皮肤瘙痒时，可用炉甘石洗剂擦在皮肤上止痒；若水疱破溃，可遵医嘱使用药物。

4. 预防与接种

(1) 早发现、早隔离患儿。患儿应隔离至皮疹全部干燥结痂，没有新皮疹出现为止。

(2) 没出过水痘的儿童要避免与患儿接触。接触者需检疫。

(3) 患儿停留过的房间要开窗通风3小时。

(4) 水痘疫苗属第二类疫苗，为自费疫苗，自愿接种。接种水痘疫苗不仅可以预防水痘，也可预防成人带状疱疹。已患过水痘者无需接种。

(二) 麻疹

1. 流行特点

麻疹是由麻疹病毒引起的具有高度传染性的呼吸道传染病。以发热、流涕、咳嗽、眼结膜充血、有分泌物、口腔黏膜斑及全身红色皮疹为特征。

麻疹的流行有一定的季节性，发病高峰多在春季后期，但一年四季均可发病。麻疹患者是唯一的传染源，从潜伏期末到出疹后5天内，患者的结膜、呼吸道分泌物、尿和血液（特别是白细胞）内均有此病毒，主要经飞沫传染。病毒离开人体后，生存力不强，在流通的空气中或日光下经半小时即被杀死。

2. 症状

病初3～4天可有发热、咳嗽、流鼻涕、眼怕光、流泪等现象。大多数患者在发热后2～3天，在口腔两侧的颊黏膜上，有灰白色的小点，针头大小，外周有红晕。这种麻疹黏膜斑是早期诊断麻疹的重要依据。在麻疹流行季节，对有感冒症状的患儿，要经常查看其口腔。发热后3～4天开始出皮疹。皮疹先见于耳后、颈部，渐至面部、躯干、四肢，最后手心、脚心出疹。皮疹颜色鲜红，略高于皮肤，皮疹与皮疹之间可见正常皮肤。出疹期间全身症状加重，高热、咳嗽，常有呕吐、腹泻。出疹一般持续3～4天，体温逐渐恢复正常，疹子按出疹的先后顺序开始消退。疹退后留下褐色的斑点，经2～3周斑点完全消失。

3. 护理

（1）患儿居室应保持空气新鲜，但不宜让风直吹患儿。室温应较恒定，避免忽冷忽热，空气应较湿润。

（2）可用温开水洗净眼分泌物，不要让眼屎封住眼睛；及时清除鼻腔分泌物；不必擦拭口腔，多喝温开水就可以达到清洁口腔的目的。

（3）饮食宜富于营养且易消化。发热时，可吃流质饮食。退热后，饮食仍须清淡，但不必吃素。因为麻疹病程长，体内营养物质消耗较多，完全吃素不仅不易痊愈，还可能导致维生素A缺乏。

（4）在出疹期间喝芦根水可帮助表疹（使疹子出透）。

（5）注意发现并发症。如果患儿高热不退、咳嗽加重、气喘发憋，常是并发肺炎的表现；若患儿声音嘶哑、喝水吃奶发呛、吸气时明显费力，是并发喉炎的表现。有并发症时，常常疹子出不透，疹色淡白或发紫，应及时治疗。

4. 预防与接种

（1）患儿停留过的房间，开窗通风3小时。接触者需检疫。

（2）2岁以下或有慢性病的儿童，接触麻疹病人后，可进行人工被动免疫。人工被动免疫的免疫力可立即出现，持续时间2～3周。在儿童接触麻疹后5天内注射足量的人工被动免疫制品可制止发病；在接触5～9天内注射，可减轻症状。

(3) 现在麻风疫苗（即麻疹、风疹二联疫苗）和麻腮风疫苗（即麻疹、流行性腮腺炎、风疹三联疫苗）已基本替代麻疹疫苗，均为第一类疫苗，免费接种。

(三) 风疹

1. 流行特点

风疹是由风疹病毒引起的呼吸道传染病。以发热、全身皮疹为主要特征，常伴有耳后、枕部淋巴结肿大，有触痛，全身症状一般较轻，病程短，并发症少。如在孕期感染风疹病毒，可通过胎盘传给胎儿而致各种先天缺陷，即先天性风疹综合征。

2. 症状

潜伏期 14～21 天。病初可有发热、咳嗽、流鼻涕等症状，体温多在 39 ℃以下。发热当日或次日就出现皮疹。初见于面部，很快布满全身，手心、脚心一般没有皮疹。皮疹一般持续 3 天消退（因此风疹也有“三日麻疹”之称)，伴有耳后及枕部的淋巴结肿大。皮疹消退时体温下降，症状逐渐消退，完全恢复需数周以上。皮疹消退后不会留色素沉着，也不脱屑。

3. 护理

(1) 发热时卧床休息，多喝开水，一般不需特殊治疗。

(2) 注意患儿口腔和皮肤护理。

(3) 需注意孕妇勿护理风疹病人，以免感染风疹病毒，致胎儿畸形。

4. 预防与接种

(1) 患儿应隔离至出疹后 5 天。

(2) 接种信息与麻疹同。

(四) 流行性腮腺炎

1. 流行特点

流行性腮腺炎就是平时俗称的“痄腮”，是由病毒引起的呼吸道传染病。以腮腺肿胀和疼痛为主要特征，也可引起全身其他器官及腺体疾病。

患者腮腺肿大期间，唾液中有病毒，可经飞沫传染。2 岁以下儿童因有来自于母体的抗体，发病者少见，本病主要见于2岁以上儿童，在幼儿园中可见暴发流行。冬、春季为流行高峰期，其他季节也有散发病例。

2. 症状

潜伏期14～25天，平均18天。常以腮腺肿大为首发特征，一般先一侧腮腺肿大，1～2天后另侧也肿大。张口或咀嚼时感到腮腺部位胀痛，尤以吃硬的或酸的食物时疼痛加剧。经4～5天消肿，但平素体弱的患儿病程较长。病程中，可有发热、畏寒、头痛、食欲减退等症状，严重者病情发展迅速，伴有恶心、呕吐、嗜睡、颈部发硬、昏迷等症状。流行性腮腺炎本身不是重症，但并发症较多，如神经系统并发症、生殖器官并发症以及急性胰腺炎等。

3. 护理

（1）食后用淡盐水漱口，保持口腔清洁。

（2）饮食以流质、软食为宜，避免吃酸、辣的食物，多喝开水。

（3）可用冷毛巾湿敷患处，也可服用清热解毒的中药（如板蓝根冲剂等）。

（4）注意观察病情，如发现并发症，及时送医治疗。

4. 预防与接种

（1）患儿隔离至腮腺完全消肿为止。

（2）接触者可服板蓝根冲剂预防。

（3）居室和幼儿园应经常进行空气消毒。

（4）接种信息与麻疹同。

（五）手足口病

1. 流行特点

手足口病主要由多种肠道病毒引起，在患儿的水疱液、咽分泌物及粪便中均可带有病毒。此病以发热和手、足、口腔等部位的皮疹和疱疹为主要特征。

此病多见于4岁以下儿童，年长儿童及成人也可感染，但一般症状较轻，或为无症状的隐性感染。近几年报道中，肠道病毒71型引起的手足口病，可伴发病毒性脑膜炎、脑干脑炎等多种与神经系统相关的疾病，致残及病死率较高。此病多发于夏秋季节。

2. 症状

该病潜伏期一般为4～6天。最先出现轻微的症状，如发烧、全身不适、咳嗽、咽痛等。在指（趾）的背面、侧缘、手掌等部位，尤其是指（趾）甲的周围，有时在臀部、躯干和四肢出现红色斑丘疹，很快发展为水疱。口腔内在舌、硬腭、颊黏膜、齿龈上出现水疱，破溃后形成潜在的糜烂，可因疼痛影响进食。一般于9～10天后水疱干涸，病愈。

3. 护理

（1）患儿发热时应卧床休息，多饮水。

（2）每次饭后用温开水或淡盐水漱口，保持口腔清洁，防止细菌感染。

（3）吃有营养、易消化的流质、半流质食物。

（4）注意保持手、足病损处皮肤清洁，不要用手抓挠。

4. 预防与接种

（1）患儿的食具、便具等应专用，注意用后消毒。

（2）饭前便后、外出后要用肥皂或洗手液等洗手。

（3）不要喝生水、吃生冷食物。

（4）本病流行期间，不宜到人群聚集、空气流通差的公共场所，避免接触患病儿童。

（5）本病流行期间，托幼机构要对用品用具进行严格消毒，每日进行晨检，教导儿童养成良好的个人卫生习惯。

（6）注意保持家庭环境卫生，居室要经常通风，勤晒衣被。

（7）不属一类及二类免疫程序。

（六）流行性感冒

1. 流行特点

流行性感冒，简称“流感”，是由流感病毒引起的急性呼吸道传染病，多在冬末春初流行。流感病毒易发生变异，传播力强。除 6 个月以下婴儿外，其他人均为本病的易感人群。流感主要借助空气、飞沫直接传播，也可经被飞沫污染的手、用具等间接传播。病后免疫力不持久。

2. 症状

流感潜伏期为数小时至三天。起病急，高热、头痛、咽痛、乏力、眼结膜充血。以胃肠道症状为主者，可有恶心、呕吐、腹痛、腹泻等症状；以呼吸道症状为主者，发病一两日后即出现咳嗽、气促、气喘、口唇发绀等症状；部分患儿有明显的精神症状，如嗜睡、惊厥等。

3. 护理

（1）高热患儿要卧床休息，适当降温，婴幼儿多采用物理降温法。

（2）饮食需易消化、有营养，多饮水。

4. 预防与接种

（1）居室要有阳光，保持空气新鲜。

（2）护理者接触患儿后要严格消毒。

（3）流感疫苗属于二类疫苗，自费、自愿接种。

（七）流行性脑脊髓膜炎

1. 流行特点

流行性脑脊髓膜炎，简称“流脑”，是由脑膜炎球菌引起的呼吸道传染病。以急起高热、头痛、呕吐、皮肤黏膜瘀斑及脑膜刺激征等为特征。

病菌存在于患者的鼻咽部，主要经飞沫传染。在冬春季，室内通风不良，人体呼吸道抵抗力下降，容易造成流脑的流行。

2. 症状

病初类似感冒，发热、打寒战，但流鼻涕、打喷嚏、咳嗽等症状不明显；剧烈头痛、肌肉酸痛、关节痛；频繁呕吐，呈喷射状（即没感到恶心就喷吐出来）；烦躁或神智恍惚，嗜睡；婴儿患者常有尖叫、惊跳，病情进一步发展可出现抽风、昏迷；发病后几小时，70％左右患儿皮肤上可出现出血性皮疹，用手指压迫后红色不褪；颈部有抵抗感（即让患者仰卧，检查者托住患者的头，向其胸前屈曲时，可感到患者的颈部发硬，很难使患者的下巴贴到前胸）。

流脑的病情可以在短时间内恶化，抢救流脑需争分夺秒。若于冬春季，发现“感冒”的病人有剧烈头痛、频繁呕吐、精神很差、皮肤有出血点等症状，要迅速送医院诊治。

3. 预防与接种

（1）室内经常开窗通风，保持空气新鲜，勤晒衣服，多见阳光。

（2）冬春季尽量不组织儿童去人多的公共场所。

（3）接触者检疫，幼儿园应定期消毒。

（4）流脑疫苗属一类疫苗，免费接种。

（八）传染性肝炎

1. 流行特点

传染性肝炎是由肝炎病毒引起的传染病。肝炎病毒最常见的为甲型肝炎病毒和乙型肝炎病毒。

甲型肝炎病毒可引起甲型传染性肝炎。该病毒耐热，一般的消毒剂（如高锰酸钾）不能杀灭。病毒存在于病人的粪便中，粪便污染食物、饮水后，经口造成传染。人感染了甲型肝炎病毒，约经 1 个月的潜伏期后发病，多为黄疸型肝炎。

乙型肝炎病毒可引起乙型传染性肝炎。该病毒耐热，存在于患者的血液、乳汁等中。含有病毒的极微量血液就能造成传染。可通过输血、注射血制品、共用注射器等途径传播。由于患者的唾液和鼻咽分泌物中也有病毒，所以日常生活中的密切接触，如共用牙刷、食具，也是传染的途径。人感染了乙型肝炎病毒，经 2～6 个月的潜伏期后发病，多为无黄疸型肝炎。

2. 症状

无论甲型、乙型传染性肝炎，从症状上都可分为黄疸型与无黄疸型两种。

黄疸型肝炎，病初类似感冒，相继出现食欲减退、恶心、呕吐、腹泻等症状，尤其不喜欢吃油腻的食物；精神不好、乏力，平时活泼好动的儿童，病后愿意坐着或要求上床，平时不爱哭的儿童，容易烦躁、爱发脾气；经1周左右，巩膜、皮肤出现黄疸，尿色加深，肝功能不正常；出现黄疸2～6周以后，黄疸消退，食欲、精神好转，肝功能逐渐恢复正常。

无黄疸型肝炎较黄疸型肝炎病情轻，一般有发热、乏力、恶心、呕吐、头晕等症状，在病程中始终不出现黄疸。

3. 护理

（1）患儿应卧床休息，病情好转后可轻微活动，以不感觉疲劳为度。

（2）饮食宜少吃脂肪，适当增加蛋白质和糖的摄入量，多吃水果、蔬菜。

4. 预防与接种

（1）讲究饮食卫生、个人卫生。饭前用肥皂、流动水洗手，水杯、牙刷不能混用，防止病从口入。

（2）工作人员定期进行健康检查。

（3）做好日常的消毒工作；食具、水杯需煮沸消毒。

（4）早发现、早隔离病人。患儿隔离后，所在的班要做彻底消毒。家具、玩具可用3%漂白粉澄清液擦拭；被褥、衣服可在日光下曝晒4～6小时；食具、毛巾等煮沸消毒；便盆用3%漂白粉澄清液浸泡2小时。

（5）保证预防接种用的针头、针管洁净，每注射一个人换一套针头、针管。

（6）甲肝疫苗与乙肝疫苗均属一类疫苗，免费接种。

（九）细菌性痢疾

1. 流行特点

细菌性痢疾是由痢疾杆菌引起的肠道传染病。病菌存在于患者的粪便中。粪便污染食物、饮水等，可经口造成传染；粪便污染用具，也会经手—口传播。

2. 症状

发病急，高热、腹痛、腹泻。一日可腹泻多次，有明显的里急后重感

(有总排不净大便的感觉);大便内有黏液及脓血。少数患儿未见脓血就发高热,很快抽风、昏迷,为中毒型痢疾。

3. 护理

(1) 发热时应卧床休息。

(2) 饮食以流质或半流质为主,忌食多渣(如粗纤维食物)、油腻或有刺激性的食物。病情好转后逐步恢复普通饮食并加强营养。

(3) 应遵医嘱服药。急性细菌性痢疾的疗程一般为 7～10 天,若未按医嘱服药,治疗不彻底,易转成慢性细菌性痢疾。

(4) 每次排便后,用温水清洗患儿臀部,不要让患儿长时间坐在便器上,防止脱肛。

(5) 要注意严格消毒隔离,对患儿的用品进行消毒,保证其个人卫生。

4. 预防与接种

(1) 加强环境卫生、饮食卫生和个人卫生,早期发现、隔离及治疗患儿及带菌者。

(2) 夏秋季可就地取材,集体服药预防,如马齿苋煎剂有一定的预防效果。

(3) 不属一类及二类免疫接种程序。

(十) 流行性乙型脑炎

1. 流行特点

流行性乙型脑炎,简称"乙脑",是由乙脑病毒引起的急性中枢神经系统传染病,通过蚊虫传播,多发生于儿童,流行于夏秋季。以高热、意识障碍、惊厥等为主要特征,病死率较高。猪为本病的重要传染源,蚊虫吸猪血则带上乙脑病毒,再叮咬健康人时,就把乙脑病毒注入人体。

2. 症状

起病急,发热、头痛、喷射性呕吐、嗜睡。2～3 天后,体温可达 40 ℃以上,抽风、昏迷。中西医结合治疗乙脑,可使乙脑的病死率明显下降。少数患者可留下后遗症,如不能说话、肢体瘫痪、智力减退等。

3. 护理

(1) 患儿需隔离至体温正常。

(2) 高烧期间多饮水，采取及时有效的物理降温措施。

(3) 饮食宜清淡、易消化，积极对症治疗。

4. 预防与接种

(1) 搞好环境卫生，消灭蚊虫滋生地。在流行季节应充分利用蚊帐、避蚊油、蚊香以及各种烟熏剂（除虫菊、青蒿、苦艾、辣蓼等）防蚊、驱蚊。

(2) 乙脑病毒疫苗属一类疫苗，免费接种。

(十一) 急性结膜炎

1. 流行特点

急性结膜炎俗称“红眼病”。病原体存在于患者的眼泪及其他眼分泌物中，主要通过接触传染，如接触患者眼分泌物、与患者握手或用脏手揉眼睛等。患者接触过的物品均可能带病毒，具有传染性。

2. 症状

急性结膜炎包括细菌性结膜炎和病毒性结膜炎两种。

细菌性结膜炎以结膜充血明显，并伴有脓性分泌物为特征，同时有异物感、烧灼刺痛、轻度畏光等症状，但视力不受影响；早上起床后分泌物粘住上下眼皮，双眼难以睁开。一般 3～4 日达到高峰，以后逐渐减轻，10～14 日痊愈。

病毒性结膜炎以结膜充血水肿、有出血点，并伴有水样或黏性分泌物为特征，同时伴有流泪、异物感。7～10 天后逐渐消退。

3. 护理

(1) 若患儿眼部分泌物很多，以至于发生睫毛粘连时，护理人员要洗净双手，用消毒过的棉签蘸生理盐水后将分泌物去除，不可用力过猛。

(2) 遵医嘱使用眼药水或眼药膏积极治疗。

4. 预防与接种

(1) 注意保持眼部的清洁卫生，及时擦去眼部分泌物。

（2）此病传染性很强，在集体中极易流行，要严格执行消毒隔离制度。接触患儿后要洗手，患儿用过的毛巾、手帕、面盆等应分开，并煮沸消毒。

（3）不属一类及二类免疫接种程序。

（十二）沙眼

1. 流行特点

沙眼是沙眼衣原体感染所致，其传染性很强，危害也很大。病原体主要在患者的眼分泌物中，随着眼泪等分泌物排泄出来，通过手、毛巾和洗脸水等途径传播。任何与患者接触过的人都有可能传染上该病。

2. 症状

初期症状不明显，后逐渐眼分泌物增多。自觉症状为眼睛发痒、发干、磨痛、流泪、怕光、易疲劳、眼泪多等。检查时可见睑结膜有小滤泡颗粒，充血发红，黏膜肥厚粗糙，小血管模糊不清。时间长了会产生瘢痕，如不及时治疗将出现眼内翻及倒睫，引起流泪怕光、角膜溃疡、视力下降的后果，甚至导致失明。

3. 护理

（1）在为患儿清除眼部分泌物前，应洗净双手。

（2）发病期间要积极治疗，遵医嘱使用药物。

4. 预防与接种

（1）平时要注意个人卫生，毛巾、手帕要专用。要经常对沙眼患儿的手帕、毛巾进行洗晒、消毒。

（2）保持手的清洁，养成不用脏手揉眼睛的好习惯。最好用流动水洗手洗脸，不和他人共用脸盆、毛巾等。

（3）不属一类及二类免疫接种程序。

第三节　学前儿童常见疾病的预防与护理

学前儿童常见疾病包括呼吸系统疾病、消化系统疾病、皮肤病、五官疾病、营养性疾病等。

一、常见呼吸系统疾病的预防与护理

呼吸系统疾病是一种常见病、多发病，主要病变在气管、支气管、肺部及胸腔，病变轻者多咳嗽、胸痛、呼吸受影响，重者呼吸困难、缺氧，甚至呼吸衰竭而死。儿童呼吸系统的解剖生理特点与儿童时期易患呼吸道疾病密切相关。儿童呼吸道感染包括上、下呼吸道的急、慢性炎症。

（一）急性上呼吸道感染

急性上呼吸道感染是儿童最常见的感染性疾病，四季均发，急性上呼吸道感染是鼻腔、咽或喉部急性炎症的概称。也可根据炎症的突出部位来命名，如急性咽炎、急性扁桃体炎等。

常见病原体为病毒，少数是细菌，有70%～80%由病毒引起。细菌感染可直接发生，也可继发于病毒感染之后。当有受凉、淋雨、过度疲劳等诱发因素使全身或呼吸道局部防御功能降低时，原已存在于上呼吸道或从外界侵入的病毒或细菌可迅速繁殖，引起本病。

1. 症状

急性上呼吸道感染主要有普通感冒、急性咽炎、急性喉炎三种类型，临床表现各有不同。

（1）普通感冒

初期有咽干、咽痒或烧灼感，发病同时或数小时后，可有喷嚏、鼻塞、流清水样鼻涕，2～3天后变稠；可伴咽痛；有时由于耳咽管炎使听力减退，也可出现流泪、味觉迟钝、呼吸不畅、声嘶、少量咳嗽等；一般暂时无发热及全身症状，或仅有低热、全身不适、轻度畏寒和头痛；检查可见鼻腔黏膜充血、水肿、有分泌物，咽部轻度充血。如无并发症，一般经5～7天痊愈。

（2）急性咽炎

咽痛并有吞咽困难，疼痛可放射至耳部，伴头痛、呕吐、咳嗽、全身不适，有扁桃体炎的可见扁桃体充血肿大。

(3) 急性喉炎

伴有发烧、声嘶、犬吠样咳嗽，咽喉充血，重者可有吸气性呼吸困难、呛奶、烦躁，一般白天较为严重。

2. 护理

(1) 病情较重者应卧床休息，多饮水，室内保持空气流通。

(2) 及时就医，对症治疗。

3. 预防

(1) 均衡饮食，充分休息，加强身体锻炼，增强学前儿童身体抵抗力。

(2) 保持良好的个人卫生习惯，保持双手清洁，打喷嚏、咳嗽和清洁鼻子后要洗手。

(3) 流行季节尽量避免去公共场所，少接触患者。

(4) 有呼吸道感染症状时，要尽早找医生诊治，并遵从医嘱。

(二) 急性支气管炎

急性支气管炎是病毒或细菌等病原体感染所致的支气管黏膜炎症，是婴幼儿时期的常见病、多发病，往往继发于上呼吸道感染之后。病原体为各种病毒或细菌，细菌感染多在病毒感染的基础上继发。

1. 症状

病初大多有上呼吸道感染症状，如咳嗽、发热等，多为低热，少数可达38～39 ℃，可持续数天或两三周。咳嗽初为干咳，以后有痰。患儿全身症状较轻，可有头痛、疲乏、食欲不振等症状。婴幼儿还可出现呕吐、腹泻等消化道症状。

哮喘性支气管炎是支气管炎的特殊类型，多发于寒冷季节，婴幼儿多见，患儿往往有湿疹等过敏病史。一般起病急，先有上呼吸道感染表现，继而出现呼气性呼吸困难，喘息明显。随年龄增长，发病次数可逐渐减少，程度减轻，直至消失；少数发展为支气管哮喘。

2. 护理

(1) 注意控制感染，对症治疗。

（2）注意休息，多喝水，忌油腻食物。

（3）发热时要注意卧床休息，选用物理降温或药物降温。

（4）室内保持空气新鲜，适当通风换气，但避免对流风，以免再次受凉。

（5）须经常协助患儿变换体位，可轻轻拍打其背部，使痰液易于排出。

3. 预防

（1）加强身体锻炼，增强抗病能力。

（2）注意寒暖调节，防止受凉，尤其是秋冬季节，要特别注意胸部保暖。

（3）反复发作者可进行药物预防。

（三）支气管肺炎

支气管肺炎是累及支气管壁和肺泡的炎症，是小儿期最常见的一种肺炎。2岁以下的婴幼儿易发。

北方以冬春季多见，南方夏秋季多见。儿童有营养不良、维生素缺乏、先天性心脏病时易患本病。常可在病毒感染的基础上继发细菌感染。

1. 症状

起病多数较急，主要表现为发热、咳嗽、呼吸快、听诊可闻湿啰音为主要特征。早期体温在38～39 ℃之间，亦可高达40 ℃，多为弛张热或不规则热。早期干咳，症状明显期咳嗽反略减轻，恢复期有痰，咳嗽剧烈时可引起呕吐。呼吸急促，重症患儿可出现口周、鼻唇沟、指趾端发绀，呼吸困难。

2. 护理

（1）注意对症治疗。

（2）居室定时通风换气，保持空气相对湿度，有利于呼吸道黏膜保持湿润状态和黏膜纤毛的摆动，有助于痰的排出。可用拍背法（即在患儿咳嗽的间隙，让患儿侧卧或抱起侧卧，护理者轻拍患儿背部）及时帮助患儿排痰。

（3）保证饮水及科学饮食，保证良好的睡眠，睡眠时可适当垫高上身。

3. 预防

（1）重视体格锻炼，多参加户外活动，提高身体耐寒能力和机体免疫力。

（2）保证膳食营养均衡，防止维生素和矿物质缺乏。

（3）培养良好的生活习惯和卫生习惯。

二、常见消化系统疾病的预防与护理

消化系统疾病的临床表现除消化系统本身症状及体征外，也常伴有其他系统或全身性症状。

（一）婴幼儿腹泻

婴幼儿腹泻可分为感染性腹泻与非感染性腹泻两大类。感染性腹泻可因食物或食具被细菌污染，或感染病毒、霉菌、原虫等病原体而引起，多发生在夏秋季。非感染性腹泻可由喂养不当引起，如进食量过多、食物不易消化、腹部受凉、吃冷食过多等。有时消化道以外的全身疾病（如感冒、中耳炎等）若引起消化功能紊乱，也可导致腹泻。

1. 症状

不同病原体引起的腹泻状况可不同，大便的性状也会有不同的异常情况。病情轻者，一日腹泻数次，体温、食欲尚正常；病情重者，一日腹泻十余次或更多，可引起患儿不同程度的脱水，表现为眼窝凹陷、口唇干裂、口渴、精神极差。

2. 护理

（1）注意腹部保暖，排便后用温水洗净臀部。

（2）注意饮食调节，症轻者仍可定时进食，但量可适当减少，食物以易消化的为宜。症重者，可适当减少进餐次数，严重脱水者应及时补液。

3. 预防

（1）进行合理喂养。

（2）注意饮食卫生。保证食品的新鲜，生熟食品要分开，注意饮水和食具、用具的清洁和消毒，保育人员和食堂工作人员要严格执行消毒常规。

（3）对患儿进行隔离护理，对其用品用具彻底消毒。

（二）肠痉挛

肠痉挛是肠壁平滑肌阵发性强烈收缩而引起的腹痛，是儿童时期常见的症状，多见于5～6岁的儿童，多数为功能性肠痉挛。随年龄的增长，多能自愈。

肠痉挛分为原发性肠痉挛与继发性肠痉挛两类。原发性肠痉挛占80%，病因尚不清楚，可能与过敏体质有关，也可能与上呼吸道感染、暴饮暴食、婴儿奶中糖含量过高、消化不良及肠寄生虫毒素的刺激等有关。继发性肠痉挛是由于肠腔内器质性病变（如阑尾炎、肠炎、肝胆疾病、泌尿系统疾病、肠梗阻等）刺激产生。

1. 症状

肠痉挛的主要症状为腹痛。可突然发生阵发性腹痛，每次发作持续时间从数分钟至数十分钟不等，时痛时止，一般反复发作经数十分钟至数小时后自愈，个别患儿可延至数日。多发生于饭前、饭后，或进食时。肠痉挛多发生在小肠，腹痛部位以脐周为主，腹痛程度不等。较少有呕吐情况，吐出食物后，腹痛会减轻。患儿不发作时一切正常。

2. 护理

对于原发性肠痉挛的护理如下。

（1）调整饮食，合理喂养，以主副食为主，不随意添加营养食品；按顿、按时进食；进食前后稍事休息，避免仓促进餐；饭前不吃零食，饭后水果在午休醒后再食。

（2）发病时可平卧，用暖手按摩腹部或用温水袋热敷，多数患儿数分钟后可自行缓解。

3. 预防

（1）合理安排饮食起居，避免吃过量的冷饮及不易消化的食品。

（2）注意在天气变化时做好保暖。

（三）急性阑尾炎

急性阑尾炎是儿童最常见的急腹症，可发生在任何年龄。1岁以内儿童阑尾炎很少见，随年龄增长，患病率逐渐增高。

阑尾炎的主要原因是管腔梗阻、细菌感染、神经反射等因素的相互影响和作用。急性阑尾炎分为四种类型：单纯性阑尾炎、化脓性阑尾炎、坏疽性阑尾炎、梗阻性阑尾炎。

1. 症状

大多为先腹痛后发热，体温在 38 ℃左右，并且随着病情加重而逐渐升高。阵发性腹痛是最常见、最早出现的腹痛，从上腹部或脐部开始，由轻到重，数小时后逐渐转移至右下腹的阑尾部位，持续性钝痛，阵发性加剧，活动时腹痛加重。患儿喜欢卧于右侧，双腿稍曲，并保持该体位以减少疼痛。有的患儿开始仅表现为腹泻，也有的患儿会先出现呕吐。早期呕吐多为反射性的，呕吐物多为食物，晚期患儿呕吐物为黄绿色的胆汁及肠液，呕吐量多。大多数患儿呈嗜睡状，活动减少，表现为无力、反应迟钝、腹肌紧张减轻等，也有的表现为烦躁不安、哭闹等。

2. 护理

（1）及时送医，配合治疗。该病在早期治疗效果较好。

（2）让患儿采取舒适的体位，可用枕头支撑，使患儿处于半卧位。

（3）可指导年长儿掌握放松术，以减轻疼痛。

3. 预防

（1）引导儿童形成良好的习惯，注意卫生，不暴饮暴食。

（2）饭后安静休息，不要马上进行蹦跳、奔跑等剧烈运动。

（3）如儿童有肠道寄生虫，应及时到医院就诊，遵医嘱进行驱虫治疗。

三、常见皮肤病的预防与护理

皮肤病是发生在皮肤和皮肤附属物的疾病的总称。皮肤或毛发、指甲等附属物受到内外因素的影响后，形态、结构和功能均发生变化，产生病理过程，并相应出现各种临床表现。发病率很高，多数较轻，常不影响健康，但少数较重，可以危及生命。

（一）痱子、痱毒

痱子是皮肤汗腺开口部位的轻度炎症。夏天出汗多，使表皮浸软，堵塞汗腺口，形成痱子。痱毒是痱子被搔抓后发生感染而成。

1. 症状

痱子多发生在多汗或容易受摩擦的部位，如头皮、前额、颈部、胸部、腋部、腹股沟等处。初起时，皮肤出现红斑，后形成针尖大小的小疹或水疱，自觉刺痒或有灼痛感。痱毒初起为小米粒大小的脓疱，可扩大成豆粒或杏核大小，渐变软、破溃，流出黄稠的脓液。

2. 护理

（1）长痱子，可先用温水洗净皮肤，再用痱子粉或痱子药水在患处涂擦。

（2）长痱毒，可贴敷拔毒膏，促使脓疱软化。

（3）长在面部三角区内的疖肿，严禁挤脓，以免出现并发症。

3. 预防

（1）应注意环境通风，避免过热。

（2）注意皮肤清洁卫生，勤洗澡换衣，保持皮肤干燥，浴后给学前儿童在褶皱部位扑上痱子粉。

（3）衣服要宽松、透气，吸汗功能好。

（二）儿童湿疹

儿童湿疹是儿童皮肤病中最常见的一种，是一种过敏性炎症皮肤病，病因比较复杂，到目前为止还没有十分明确。湿疹患儿多具有过敏性体质，日光、湿热、化妆品、肥皂、皮毛等因素也可诱发湿疹，进食鱼、蛋等可使湿疹加重。

1. 症状

皮损部位主要是面颊、眉部、耳后、头皮及臀部，较大儿童主要在手足指（趾）端、肘窝、腘窝等部位。起初为两侧对称的小红丘疹，以后融合成片状红斑，表面附有白色皮屑，有时可有黄色透明黏液渗出。由于皮损部奇痒，经常因痒抓破、发红、流水，日久局部皮肤变厚且硬。

2. 护理

（1）避免给患儿喂食容易引起过敏的食物。

（2）在湿疹急症期间，患部发红、流液时，可用生理盐水或 1∶10000 的高锰酸钾水浸湿纱布，拧净后在患部湿敷，每半小时至一小时更换一次。

（3）湿疹完全消退后，可适当搽些滋润皮肤的油。

3. 预防

（1）找出可疑致病因素，尽量避免让学前儿童接触致病源。

（2）让学前儿童少食或不食辛辣及刺激性食物，多食富含维生素的食物。

（3）学前儿童内衣要干净、宽松、柔软，衣服要用纯棉制品，避免毛织品、胶布和新衣服直接与学前儿童皮肤接触。

（4）学前儿童的房间要保持空气通畅，经常打扫房间，保持清洁卫生，减少灰尘的刺激。

（三）脓疱疮

脓疱疮是儿童夏秋季节常见的一种化脓性皮肤病，好发于暴露部位（如面部、躯干及四肢）。

1. 症状

开始只是小红点，逐渐发展成为小水疱。疱液开始时澄清，后浑浊化脓。疱壁较薄，易于破裂，破溃后可露出鲜红色湿润的糜烂面，数小时或一两天迅速波及躯干各处。严重时可并发败血症、肺炎、肾炎、脑膜炎甚至导致死亡。

2. 护理

（1）学前儿童患脓疱疮要及早就医，配合医生进行治疗。

（2）对患处要以杀菌、消炎、止痒、干燥为原则，注意保护创面不受摩擦而破损，避免脓液流到身体别的部位而引发新的脓疱疮。

（3）患儿的衣裤、毛巾、玩具等要洗净后用开水烫泡，或在消毒剂中浸泡，然后在太阳底下曝晒。

3. 预防

（1）避免接触患有化脓性皮肤病的人员。

（2）对患有脓疱疮的学前儿童进行隔离。

（3）学前儿童皮肤保持清洁卫生，经常修剪指甲，常洗澡。

（4）注意穿衣要合适，以不受凉为宜，不可过多。尽量穿透气、吸湿性好的衣服。

（5）保护皮肤完整，即使皮肤有细小的破损，也应及时涂擦消毒药水，以防感染。夏天做好防痱治痱。如有湿疹、虫咬皮炎等瘙痒性皮肤病应及早治疗，切忌搔抓。

（四）疥疮

疥疮是疥虫寄生于人体皮肤所引起的皮肤病，传染性很强，往往一人患病，全家受染。

1. 症状

疥疮多发生在皮肤较薄而柔软的部位，如手指间、腋窝、脐周、下腹部、阴部、大腿内侧等。疥疮为米粒大小的红色丘疹、水疱、脓疱，皮疹剧烈瘙痒，夜间加剧。常影响儿童睡眠，有时引起全身抓伤、结痂、色素沉着或继发感染。

2. 护理

（1）先用热水、肥皂给患儿洗澡，擦干皮肤后全身外用杀灭疥虫的药膏。

（2）治疗期间不洗澡、不更衣，治疗结束后洗澡更衣，换上经过消毒的衣物、被单等用品，并将换下的洗净消毒。

3. 预防

（1）对患儿进行隔离，患儿穿过的衣物等要煮沸消毒，彻底消灭传染源。

（2）保持学前儿童皮肤清洁、干爽。夏天出汗多，衣服易脏，要勤给儿童洗澡、换衣服，洗澡后可适当涂些爽身粉。

(3) 学前儿童穿衣要合适，以不受凉为宜，不可过多，尽量穿透气、吸湿性好的衣服。

(4) 预防痱子及蚊虫叮咬。

四、常见五官疾病的预防与护理

学前儿童常见的五官疾病包括龋齿（具体内容参考第一章第三节）、斜视、弱视、急性中耳炎等。

(一) 斜视

斜视指人在注视某一物体时，两眼的黑眼球位置不对称，视轴出现明显的偏斜，属眼外肌疾病（图 5-1）。斜视除了影响美观以及由此产生心理压力以外，还可能引起完善的双眼单视功能丧失，从而引发弱视。

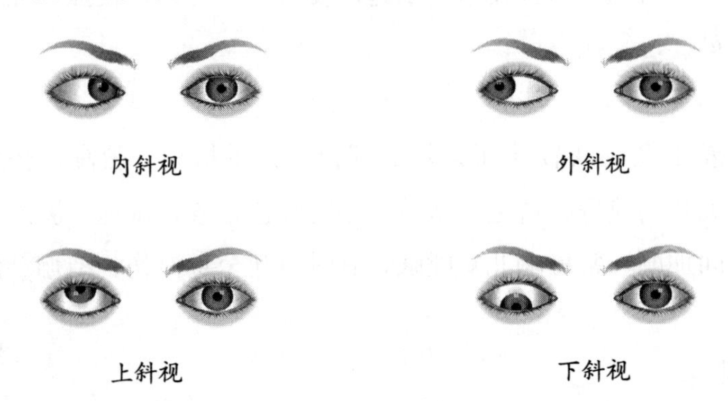

图 5-1 儿童斜视

1. 症状

当一只眼睛直视目标时，另一只眼便斜向一侧。按眼位偏斜程度不同，可分为隐斜视与显斜视。当偏斜程度较轻，能在融合反射控制下保持双眼单视，以强制两眼球保持在正位而不出现偏斜时，称为隐斜视。一旦大脑融合作用遭到阻断（如一眼被遮盖）或失去控制，眼位偏斜就会表现出来。学前儿童轻度的内、外隐斜视不会引起眼睛不舒服，斜度高的才有眼睛不适。斜视的症状也与全身健康情况、精神状态等因素有关。

斜视常出现以下症状。

(1) 久视之后常出现头疼、眼酸疼、畏光，这是由于持续使用神经肌肉的储备力而引起眼肌疲劳。

(2) 阅读时出现字迹模糊不清或重叠、串行，有时可出现间歇性复视、间歇性斜视，如果用单眼看反而觉得清晰、省力等，甚至发生双眼视觉紊乱。

(3) 立体感觉差，不能精确地判定空间物体的位置和距离。隐斜视还可出现神经放射性症状，如恶心、呕吐、失眠、结膜和睑缘充血等症状。

2. 护理

一旦发现学前儿童眼睛出现异常，要尽早就医治疗，配合医生进行眼部手术或佩戴矫正眼镜。

3. 预防

(1) 预防斜视要从婴幼儿时期抓起，家长要注意仔细观察婴幼儿的眼睛发育和变化。婴幼儿在发热、出疹、断奶时，家长应加强护理，并经常注意其双眼的协调功能，观察其眼位有无异常情况。

(2) 经常注意学前儿童的眼部卫生或用眼卫生情况，引导其养成良好的用眼习惯。

(3) 对有斜视家族史的学前儿童，尽管外观上没有斜视，也要在两周岁时请眼科医生检查，看有无远视或散光。

(二) 弱视

弱视是指眼球没有器质性病变，但视力低下，经矫正后仍然达不到正常值的现象。弱视是常见的危害性较大的儿童眼病。

弱视根据病因的不同可以分为斜视性弱视、屈光参差性弱视、视觉剥夺性弱视和先天性弱视。

- 斜视性弱视。由于斜视引起复视和视觉功能紊乱，使得患儿感觉不适。为解决这一不适，大脑皮层视觉中枢就抑制由斜视眼传入的视觉信息，天长日久，该眼就出现了弱视。
- 屈光参差性弱视。由于两眼的屈光性质不同或者屈光程度差别较大，同一物体在双眼视网膜上所形成的物像大小和清晰度差别较大，视觉中枢无法或者不易将差别显著的物像融合为一个物像，久而久之便形成弱视。

● 视觉剥夺性弱视。由于患有先天性白内障、上睑下垂、角膜混浊等原因，致使光线不能充分进入眼内，视网膜得不到足够的刺激，产生功能性障碍，从而形成弱视。

● 先天性弱视。出生即有弱视症状，但目前尚不清楚先天性弱视的发病机制。

1. 症状

弱视儿童常表现为：不会与家人对视；对外界反应差，对前方障碍避让迟缓，在暗处行走困难；视物时明显歪头、眯眼或距离近、眼球震颤等；视力检查可发现弱视眼的视力低常（3 岁时≤0.5，4 岁时≤0.6，5 岁及以上时≤0.8）。

2. 护理

（1）尽早治疗。治疗弱视的最佳时间是 6 岁以前，经过治疗，视力可提高，并恢复立体视觉。

（2）弱视儿童应该散瞳验光，平时可采用“健眼遮盖法”进行矫正，即强迫其使用患有弱视的那只眼睛，并防止学前儿童用健眼偷看，也可遵照医嘱采用其他矫正措施。

3. 预防

（1）学前儿童要定期检查视力，及早发现眼睛的异常情况。

（2）教导学前儿童正确用眼，看书和看电视不宜太近，不要在昏暗的光线下看东西。

（3）学前儿童的饮食要做到合理搭配，勿偏食，常食鸡蛋、猪肝、麦类、胡萝卜、新鲜蔬菜、水果等。

（4）适当增加户外活动，增强体质。

（三）急性中耳炎

急性中耳炎是中耳的急性感染性疾病。由于细菌侵入中耳，使鼓室黏膜充血肿胀，并产生黏性或脓性分泌物。若脓液积聚，鼓膜溃破形成穿孔，则影响听力。

学前儿童的咽鼓管相对粗短，呈水平位，当患有上呼吸道感染时，病原体很容易沿着咽鼓管蔓延至中耳，引起中耳炎。另外，患麻疹、百日咳、猩红热等急性传染病时，病菌经血液循环进入中耳，也能引发中耳炎。

1. 症状

发病较急，起初感觉耳内堵塞、胀痛，吞咽、咳嗽时加重且朝颞部或枕部放射，伴有发热等全身症状。数天后，鼓膜穿孔，脓液流出，耳痛骤减。痊愈后鼓膜小穿孔可自行愈合，康复后听力不受影响。

2. 护理

（1）适当休息。多饮水，多吃高蛋白、高热量、易消化的食物。

（2）及时对症治疗，控制炎症。

3. 预防

（1）洗头、洗澡时避免污水入耳，保持外耳道清洁。

（2）不要将异物塞入耳道，不要随便为学前儿童挖耳屎。

（3）平时要注意口腔卫生，鼻分泌物较多时，切勿同时捏住双侧鼻孔擤鼻涕，要先擤一侧鼻孔，再擤另一侧鼻孔，以防鼻涕和细菌经咽鼓管进入中耳。

五、常见营养性疾病的预防与护理

营养性疾病是指因体内各种营养素过多或过少，或不平衡，引起机体营养过剩或营养缺乏以及营养代谢异常而引起的一类疾病。

（一）营养不良

营养不良是一种慢性营养缺乏病，是由于蛋白质和热能摄入不足或消化吸收不良而引起的。儿童营养不良可能由于喂养不当或患有影响消化吸收、导致喂养困难等的疾病而引起。

1. 症状

最早出现体重不增的现象，随后体重开始下降。主要表现为消瘦，皮下脂肪消耗的顺序依次为腹部、躯干、臀区、四肢，最后为面颊。皮下脂肪逐渐减少以至消失后，皮肤松弛、干燥、失去弹性，毛发干枯，肌肉松弛、萎缩。严重营养不良的患儿可出现身高增长迟缓，精神萎靡，反应迟钝，智力发育落后，甚至出现重要器官的损伤，如心脏功能下降等。

2. 护理

（1）根据学前儿童的年龄和饮食特点有针对性地调整饮食，补充营养物质。

（2）同时患有其他营养素缺乏症时，也应适当补充相应营养素。

3. 预防

（1）加强户外运动，以增加食欲。

（2）按时定量进餐，并纠正学前儿童偏食、挑食的不良饮食习惯。

（3）定期进行体格检查，以便及早发现体重不增等营养不良的前期表现。

（二）维生素 A 缺乏症

如果学前儿童摄入含有维生素 A 的食物较少，或者由于消化吸收等出现障碍而引起维生素 A 缺乏，则可致维生素 A 缺乏症。

1. 症状

当维生素 A 缺乏数周或数月后，可出现以下症状。

（1）眼部表现

夜间视物不清（夜盲症），眼泪减少，自觉眼干不适；眼部检查可见角膜边缘处干燥起褶皱，角化上皮堆积形成泡沫状白斑（称为结膜干燥斑）；继而角膜发生干燥、混浊、软化、溃疡、坏死，眼部疼痛，畏光，经常眨眼或用手揉搓导致感染。严重者出现角膜穿孔、虹膜脱出乃至失明。

（2）皮肤表现

全身皮肤干燥，鳞状脱屑，角化增生，常发生丘疹样角质损害，触之有粗砂砾样感觉，以四肢、面部、两肩及臀区为主；毛囊角化引起毛发干燥、失去光泽、易脱落；指甲多纹、失去光泽、易折裂。

（3）生长发育障碍

维生素 A 缺乏严重者会身高发育迟缓，牙质发育不良，易发生龋齿。

2. 护理

（1）为患儿增加富含维生素A及类胡萝卜素的食物，如胡萝卜、番茄、红薯、南瓜、豆类以及深绿色蔬菜等。

（2）也可根据医嘱口服维生素A制剂或者注射维生素A，但不宜长期大量服用，以防中毒。

（3）注意对眼部的症状进行局部治疗、护理。

3. 预防

（1）注意平衡膳食，经常食用富含维生素A的食物。

（2）消化道功能紊乱或慢性疾病患者，应及早补充维生素A。

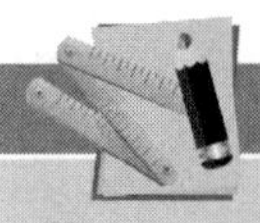

信息窗

维生素A中毒

如果维生素A摄入过多会引起维生素A中毒，有急性和慢性两种情况。

● 急性维生素A中毒。成人或儿童在大量服用维生素A后6～8小时，至多在1～2天内会出现嗜睡、过度兴奋、头痛、呕吐等症状，摄入后12～20小时候会出现皮肤红肿、脱皮，以手掌、脚底等厚处最为明显。婴幼儿则以高颅压为主要特征。

● 慢性维生素A中毒。成人或儿童每天服用过量维生素A持续半年、数周或数月可引起慢性中毒，多表现为食欲减退，体重下降，皮肤瘙痒，皮疹，骨骼、肌肉疼痛（多见于四肢），可有头痛、呕吐眩晕、视觉模糊等症状。另外还会出现皮肤干燥、脱屑、皲裂、毛发干枯、脱发、齿龈红肿、唇干裂、鼻出血等皮肤黏膜损伤现象及贫血、肝脾肿大等。

(三) 维生素D缺乏性佝偻病

维生素D缺乏性佝偻病是儿童常见营养性疾病之一，是一种慢性全身性疾病，主要由于体内维生素D不足，引起钙、磷代谢失常，钙盐不能正常地沉积而导致，以骨骼改变为特征。引起维生素D缺乏性佝偻病的病因有围产期维生素D不足、日光照射不足、外源性维生素D摄入不足、生长过速、某些疾病的影响等。

1. 症状

维生素D缺乏性佝偻病的临床分期有初期、活动期、恢复期以及后遗症期。

(1) 初期(早期)

多见于6个月以内的年幼儿童，以神经精神症状为主，表现为易激动、烦躁不安、夜惊、多汗等，骨骼的变化不明显。

(2) 活动期(激期)

症状继续加重，主要表现为骨骼改变，可有枕秃、颅骨软化、囟门大、方颅，严重者出现鸡胸、驼背、脊柱侧弯等。开始站立或行走后可见腿部呈“O”形或“X”形。

(3) 恢复期

经治疗后临床症状好转或消失，体征减轻，血钙、血磷逐渐恢复正常。

(4) 后遗症期

多见于两三岁以后的儿童，临床症状基本消失，仅遗留不同程度的骨骼畸形。

2. 护理

(1) 活动期的患儿尽量减少体力消耗，适当休息，注意保持正确的坐、立、行姿势，不应勉强久坐、久站，避免骨骼变形。

(2) 合理补钙。多晒太阳，多做户外活动。饮食注意富钙配餐，可通过维生素D药物治疗。

(3) 患儿的抵抗力低下，要注意预防感染。

3. 预防

（1）增加户外活动，每日晒太阳的时间不应少于2小时，应尽可能暴露皮肤。在室内接受阳光照射时，注意不要隔着玻璃窗户，因为玻璃会影响皮肤对紫外线的吸收。

（2）合理喂养，提倡母乳喂养，按时添加辅食，补充富含维生素D、钙、磷和蛋白质的食物。

（3）定期体检，及早发现维生素D缺乏并及时采取治疗措施。

（4）适当情况下可根据医嘱进行药物预防。

（四）锌缺乏症

锌为人体重要的必需微量元素之一，在体内的含量仅次于铁。锌缺乏可导致机体多系统功能紊乱，直接影响学前儿童生长发育。

1. 症状

食欲差，出现厌食或异食癖，生长发育减慢或停滞，体格矮小，性发育延迟，第二性征发育不全；经常发生呼吸道感染；舌黏膜增生、角化不全；部分患儿毛发脱落、出现游走性舌炎、反复口腔溃疡、创伤愈合迟缓。

2. 护理

多进食富含锌的食物，如动物性食物、海产品以及干果等。必要时可用锌剂治疗，但要注意用量。因为锌剂的毒性虽小，剂量过大时也会引起恶心、呕吐、胃部不适等消化道刺激症状，甚至导致脱水和电解质紊乱。

3. 预防

（1）平衡膳食，纠正学前儿童挑食、偏食、吃零食的不良习惯。

（2）对可能缺锌的学前儿童，如早产儿、人工喂养儿、营养不良儿，以及患有长期腹泻、大面积烧伤、蛋白尿等疾病的学前儿童，要适当补锌。

（五）单纯性肥胖

肥胖症是由于体内脂肪过度积聚、体重超过正常范围的一种营养障碍性疾病。肥胖症分为原发性肥胖和继发性肥胖。其中，原发性肥胖占95%～97%。原发性肥胖又称为单纯性肥胖，是由于长期摄入超过机体代谢需要的能量，使体内脂肪过度积聚而造成的。肥胖不仅影响儿童的健康，而且容易引起高血压、糖尿病、冠心病等疾病。

1. 症状

食欲旺盛，喜吃甜食和高脂食物，进食速度快，活动少；常有疲劳感，用力时气短或腿痛；皮下脂肪丰满、分布均匀，腹部膨隆下垂。体重过重者，走路时两下肢负荷过重可致膝外翻和扁平足。

2. 护理

(1) 鼓励患儿选择喜欢、有效、易于坚持的运动，每天运动至少 1 小时，注意运动量应因人而异，循序渐进。

(2) 调整患儿饮食，在保证基本热量与营养素需要、保持正常生长发育的前提下，减少热量摄入。

(3) 鼓励患儿多吃体积大而热能低的蔬菜类食品。

3. 预防

(1) 向家长宣传“肥胖儿不是健康儿”的观点，使其摒弃“越胖越健康”的陈旧观念。

(2) 父母肥胖者更应定期为学前儿童检测体重，及早采取控制措施。

(3) 科学喂养，少食含糖多的食品，少食油脂食品。

(4) 每天进行适当的户外活动和运动。

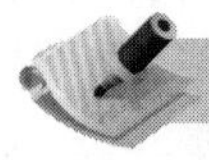

思考与练习

1. 简述疾病的概念，说一说有哪些常见的致病因素。

2. 学前儿童生病时有哪些迹象及常见症状？

3. 请模拟操作本章中介绍的几种基本护理技能。

4. 根据传染病发生和流行的三个主要环节，简述如何预防传染病。

5. 在对学前儿童的一般状况进行观察时，要关注到该儿童的整体健康状况。请对以下案例进行判断：浩浩和安安都发烧了，浩浩 38 ℃，一直表现得无精打采；而安安都发烧到 40 ℃了，却还活蹦乱跳的。请问哪位学前儿童的病情可能更严重些？（虽然从体温这个具体指标来看，安安的体温要高于浩浩的；但是结合精神状态来进行判断，发烧到 38 ℃的浩浩的身体受疾病影响的程度可能更严重一些）

6. 乐乐今年两岁半，他有一个刚 4 个月的小妹妹。乐乐爸爸最近工作比较繁忙，导致身体免疫力降低，患上了水痘。乐乐的妈妈从未接种过水痘疫苗，也未患过水痘。虽然水痘疫苗属于二类疫苗，自愿接种，但是乐乐的父母却坚持给孩子接种。请判断全家人中谁不会受到爸爸的传染？（最不可能被传染的是乐乐，因为他在 1 岁时已经接种过水痘疫苗，而妹妹没有到接种年龄，妈妈则从未接种过水痘疫苗，也从未患过水痘，因此妈妈和妹妹均有可能受到爸爸的传染）

拓展性阅读导航

[1] 单若冰. 儿童保健与儿科常见疾病诊治 [M]. 北京：人民军医出版社，2007.

该书以儿童保健和儿科常见病、多发病诊治为主，对疾病的定义、病因、病理、分型等做了简要概述，对儿童保健基本知识、疾病诊断和治疗做了较为详尽的阐述，相对浅显易懂，适用于社区及其他基层医务工作者参考和使用。

[2] 朱明德. 临床医学概论 [M]. 北京：人民卫生出版社，2009.

该书为非临床医学专业本科教学用书，包括绪论、临床诊断学概论、临床治疗学概论、临床疾病学概论及临床常用诊疗技术概论等内容，属于比较专业的医学书籍。其中，在“临床诊断学概论”中有各科常见症状的详细说明，“临床疾病学概论”中按照医疗系统的详细分科对各科疾病均有详细介绍，为本章中疾病的常见症状及儿科常见疾病的编写起了重要的参考作用。如想对疾病的症状与常见疾病进行较深入的学习，可以对该书进行系统地阅读。

[3] 赵正言. 实用儿科护理 [M]. 北京：人民卫生出版社，2009.

该书具备内容齐全、便于临床查阅的特点，共6篇36章，主要内容包括儿童保健、儿科护理工作流程、儿科护理技术、新生儿护理、儿内科疾病护理、儿外科疾病护理、儿科危重症急救护理等，能为学前儿童教师及家长了解更多更全面的护理技能提供参阅资料。另外，本书中还比较详细、具体地对近二百种儿科疾病进行了介绍，方便教师及家长对症查找护理方法。

第六章

学前儿童意外伤害的预防与急救

内容提要

本章首先介绍了学前儿童意外伤害的一般问题，包括意外伤害的基本概念、学前儿童意外伤害的特征和影响因素。在此基础上，介绍了常见意外伤害的预防及处理，并探讨了幼儿园安全管理的要求、基本措施和学前儿童安全教育的目标与内容、途径与方法，以期提高学前教育工作者有效预防意外伤害和处理意外伤害的能力。

学习目标

1. 了解意外伤害的概念和学前儿童意外伤害产生的原因。

2. 了解伤情判断的基本知识和一般的急救原则。

3. 掌握常见意外伤害的预防和急救处理方法。

4. 了解幼儿园应当采取的基本安全措施，以及学前儿童安全教育的目标、内容和方法。

关键词

意外伤害　预防与急救　安全措施　安全教育

案例导引

5岁的阳阳和涵涵在小区内的行车道上玩滑板车，两人比赛看谁滑得快。突然从前面路口拐过来一辆小汽车，眼看就要撞到了，阳阳和涵涵赶紧刹车。滑板车刹车太急，两人由于惯性均向前扑倒，面部和胳膊都有多处擦伤。幸亏小汽车在小区里行驶缓慢，不然后果不堪设想。

3岁的飞飞和班里其他小朋友一起，在幼儿园的操场上玩羊角球，不知不觉骑着羊角球来到了秋千附近。正好秋千荡过来，飞飞躲闪不及，被撞翻在地，额头磕破了一道长长的口子，鲜血直流。经过治疗，飞飞的伤口好了，可他对羊角球和秋千都产生了恐惧，再也不敢玩。

类似这样的意外伤害在学前儿童身上时有发生，严重影响着学前儿童的身心健康。如果你是阳阳和涵涵的家长，你会怎样处理两个孩子的伤口？如果你是飞飞的老师，你又会采取什么样的措施预防此类事件再次发生？

第一节　学前儿童意外伤害的含义及影响因素

学前儿童作为一个特殊群体，其心理发展的特点决定了他们好奇好动，喜欢探索新奇、未知的事物，而身体发育和生活经验的限制，又让他们不容易对危险进行准确的判断和规避，因而容易发生意外伤害。到底什么是意外伤害？意外伤害与意外事故是一回事吗？学前儿童意外伤害有哪些特征和影响因素？本节将围绕这些问题一一展开。

一、意外伤害的基本概念

（一）意外伤害的概念和分类

1. 意外伤害的概念

过去人们习惯于将伤害称为“意外事故”（accident），这一说法常常使人误认为伤害的发生纯属偶然，无法控制和预防。1996年在澳大利亚召开的第三届伤害国际会议上，开始用“伤害”（injury）一词代替“意外事故”，以此弱化其偶然因素，并突出它的可预防性。

根据世界卫生组织发布的《疾病和有关健康问题的国际统计分类》(ICD-10)，伤害是指由突发性事件而使人体暴露于致损能量（机械能、热能、化学能、电能）中，或使人体缺乏某种生命所必须的物质（如溺水时缺氧、低温损伤时缺乏热量），从而造成的身体急性损伤①。

伤害按其意图分为故意伤害和非故意伤害。其中，非故意伤害又称意外伤害（unintentional injury），是指突然发生的各种事件对人体所造成的损伤。它具有突发性，是严重威胁人类生命安全和健康的危险因素。

2. 意外伤害的分类

意外伤害种类很多，分类也不尽相同。儿童常见的意外伤害包括溺水、道路交通伤害、擦伤、碰伤、切割伤、烧烫伤、跌落、中毒、电击伤和动物咬伤等。

（二）学前儿童意外伤害的发生及防控现状

世界卫生组织和联合国儿童基金会于2008年联合发布的《世界预防儿童伤害报告》显示：全世界每天有2000多个家庭因非故意伤害或意外事故而失去孩子，从而使得这些家庭变得支离破碎；每年约有83万名18岁以下的儿童死于意外伤害，而这些伤害原本是可以预防的；除了由于意外伤害导致的死亡以外，还有数千万儿童因遭受非致命性伤害而需要接受临床治疗，许多人留下了常常要伴随终生的某种残疾。

在我国，伤害已经成为0～14岁儿童死亡的首要原因。据估算，我国每年大约至少有1000万儿童受到各种形式的伤害，10万儿童因伤害而死亡，40万儿童因伤害致残。2003年“北京市18岁以下儿童伤害流行学调查”表明，伤害发生率为2.25%，每天约有139名儿童受到严重的伤害。伤害不仅会造成沉重的社会负担和经济损失，也给受伤儿童身心发展造成重大负面影响，给他们的家庭和生活投上阴影。

由于儿童伤害的发生具有明确的危险因素，因此，通过有效的策略和措

① 世界卫生组织. 疾病和有关健康问题的国际统计分类：第十次修订本·第一卷［M］. 北京协和医院世界卫生组织疾病分类合作中心，编译. 北京：人民卫生出版社，1996.

施进行干预，可以预防和控制儿童伤害的发生，这在瑞典、澳大利亚、越南等许多国家都已有成功的经验。近年来，我国政府和相关部门非常重视儿童伤害的预防和控制，《中国儿童发展纲要（2011—2020 年）》中将“减少儿童伤害所致死亡和残疾”纳入主要目标，明确提出：将安全教育纳入学校教育教学计划，中小学校、幼儿园和社区普遍开展灾害避险以及游泳、娱乐、交通、消防安全和产品安全知识教育，提高儿童家长和儿童的自护自救、防灾避险的意识和能力。

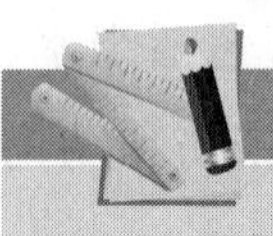

信息窗

国际预防儿童伤害的方法①

在过去的三十年里，许多发达国家已经把儿童伤害死亡率降低了 50%，具体方法包括以下内容。

- 立法与执法。立法是预防儿童伤害的一种有力工具。已有证据表明，立法提高了社会许多领域对预防性措施的采纳率，并且降低了儿童伤害的发生率。
- 产品改良。改变产品的设计和制造方法可以降低儿童伤害的风险，减少他们对危险物品的接触以及减轻伤害的严重程度。产品改良有利于预防儿童伤害。例如，已发现采用儿童防护安全包装能有效减少儿童因接触诸如石蜡、家用产品和化学物品发生中毒而致死的人数。
- 环境改良。改良环境以方便使用者是预防伤害的一种重要方法。如今，人们已开发出了改良道路交通环境和家庭环

① Peden M，Oyegbite K，Ozanne-Smith J，et al. World report on child injury prevention: summary [M]. Geneva: World Health Organization，2008：12-14.

境的有效策略。高收入国家已在提高运输系统基础设施（包括学校和幼儿园）的安全性方面取得了重要进展。例如，在马来西亚，为摩托车驾驶员提供单独的车道，这项措施使交通事故发生率降低了27%。

● 支持性的家庭访视。由儿科护士对伤害风险较高的家庭进行访视的办法已被广泛采用，这一办法可改善家庭环境、促进家庭发展以及纠正儿童不良行为。家庭环境质量的改善与某些类别伤害（例如婴幼儿摔落）的减少相关。那些采用专业访视人员、延长访视时间，以及提供和讲解安全器具用法的计划获得了最为显著的效果。

● 安全器具。安全器具的研发和推广可显著降低伤害发生率。例如，戴自行车头盔可将各年龄组骑车者头部受伤和严重脑伤的风险降低63%～88%，而烟雾探测器可将火灾致死率降低70%。

● 教育、技能及行为转变。很明显，教育是其他策略（例如立法、推广安全器具和家庭访视）的基础。但是，尚未发现仅靠教育计划就可以减少伤害，而且教育计划不应成为儿童伤害预防措施中唯一的重点问题，尤其是被证明行之有效的策略已存在的情况下。

● 急救医疗和康复。强化各领域的创伤医疗服务，包括从院前救护到临床治疗、直至康复等，非常有助于减轻伤害造成的死亡和残疾负担。

二、学前儿童意外伤害的特征和影响因素

（一）学前儿童意外伤害的特征

已有研究表明，学前儿童意外伤害存在着年龄差异、性别差异、时间差异等特征。

1. 意外伤害存在年龄差异

儿童伤害导致的死亡和非致死性伤害随着年龄不同而存在很大差异。《2013中国卫生统计年鉴》显示：2012年学前儿童意外伤害排在前几位的分别是溺水、交通事故、意外跌落；其中不满一岁的婴儿以意外的机械性窒息为主，意外跌落次之；1～4岁学前儿童以及5～9岁儿童意外伤害以溺水、机动车辆交通事故、意外跌落、机动车以外的交通事故为主要原因；1～6岁为意外伤害高发年龄。

2. 意外伤害存在性别差异

国内外调查研究均表明，男童的意外伤害发生率和严重程度显著高于女童的①。原因在于男童一般来说更顽皮，好奇心和探索欲较强，更容易进行高风险的活动，且不擅长情绪控制，易冲动。国内一项研究表明，男女童意外伤害的年发生率分别为18.16%和11.40%②，男童意外死亡率是女童的1.7倍。

3. 意外伤害存在时间差异

从意外伤害发生的季节上看，儿童意外伤害多发于夏秋季节，主要在七八月。原因在于七八月属于暑假期间，儿童活动范围大，而来自于成人的监管和看护相对缺失。研究表明：在一天中，意外伤害发生在傍晚的比率最高，占比29.82%；发生在上午的比率次之，为26.32%；发生在下午的比率为21.05%；发生在早晨的比率为14.04%；发生在午休时间的比率最低，为8.78%③。

（二）学前儿童意外伤害的影响因素

1. 儿童自身因素

---

① 蒋耀辉，钟燕，刘康香，等. 儿童意外伤害2543例原因分析及干预对策探讨［J］. 中国儿童保健杂志，2008，16（2）：231.

② 赵华硕，卞静，何鹏，等. 徐州市学龄前儿童意外伤害现状及影响因素分析［J］. 中国儿童保健杂志，2013，10（21）：1069.

③ 周梅，李艳菊，李雅平，等. 我国意外伤害研究现状与进展［J］. 护理学杂志，2009，24（9）：96.

（1）生理因素

一方面，学前儿童运动系统的发育尚未成熟，肌肉发育未完善，走路和跑步不稳健，容易发生摔伤、磕碰、跌落伤等意外伤害。另一方面，学前儿童神经系统发育也不完善，对危险因素缺乏准确的理解和判断，自我防范意识比较差。此外，学前儿童呼吸系统娇嫩，呼吸道的黏膜容易受损，极易发生吸入性窒息等意外。

（2）心理因素

气质、情绪、性格与意外伤害的发生密切相关。儿童的气质一般分为难养型、易养型、启动缓慢型三种。难养型气质的儿童因生活不规律、环境适应性差，易产生行为问题，从而增加发生意外伤害的概率。研究发现，性格特征偏胆大冒失、好动、外向、粗心、暴躁、独立、主动、情绪不稳、好奇心强、富有冒险心理、遇事有强烈情绪反应的儿童意外伤害的发生率明显高于胆小、喜静、孤僻、温顺、依赖、细心、被动的儿童①。

2. 家庭因素

家庭环境布置不良是导致学前儿童意外伤害的主要原因，如果药品、热水瓶、剪刀、缝衣针等放置不当，易导致学前儿童中毒、烫伤、切割伤、刺伤等。父母文化程度、家庭经济状况、父母对伤害预防的态度，直接影响到父母对子女的安全教育状况。单亲的家庭结构、父母文化水平较低、家庭经济情况较差、父母安全意识不强的子女发生意外伤害的风险更高。与亲生父母一起生活的学前儿童发生意外伤害的概率比与祖辈、继父母、朋友等生活在一起的儿童低6%～8%②。

3. 社会因素

学前儿童意外伤害的发生与国家、地区的经济发展水平密切相关。随着工业化、城市化的进展，道路交通变得越来越拥挤，工厂不断增多，有害气体、液体排放量增加，学前儿童生活环境中的危险因素越来越多。另外，学

①② 李梦秋，李莎莎，张梦荧，等. 儿童意外伤害的特征与影响因素分析［J］. 科技资讯，2015，33（13）：237、239.

前儿童的意外伤害还与幼儿园环境是否存在安全隐患、幼儿园管理制度是否完善、幼儿园的安全教育实施是否到位、保教人员安全意识是否良好等问题密切相关。

第二节　常见意外伤害的处理及预防

在日常生活中，采取有针对性的预防措施，最大程度地排除安全隐患，能够减少意外伤害的发生，做到“防患于未然”。一旦发生意外伤害，及时处理，可将伤害降至最低，甚至能挽救学前儿童的生命。本节重点介绍几种学前儿童常见意外伤害的处理及预防办法。

一、溺水

溺水是指由于水的隔绝作用，导致人不能接触空气造成的人体缺氧而溺死或溺水未死亡。

（一）处理步骤

将溺水儿童救上岸后，在等待医疗救援的同时，应立即施以急救，目的在于迅速恢复溺水儿童的呼吸和心跳。急救步骤主要包括：打开气道、控水和实施心肺复苏。

1. 打开气道

立即解开溺水儿童的衣服和腰带，清除其口腔和鼻腔中的淤泥、杂草、呕吐物等，保持呼吸道畅通。让溺水儿童的头颈后伸，打开气道。

2. 控水

救护者取半跪姿势，将溺水儿童匍匐在救护者的膝盖上，使其头下垂，按压其腹、背部，使溺水儿童口、咽及气管内的水控出（图 6-1）。

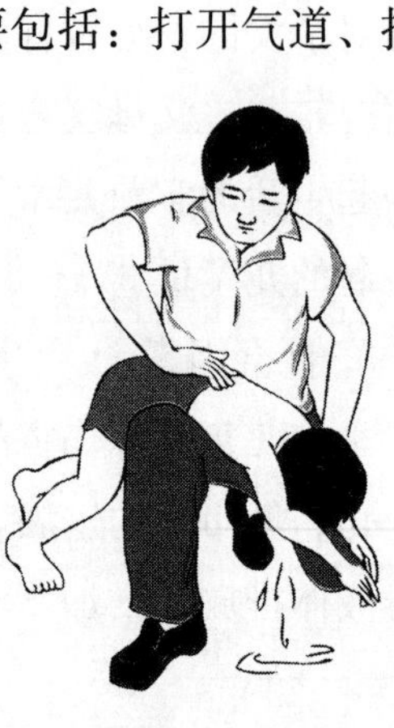

图 6-1　控水

3. 实施心肺复苏

检查溺水儿童呼吸、心跳的情况。有心跳、无呼吸者，可做口对口人工呼吸；如果心跳、呼吸都停止了，应就地进行心肺复苏（具体方法见本章第三节），以保证溺水儿童脑部供血，不至于因缺氧而造成不可逆的损害。学会心肺复苏的方法，将有可能挽救溺水儿童的生命。

（二）注意要点

控水时间不能太久，否则会错过心肺复苏的时机。

（三）预防措施

预防学前儿童溺水，关键在于家长的看护。

1. 当0～3岁的学前儿童在浴盆、水桶、卫生间、水池等水容器里或在其周围时，家长要在旁边注意看护，保证伸手可及。

2. 家里的浴室门、卫生间门随手关闭，防止0～3岁学前儿童自行进入。

3. 家里的所有水容器使用后都要将水倾倒干净。若需要蓄水，可将水容器放到0～3岁学前儿童接触不到的地方。

4. 教育学前儿童走路时要看清道路，绕开井盖，以防跌入下水道和粪池。

5. 让学前儿童知道溺水的危害，知道不能单独到河边、池塘边玩耍。

6. 学前儿童学习游泳，要在游泳设施完备、配有救生员的正规游泳场所。

二、擦伤和碰伤

擦伤指由于钝器（略粗糙）机械力摩擦的作用，造成以表皮剥脱、翻卷为主要表现的损伤。碰伤指身体受到碰击时形成的伤害。擦伤和碰伤是学前儿童较常发生的意外伤害，虽然大多数都属于轻性创伤，但如果得不到正确、及时的处理，也可能会带来严重的后果。

（一）处理步骤

1. 擦伤

擦伤后应首先抚慰学前儿童的情绪，检查其擦伤的面积、伤口深浅，以及伤口的污染程度，并立即用淡盐水（1000 毫升凉开水中加食盐 9 克，浓度约 0.9%）或清水将伤口清洗干净。

如果出血较多，可用棉签或纱布、干净手帕压在伤口处数分钟止血；也可使用冰敷，促使患部血管收缩，减少伤处出血。如出血难止、伤口过深或擦伤广泛，应先将受伤肢体抬高，同时用手指压住流血部位近心端的动脉血管，用干净纱布或手帕包扎后，送去医院就诊。

止血后，用温开水再次冲洗皮肤擦伤部位，去除泥土、沙粒等附着物。如果擦伤较严重，自行冲洗、消毒不能去除污垢，应去医院请医生做彻底清创处理。经清洁伤口和压迫止血后，涂碘伏或红药水即可。

2. 碰伤

如头部或肢体碰伤引起小血肿，早期宜用冷敷。冷敷后 48～72 小时后改用热敷，一般均可好转。

（二）注意要点

1. 如果伤口不是过深，则无需包扎、覆盖。将伤口暴露更有利于伤口愈合。

2. 不要涂抹红花油。毛细血管破裂以后，涂抹红花油会促使血流加快，使肿胀加重。

3. 含碘的消毒剂（包括碘酊和碘伏）不能和红药水同用，否则会生成有毒的碘化汞。

（三）预防措施

1. 开展安全教育，帮助学前儿童树立安全意识，知道擦伤、碰伤的危险。

2. 随时检查儿童经常活动的地方是否安全，如地面是否平整等。

3. 教导儿童不要在游乐设施附近跑动或玩耍，防止与人或器材发生碰撞。

4. 教育学前儿童磕碰头部后务必及时告诉成人。

三、切割伤

切割伤指皮肤、皮下组织或深层组织受到玻璃碎片、刀刃等锐利物品的划割而发生的破损裂伤。

（一）处理步骤

1. 轻微切伤

先用清水将伤口彻底洗净，使伤口周围的皮肤保持干燥。再用干净纱布覆盖伤口，然后轻轻包扎。

2. 严重切伤

首先冷静止血。可将干净的纱布放置于伤口处加压包扎；无纱布时，使用手掌压迫是最便利的止血方法，一般压迫5～10分钟即可止血（如果伤口里有异物则应按住伤口周围）。如果出血严重，应抬高受伤部位，使其高于心脏，用干净的布块加压止血。

其次包扎伤口，但不要过紧，因为伤口会有些肿胀。

最后立即将学前儿童送往医院，必要时可由医护人员注射破伤风疫苗。

（二）注意要点

1. 尽量将身体受伤部位放得高于心脏，这样容易止血。

2. 不要在伤口上放脱脂棉或手纸，因为棉丝和纸屑在清洗伤口时很难被去除干净。

3. 若有玻璃等刺入物，不可立即拔出，避免失血过多和使伤情严重化。

4. 不要在伤口上涂抹动植物油，以免造成感染。如果处理不当，合并感染可能会发生败血症，给生命带来威胁。

（三）预防措施

1. 教育学前儿童在活动场所中注意玻璃、剪刀等锐利物品。

2. 教育学前儿童在使用刀剪等锐利物品时要十分小心，并掌握安全使用的方法。

四、烧烫伤

烧烫伤是生活中常见的意外伤害，一般由开水、热油、滚粥、火源、电击等所致。发生烧烫伤后，如果处理及时，就有可能避免严重的后果。

（一）处理步骤

1. 烧伤

如果是火烧伤，应迅速让患儿远离火源，并帮助患儿灭火。灭火后，用剪刀轻轻剪开患儿烧伤部位的衣服，检查烧伤程度，并及时降温、清洁、止痛，可服用淡盐水防脱水、休克，送医院救治。

如果是电烧伤，应迅速用木棍、塑料制品等绝缘物品切断电源，用生理盐水清洗烧伤部位，或覆盖凡士林油纱布处理。

2. 烫伤

首先立即降温，将烫伤部位置于流动的自来水下冲洗 15～20 分钟，再放于冷水中浸泡 15～20 分钟。可在水中用剪刀剪开衣服，避免脱衣时损伤烫伤创面。降温后，用无菌纱布或食物保鲜膜覆盖创面，立即送往有烧烫伤救治能力的医院治疗。

（二）注意要点

烧烫伤造成的水泡不要弄破，尚未出现水泡的轻微烧烫伤可用京万红、獾油、湿润烧伤膏等外用药物涂抹伤口表面。切忌使用酱油、黄酱、牙膏、菜叶、炉灰等涂擦，以免引起感染或使症状恶化。

（三）预防措施

1. 抱学前儿童时，不要端热饮或较热的食品，外出吃饭时尤其要注意。

2. 端热汤时，应大声示意学前儿童远离自己，以免其玩耍冲撞导致热汤洒出。

3. 将火柴、打火机等易产生火焰的物品收至学前儿童拿不到的地方。

4. 教育学前儿童认识厨房的危险物品，知道要尽量避免接触这些危险物品。

5. 教育学前儿童吃饭、喝汤前先小口试试，不烫嘴了再吃。

6. 教育学前儿童知道电有危险，不能玩裸露的电线，特别是不能用湿手摸电源插座。

五、气管异物

（一）处理步骤

如果气管异物致使学前儿童呼吸道部分梗阻，气体交换良好，应鼓励学前儿童用力咳嗽，将异物咳出。

如果气管异物致使学前儿童呼吸微弱，咳嗽乏力，或呼吸道完全梗阻，则应立刻使用海姆立克急救法（详见本章第三节）。

如果气管异物靠近喉部，更适合采取催吐法，即用手指伸进口腔，或使用压舌板、匙柄、筷子等物刺激咽部，使学前儿童呕吐。

如果发觉学前儿童嘴唇发青或呼吸停止，应立即进行人工呼吸。

（二）注意要点

1. 如果异物咳出，应立刻将其从学前儿童嘴中排出，以免儿童因为紧张哭闹又将其吸进。

2. 如果学前儿童陷入昏迷，在送往医院的途中，应使其保持头低脚高的体位，并使其头偏向一侧，以防呕吐物进入下呼吸道。

（三）预防措施

1. 教育学前儿童不将纽扣、钱币、玻璃球等细小玩具放入口中。

2. 教育学前儿童进食时要安静、专心，不能嬉笑、哭闹、打骂。

3. 帮助学前儿童改掉口中含物的坏习惯。发现儿童口中含物时，应委婉劝其吐出，不要强行用手指挖取，以免引起哭闹而吸入气道。

六、眼睛异物

（一）处理步骤

一般异物（如沙子、尘土、小飞虫等）进入学前儿童的眼内后，成人应首先告诉学前儿童不要用手揉眼睛；可洗净双手，用拇指和食指轻轻捏住学前儿童的上眼皮，轻轻向前提起，向学前儿童的眼内轻吹，刺激眼睛流泪，将沙尘冲出，再向眼内点消炎眼药水。如果异物无法取出，或疼痛不能缓解，则应立即送往医院救治，以防角膜感染。

（二）注意要点

1. 向学前儿童强调不能用手揉眼睛，避免造成眼角膜擦伤。

2. 不能用未经清洁、清洗的手直接翻开学前儿童的眼皮，更不能用手指在学前儿童的眼睑上擦抹，以免造成学前儿童眼睛严重擦伤或眼部细菌感染。

（三）预防措施

1. 平时重视对学前儿童进行眼睛保健的教育，提高其保护眼睛的意识。

2. 教育学前儿童玩沙土时不要将沙土扬高，挖土时动作要轻缓，倒土时应从低处倒出，避免沙土迷眼。

3. 教育学前儿童不用脏手揉眼睛，以免将手上的细小颗粒带入眼中。

七、外耳道异物

外耳道异物一般可分为动物性异物（如昆虫等）、植物性异物（如谷粒、豆类、小果核等）及非生物性异物（如石子、玻璃珠、水等）三类。小而无刺激的异物，可长期存留在外耳道内，无任何明显症状。较大异物或可遇潮湿而膨胀的植物性异物，能阻塞外耳道，影响听力及产生耳鸣等不适，严重者可致外耳道炎。异物接近鼓膜可压迫鼓膜致耳鸣、眩晕。昆虫爬行或活动时可引起难以忍受的不适，触及鼓膜可致疼痛、耳鸣，甚至损伤鼓膜。

（一）处理步骤

若外耳道异物为活动的昆虫等动物性异物，可先用强光接近学前儿童的外耳道将小虫引出来；或滴入油剂、酒精或乙醚使小虫死亡或昏迷后用镊、钩或经冲洗取出。

若外耳道异物为植物性异物，可在直视下用异物钩或外缘光滑的耳刮匙取出，不宜用水冲洗，以免异物膨胀而致取出困难。

学前儿童外耳道异物属非生物性异物时，可用倾斜头部、单腿跳跃的动作，将异物跳出。若无效，应送往医院处理。切不可用小棍捅或用镊子夹，以免损伤学前儿童外耳道及鼓膜。

（二）注意要点

取异物时操作必须轻巧熟练，不得盲目强行取出，以免损伤外耳道皮肤及鼓膜。特别是对圆形光滑异物（如豆类、玻璃珠等），切忌随意用镊、钳夹取，以免将异物推向深处。

（三）预防措施

1. 提醒学前儿童不要将小玩具、小东西放到耳中。

2. 教育学前儿童保护耳朵，不要养成随便挖耳垢的不良习惯。

八、鼻出血

学前儿童鼻出血的原因以外伤居多，主要包括运动中的撞击、跌碰以及刺伤。此外，学前儿童鼻黏膜干燥、挖鼻孔、鼻内异物以及感冒发高烧等均可引起鼻出血。

（一）处理步骤

首先安慰学前儿童不要紧张，要安静地坐着（不能躺着），略微低头。

其次，让学前儿童张口呼吸，成人捏住其鼻翼，压迫 5 分钟后松手看看是否止血，若继续流血，再重复压迫 5～10 分钟，再用冷水拍或冷毛巾敷前额、鼻部以及颈后部，可使鼻腔小血管收缩，减少出血。

按以上步骤处理后，如果还是出血较多，可用脱脂棉卷塞入鼻腔。若有麻黄素滴鼻液，可把药滴在棉球上，止血效果更好。

止血后，禁止学前儿童在 2～3 小时内做剧烈运动。

若经上述处理仍出血，应立即送医院处理。

（二）注意要点

1. 学前儿童鼻出血后不能抬头，更不能平躺，否则血会流到鼻腔后方、口腔、气管甚至肺部，轻者可能引起气管炎、肺炎，重者可导致气管堵塞、呼吸困难，甚至危及生命。

2. 若自鼻孔流出的血已不多，但学前儿童有频繁的吞咽动作，一定要让他把“口水”吐出来。若吐出的为鲜血，说明仍在出血，要送医院处理。

因鼻后部出血难用一般的止血方法止住，若大量失血，十分危险。

3. 若经常发生鼻出血，而且皮肤上常有瘀斑，小伤口出血也不易止住，应去医院做全面检查。

（三）预防措施

1. 在干燥季节，对有鼻出血史的孩子，家长可每天为其在鼻腔内均匀地涂抹少量凡士林或香油，以滋润鼻黏膜。

2. 纠正学前儿童偏食的习惯，引导学前儿童多喝水，多吃蔬菜，均衡饮食。

九、中毒

（一）处理步骤

学前儿童中毒，一般可分为食物中毒和药物中毒。不论是哪一类中毒，处理时都应遵循“先催吐、再解毒”的原则。

1. 催吐

可以将患儿腹部顶在救护者的膝盖上，将其头部放低。再将洗净的手指或匙柄等伸入患儿口内，轻压舌根部，促使其呕吐。如果让患儿躺着呕吐的话，要将其头偏向一边，防止呕吐物堵塞呼吸道。吐后要及时清除残留在口中的呕吐物。

毒物不明时，可灌服食盐水或肥皂水催吐，直到全部吐出为止。

如果学前儿童的皮肤和衣物沾上了有毒物，应立即脱去被污染的衣物，用大量的清水反复冲洗皮肤。

2. 解毒

根据误食物品的性质采取相应的解毒措施。

（1）食物中毒

如果误食的毒物为酸性，可先喝牛奶进行中和，然后再使之呕吐；如果误食的毒物为碱性，可先喝大量的水冲淡毒物。在急救过程中拨打急救电话，或将患儿送往医院，并将毒物带上。最后妥善处理可疑食物。对于幼儿园内出现的食物中毒事件，应马上获取所有可疑有毒的食物，禁止再食用，并收集呕吐物、排泄物等有关样本送到医院做毒物分析。

（2）药物中毒

如果学前儿童误把碘酒当作咳嗽药水喝下去，应赶紧给其喝米汤、面糊等淀粉类流质，以阻止患儿身体对碘的吸收；如果错喝了癣药水、止痒药水、驱蚊药水，应立即让患儿多喝浓茶水，因茶叶中含有鞣酸，具有沉淀及解毒作用；如果误服强碱药物，应立即服用食醋、柠檬汁、橘汁等；如果误服强酸，应立即服用肥皂水、生蛋清，以保护胃黏膜；如果误服的是一般性药物（如毒副作用很小的普通中成药或维生素等）且剂量较少，可让患儿多饮凉开水，使药物稀释并及时从尿中排出。

（二）注意要点

1. 误服药物或有毒食物后，原则上都应该帮助患儿呕吐以解毒。但当患儿失去意识，或有抽搐，或误服蜡、香蕉水、漂白剂、洗涤剂、石油、蓄电池液、碱、鞋油、去锈液、汽油、生石灰、亚铅化合物等物品时，原则上不让呕吐，而应急送医院救治。

2. 胃部内容物少者，不容易呕吐，要让患儿喝水，以促进呕吐。喝水的量与患儿体重有关，一般1千克体重给水10～15毫升。

3. 若是大量服用了安眠药、有机磷农药、石油制品及强酸强碱性化学液体等毒性或腐蚀性较强的药物时，如果医院在附近，应立即去医院抢救；如果医院离家较远，应在呼叫救护车的同时进行现场急救。

4. 将装药品或毒物的瓶子及患儿呕吐物，一同带往医院检查。然后根据误服药物或毒物的不同而采用相应的措施，积极进行救治。

5. 在急救和处理过程中，成人应尽量让患儿的情绪保持平静。

（三）预防措施

1. 注意食品安全与卫生，选择新鲜和安全的食品。

2. 饮用水要符合卫生要求，提醒学前儿童不喝生水或不洁净的水。

3. 训练学前儿童养成良好的卫生习惯。

4. 注意用药安全。给学前儿童服药前须确认药品名称和剂量；将药物放于学前儿童够不着的地方，妥善保管。

十、中暑

（一）处理步骤

首先，将患儿立刻移至阴凉、通风、干燥处。让患儿仰卧，头歪向一侧，解开衣扣，脱去或松开衣服并及时给患儿更换干衣服。条件允许时，可用比患儿体温低 2 ℃左右的水给患儿浸浴。将患儿的双脚垫高 20～25 厘米，有利于血液的回流。

其次，用凉毛巾冷敷头部，用扇子扇风，帮助散热。在患儿清醒后让其少量多次地饮用绿豆汤、淡盐水等饮品，或口服十滴水、人丹等解暑药物。

（二）注意要点

1. 在患儿意识清醒前不要让其进食或喝水。

2. 不能过量饮水。中暑后须大量补充水分和盐分，但过量的饮水会稀释血液，造成体内电解质紊乱，严重时还会引起抽风。应让患儿少量多次饮水，补充一些淡盐水。

3. 不能过量进食。夏季消化道的功能比较弱，中暑后消化能力更弱。过量进食，特别是油腻的食物，会增加消化系统的负担。应尽量让患儿多吃一些清淡爽口的东西，以适应消化道的功能。

4. 禁吃冷食。学前儿童中暑后，特别爱吃冷饮和瓜果类食物，而这些凉性食品会进一步削弱消化道的功能。

（三）预防措施

1. 炎热的夏季，学前儿童户外活动时间应避开早 10：30 至下午 2：30 阳光最灼热的时间段。可在树荫或屋檐下游戏，避免阳光直接照射。教师或家长应提醒学前儿童多喝水。

2. 减少产热。中午尽量不要外出。如果必须外出，宜穿宽松透气性好的浅色衣服，并戴防护眼镜和遮阳帽。酷热时，不论在户外从事什么活动，都应放慢速度。

3. 多洗浴，有条件者可经常游泳。

4. 合理饮食。饮食以清淡为好，多食富含蛋白质和维生素 B、维生素 C 的食物，因为这些水溶性维生素容易随汗排出。每日补充足够的水分，特别是出汗多时，可喝些盐汽水。

5. 随身携带必要的防暑药物（如清凉油、人丹、十滴水、霍香正气水等），发现不适可及时使用。

十一、惊厥

惊厥俗称“抽风”，表现为阵发性四肢和面部肌肉抽动，多伴有两侧眼球上翻、凝视或斜视，神志不清，有时伴有口吐白沫或嘴角牵动、呼吸暂停、面色青紫，发作时间可持续几秒钟至几分钟不等，有时反复发作，甚至呈持续状态。若不及时采取止痉措施，可危及生命。

（一）处理步骤

1. 立即稍稍抬起患儿的头，轻轻转向一侧，有利于口中分泌物流出，并防止舌后坠阻塞气道。及时清除呼吸道分泌物及口腔分泌物，保持气道通畅。

2. 在患儿的上下牙之间放置纱布包裹的压舌板（或干净软布包裹的勺子把），防止舌咬伤。

3. 移开周围的玩具、家具。施救者可将手伸到患儿头下面或用毛巾、衣服保护患儿头部，避免其头部受伤。

4. 尽量让患儿安静地躺着，取侧卧位休息，可尝试用手指按压患儿的人中、合谷、内关等穴位两三分钟来止惊（但须注意按压力度，避免因过于用力而导致患儿软组织受损）。

5. 一般情况下，学前儿童惊厥 3～5 分钟即可缓解，如果持续 5 分钟以上还未缓解，或短时间内反复发作，预示病情较重，必须急送医院。

6. 如果惊厥的同时伴有发热，应尽快送医。在送往医院的同时，可用冰袋冷敷，既可降温，又可减少大脑耗氧量，保护脑细胞。

（二）注意要点

不要紧抱或摇晃、拍打患儿试图使其恢复意识，也不要大声喊名字来刺激患儿，更不能强力撬开紧咬的牙关、把任何东西塞入患儿口中，以免对其造成额外伤害。

（三）预防措施

1. 在学前儿童入园时向家长询问病史，了解儿童惊厥史情况，有针对性地给予关注和预防。

2. 平时注意加强营养，经常进行户外活动，增强学前儿童的体质，提高免疫力。

3. 注意及时增减衣物，防止呼吸道感染。

第三节　常见伤害的急救处理

一旦学前儿童发生意外伤害事故，如果成人能够冷静、沉着、迅速地采取急救措施，往往能在很大程度上争取时间，减少事故造成的损失，减少儿童伤残和死亡。本节重点介绍伤情判断的基本知识、急救原则以及一些重要、常用的急救方法。

一、伤情判断

学前儿童意外伤害可按其轻重程度分为以下三类。

（一）可迅速危及生命的意外伤害

这类意外伤害包括溺水、触电、雷击、外伤大出血、气管异物、车祸和中毒等。发生此类事故时，及时的检查和抢救有时可挽救生命。具体检查顺序如下。

1. 检查神志是否清醒

首先要检查学前儿童的神志是否清醒，即对外界的刺激是否有反应。可以大声呼喊、敲打患儿脸颊或拧其手脚等。如果学前儿童毫无反应，称为神志不清或神志消失，预示着伤情严重，此时要保持儿童呼吸道畅通，谨防窒息。

2. 检查呼吸是否正常

正常人每分钟呼吸 15～20 次。病情危重时出现鼻翼扇动、口唇紫绀、张口呼吸等呼吸困难的表现，并有呼吸频率、深度、节律的异常，甚至时有时无。

检查学前儿童呼吸是否正常，可以观察患儿胸壁有无上下起伏活动；也可将手掌心或耳朵贴在学前儿童的鼻腔或口腔前，体察有无气流进出；或者用薄纸片、棉花丝或一丝餐巾纸放在学前儿童的鼻腔或口腔前，看其是否随呼吸来回摆动。如果用以上方法检查无迹象，可以初步判定学前儿童已经停止呼吸，必须马上做人工呼吸抢救，并根据具体情况判断呼吸停止的主要原因。

3. 观察脉搏和心跳是否正常

心脏跳动是生命存在的主要征象。手腕部的桡动脉、颈部的颈动脉、大腿根部的股动脉是最容易触摸到脉搏跳动的地方，可用食指和中指轻轻触及这些地方；无法摸清脉搏时，可将耳紧贴学前儿童左胸壁听心跳。当有危及生命的情况发生时，心跳将发生显著变化，无法听清甚至停止，此时应立即对学前儿童实施心肺复苏进行抢救。

4. 检查瞳孔是否正常

正常人两眼的瞳孔等大等圆，直径约为 3 毫米，并在光照下迅速缩小。如果儿童两侧瞳孔呈现一大一小或散大的状态，并对光线刺激无反应或反应迟钝，则说明伤情严重，需要立即抢救。

经过上述检查后，基本可判断学前儿童是否有生命危险。如有危险，应立即进行心、脑、肺的复苏抢救；如无危险，则可对学前儿童进行包扎、止血、固定等治疗。

（二）严重意外伤害

这一类意外伤害虽不会顷刻致命，但也十分严重。例如，各种烧烫伤、骨折、毒蛇咬伤、狗咬伤等，若迟迟不做处理或处理不当，也可造成死亡或终身残疾。

（三）轻微意外伤害

轻微的意外伤害包括小刀划破了一个小口、摔破了一点皮、烫起了一个小水泡等，在家庭或幼儿园可进行简单的处理，必要时到医院进行治疗。

二、急救原则

（一）抢救生命

幼儿园内的儿童遭遇意外事故，特别是一些情况严重的事故时，抢救生命是急救的第一原则。当学前儿童的呼吸、心跳发生严重障碍时，如果不立即进行急救，只等送医院再救，往往会造成不可挽回的后果。在常温下，呼吸、心跳完全停止 4 分钟以上，生命就会岌岌可危；超过 10 分钟，患儿很难复苏。因此必须进行现场急救，施行人工呼吸、心外按压，并应及时将患儿撤离高危现场。

（二）减少痛苦

在现场抢救过程中，要尽量减少患儿的痛苦，以改善病情。意外伤害往往是严重的，在处理和搬运时，动作要轻柔，位置要适当，语言要温和，必要时可给予镇痛、镇静药物。

（三）预防并发症

在抢救儿童时要尽量预防和减少并发症的出现，并尽量避免留下后遗症。例如，学前儿童摔伤或坠落伤时可发生脊柱骨折，当其脊背疼痛疑有脊柱骨折时，应严禁患儿走动，转运时一定用木板作担架运送。如果让患儿走动，或用软担架运送，或抱着、背着转送，都可能因脊椎的活动而损伤脊髓神经，造成截瘫。

三、重要的急救方法

常见的重要急救方法包括止血、骨折急救法、海姆立克急救法以及心肺复苏等。

（一）止血

许多意外伤害可引起不同程度的出血。对于出血，特别是大动脉出血，首先应采取有效的止血措施，然后再做其他处理。学前儿童的血量较少，如在短时间内失血过多，超过人体血量的三分之一，就会危及生命。

1. 出血类型

（1）皮下出血

多发生在跌倒、受挤压、受挫伤时，皮肤没有破损，只是皮下软组织形成血肿、瘀斑。一般外用活血化瘀的药，不久即可痊愈。

（2）外出血

外出血是指皮肤损伤，血液从伤口流出。外出血可分为毛细血管出血、静脉出血和动脉出血三种。

- 毛细血管出血。血液呈红色，像水珠样渗出，多能自动凝固止血。
- 静脉出血。血色暗红，血液缓慢流出，较动脉出血易止血。
- 动脉出血。血色鲜红，出血量多，呈节律喷射状，频率与心跳一致。时间稍长，就可危及生命，应立即止血，送儿童去医院抢救。

（3）内出血

内出血是指深部组织或内脏损伤时引起的出血。体表没有伤口，无血液外流，但对学前儿童生命的威胁很大。主要表现为脸色苍白、出冷汗、手脚发凉、呼吸急促、心慌、脉搏细弱。怀疑有内出血时，应火速送往医院抢救。

2. 止血方法

（1）加压包扎止血法

伤口小的出血局部用生理盐水冲干净，将消毒纱布、干净毛巾、棉布等折成比伤口稍大的垫子盖住伤口，然后再用绷带或三角巾加压包扎，以达到止血的目的。此方法可用于毛细血管或静脉出血。

(2) 指压止血法

用手指或手掌等将出血的血管近心端用力压向贴邻的骨骼上，以阻断血流，达到暂时止血的目的。此法常用于紧急抢救时的动、静脉出血，不适用于长时间止血。

(3) 止血带止血法

适用于四肢大血管出血，尤其是动脉出血，一般加压包扎无效时可使用此法，止血效果较好。上止血带前，先抬高伤肢2分钟，帮助血液回流。看准出血点，在止血带与皮肤间垫上垫子，将止血带扎在伤口的近心端接近伤口处。止血带的松紧应适度，以摸不到远端的脉搏为宜。每隔半小时左右应放松止血带，以免组织坏死。如果出血停止，就不必再扎止血带；如仍出血，则放松30秒至1分钟后再扎上止血带。

（二）骨折急救法

学前儿童在意外事故中容易发生骨折，以四肢骨折为多见。骨折分为闭合性骨折和开放性骨折，两者的紧急处理方法各不相同。骨折处理的正确与否，直接影响到骨折的愈合程度。若处理不当会造成肢体严重残疾，甚至危及生命。

急救时要贯彻如下原则。

1. 判断伤势

当学前儿童骨折时，首先要考虑是否有危及生命的症状，如出血、休克、呼吸或心跳异常、颅脑或内脏损伤等。如果存在上述症状，必须先进行急救，再处理骨折。

2. 先止血再包扎伤口

学前儿童有出血伤口时，应先止血，清洗创面，再包扎伤口并固定。

3. 就地固定

骨折后及时固定，可避免断端移动，防止加重损伤。固定后伤肢较为稳定，可减轻疼痛，且便于转运患儿。未经固定，不可随意移动患儿，尤其是大腿、小腿和脊柱骨折的患儿。

固定时，需要注意以下内容。

（1）夹板的长短、宽窄要适宜，使骨折处上下两个关节都固定。若无夹板，可用树枝、竹片等代用品。

（2）夹板要用绷带或软布包垫。夹板的两端、骨突部和空隙处要用棉花或软布填妥，防止引起压迫性损伤。

（3）肢体明显畸形而影响固定时，可将伤肢沿纵轴稍加牵引后再固定。

（4）缚扎夹板的绷带或宽布条应缚在骨折处的上下段。

（5）固定要牢靠，松紧度应适中，过松则失去固定作用，过紧会压迫神经血管。因此，四肢骨折固定时应露出指（趾）端，若发现指（趾）端苍白、发麻、发凉、疼痛或呈青紫色，应立即松解夹板，重新固定。

（6）上肢骨折固定后，用悬臂带将患臂挂于胸前；下肢骨折固定后，可将患腿与健腿捆缚在一起。

4. 及时转运

固定后，尽快将患儿送到医院，争取及早康复。

（三）海姆立克急救法

海姆立克急救法，也叫“海姆立克腹部冲击法”，是一种运用于呼吸道异物窒息的快速急救方法，其原理是利用肺部残留气体，形成气流冲出异物。对不同年龄的急救对象，使用的方法有所差异。对于 3～6 岁学前儿童来说，实施海姆立克急救法的方式如下。①

1. 让患儿坐、跪或躺下，用手掌根部拍打患儿背部 5 下左右。

2. 若患儿仍有呼吸阻塞，可到患儿身后，双臂绕过患儿身体，一只手握拳紧靠在患儿的胸骨下，另一只手放在拳头上，按住腹部向上挤压，重复操作 5 次。

3. 若仍有呼吸阻塞，检查患儿的口腔内是否有可以清除的阻塞物。

4. 若有必要，从拍打背部开始重复以上步骤。

海姆立克急救法虽卓有成效，但也可能产生并发症，如肋骨骨折、腹部

① 梁雅珠，陈欣欣．幼儿园保育工作手册［M］. 北京：人民教育出版社，2016：305.

或胸腔内脏破裂或撕裂等。因此，除非必要时，一般不轻易采用此法。如果患儿呼吸道只是部分梗阻，气体交换良好，就应鼓励患儿用力咳嗽，并自主呼吸；如果患儿呼吸微弱，咳嗽乏力或呼吸道完全梗阻，则立刻使用此手法。在使用本法成功抢救患儿后，应检查患儿有无并发症的发生。

（四）心肺复苏

心肺复苏（Cardiopulmonary Resuscitation，简称 CPR），是采用胸外按压和人工呼吸交替进行的急救技术。当学前儿童因意外伤害出现心脏停跳、呼吸困难时，应首先想到使用心肺复苏，帮助其恢复正常心跳和呼吸。

1. 胸外按压

这是使儿童心脏复苏的重要方法。通过给停止搏动的心脏施加压力，使心脏排出血液，保证全身的血氧供应，达到心脏复苏的目的。

对 1 岁以内的婴儿，可用一手托住其背部，另一手两指置于乳头线下一指处按压（见图 6-2），或用双手掌及四手指托住两侧背部，双手大拇指按压两乳头连线下方胸骨，使胸廓下陷 4 厘米左右（见图 6-3），每分钟按压 100 次左右。对 1～8 岁的儿童，可用一手固定患儿头部，以便通气；另一手掌根部压住胸骨下段（避开剑突），肘关节伸直，有规律地向脊柱方向压迫，使胸骨下陷 5 厘米左右（图 6-4），每分钟按压 100 次左右。

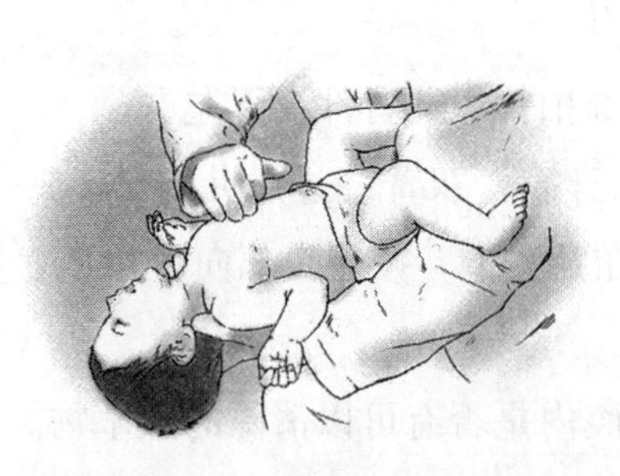

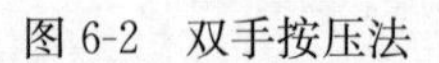

图 6-2 双手按压法

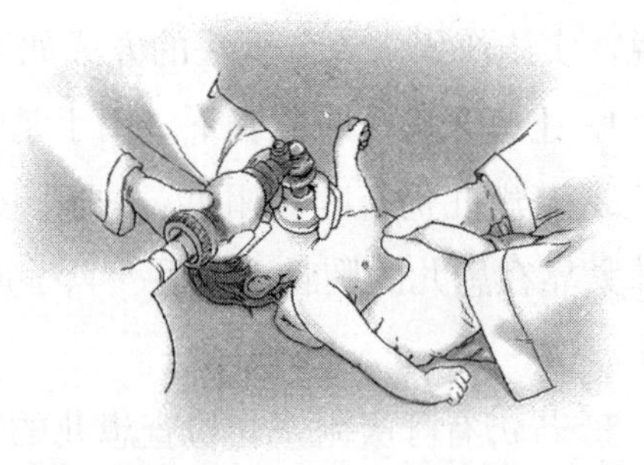

图 6-3 双拇指按压法

胸外按压时应让胸廓充分回弹，以利于静脉回流。可及时替换按压人员，防止疲劳，尽量减少中断按压的时间。

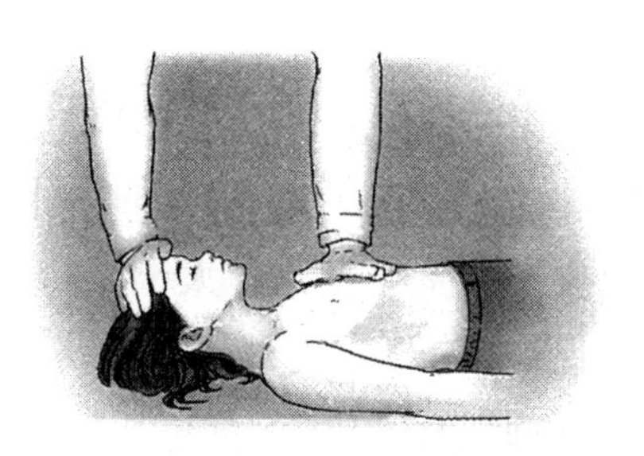

图 6-4 单掌按压法

2. 人工呼吸

人工呼吸的方法主要有口对口人工呼吸、俯卧压背式人工呼吸、仰卧压胸式人工呼吸、仰卧牵臂式人工呼吸等。其中，口对口人工呼吸最为简便易行，操作效果好。

（1）操作方法

首先，将患儿仰卧放置于坚硬的平面（如木板床或平整的地面）上。

其次，尽量清除患儿口、鼻中的异物和分泌物，将已昏迷患儿颈部抬高，头部略后仰，保持呼吸道的通畅。

最后，口对口（鼻）吹气（见图 6-5）。救护者深吸一口气，用一只手捏住患儿的鼻孔，另一只手托起患儿下颌，使其口张开。救护者用口唇包围患儿的口部，用力缓缓吹气，这时应见到患儿胸部及上腹部稍稍隆起。每吹完一口气，便把嘴松开，放开双手，再轻压其胸，帮助呼气。如此反复进行，直至患儿呼吸恢复为止。

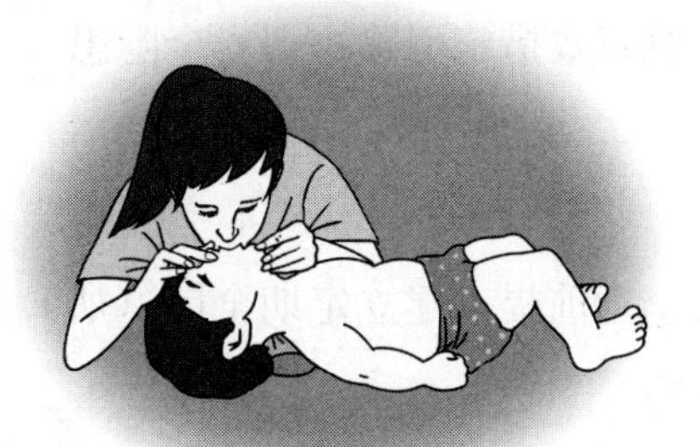

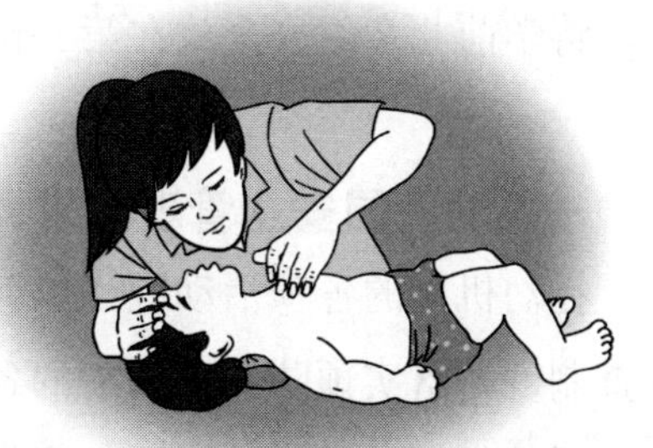

图 6-5 口对口人工呼吸

（2）注意事项

● 吹气时的吹力大小要依据患儿的年龄及体质而定。年龄小则吹力要小，年龄较大则吹力略大，一般以吹气后患儿的胸部略有隆起为度。如果吹气力量太大，会将肺泡吹破；而吹气力量太小，则不足以达到气体交换的目的。

● 在进行口对口人工呼吸时，救护者每吹一次气后，都应将耳朵贴近仔细听一听。一方面注意空气是否由患儿的肺部吐出；另一方面救护者自己有机会喘口气，并且观察患儿是否可以主动呼吸。如果吹入的气体卡住了或胸部未见鼓起，应该检查呼吸道中是否有异物，并尽可能清除。如果患儿开始呼吸，则让其平躺，将双脚稍微抬高，并注意保暖。如患儿有呕吐，应将其头部侧向一边。

病情垂危者常常呼吸和心跳同时停止，此时人工呼吸和胸外按压需要同时进行。可由一位救护者做 15 次胸外按压，另一位救护者做 2 次人工呼吸。若只有一位救护者，则可做 30 次胸外按压，再做人工呼吸，间隔进行。

第四节　幼儿园安全管理和安全教育

学前儿童由于其自身的身体和心理发育特点，在活动中难以对危险做出正确判断，不能预见行为后果，容易身处险境。因此，成人必须加强责任心，将学前儿童的安全放在第一位，采取有效措施消除一切安全隐患。

一、幼儿园安全管理要求

托幼机构的各项活动应当以儿童安全为前提，建立定期全园（所）安全排查制度，落实预防儿童伤害的各项措施。

托幼机构的房屋、场地、家具、玩教具、生活设施等应当符合国家相关安全标准和规定。

托幼机构应当建立重大自然灾害、食物中毒、踩踏、火灾、暴力等突发事件的应急预案，如果发生重大伤害，应当立即采取有效措施，并及时向上级有关部门报告。

托幼机构应当加强对工作人员、儿童及监护人的安全教育和突发事件应急处理能力的培训，定期进行安全演练，普及安全知识，提高其自我保护和自救的能力。

保教人员应当定期接受预防儿童伤害相关知识和急救技能的培训，做好儿童安全工作，消除安全隐患，预防跌落、溺水、交通事故、烧（烫）伤、中毒、动物致伤等伤害的发生。

二、幼儿园安全管理措施

（一）创设安全的幼儿园环境

1. 场地安全

室内地面最好采用地板，水泥地面应铺有草垫和地毯，或设有围栏。椅角、桌角、墙角以圆角为宜，以免发生跌伤和磕碰伤。学前儿童出入的门应向外开，不宜装弹簧，可在门缝处加塑料或橡皮垫，以免夹伤造成手指、脚趾骨折。窗户、阳台、楼梯应有栏杆，栏杆应采用直栏，高度不低于1.1米，栅间距不大于11厘米，中间不设横向栏杆，以免学前儿童攀越。活动场所应有安全通道和出入口，应有消防装置和报警装置。幼儿园房舍应远离马路、江河、危险品仓库等，以免发生车祸、溺水等意外伤害。水池、地下水管道、水沟的地面出口均应加盖并定期检查，以免学前儿童失足落入。

2. 生活用品安全

睡床应有床栏，床栏插销应安在学前儿童摸不到的地方。热水瓶、电器、火柴、打火机、剪刀等妥善放置。炉旁应有围栏，暖气应加护罩，以免烫伤。室内电器插座应使用拉线开关或用插座绝缘保护罩，电线应用暗线，以免学前儿童接触。要经常检查电器、电线是否漏电。

3. 玩具配备安全

给学前儿童选择的玩具除了要符合年龄特点，还应符合安全要求。不给儿童体积小、锐利、有毒的玩具及物品。大型玩具应定期检查是否牢固、有无损坏，损坏后要停止使用并及时维修。学前儿童玩耍和运动时，如有必要可以佩戴适当的护具，如护额、护肘、护膝等，可有效减少伤害的发生。让学前儿童远离易燃易爆物品，放鞭炮时要防止被炸伤。

4. 药品管理安全

药物的用量、用法、存放不当，以及家长、医务人员粗心大意，是造成学前儿童药物中毒的主要原因。必须建立严格的药物保管制度。内服药、外用药、消毒剂均需标签清楚，分开放置，专人保管，妥善存放，不让儿童随便拿到。保健医一定要合理用药，严格执行核对制度。给儿童用药前，要仔细核对姓名、药名、剂量，切勿拿错药或服过量。避免让学前儿童近距离接触有毒物品，如各类消毒剂、杀虫剂、油漆、卫生球等。在为学前儿童的用品用具消毒时，要注意降低消毒剂的浓度。使用杀虫剂时，要让学前儿童暂时离开喷洒杀虫剂的环境①。

5. 食品安全

为防止发生食物中毒，应切实加强食品安全管理。学前儿童食品应严格选择，保证新鲜无毒。

（二）建立健全安全制度

制度是一切活动顺利进行的重要保障。幼儿园的各项活动应当以学前儿童安全为前提，建立健全幼儿园的各项安全制度，如药品管理制度、接送制度、交接班制度、房屋设备管理制度、定期全园（所）安全排查制度等。在贯彻落实各项安全制度的过程中，应明确岗位职责，加强检查监督，最大程度地预防学前儿童伤害。

---

① 麦少美，高秀欣．学前卫生学［M］. 2版. 上海：复旦大学出版社，2009：92.

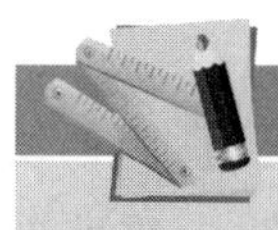

信息窗

幼儿园交接班制度（举例）

1. 为保证保教工作的顺利进行，各班教师、保育员必须认真做好交接班工作，认真填写交接记录本。

2. 当班教师应及时、认真地完成当班的各项任务，并对学前儿童的健康、学习等情况做好记录；对当班时所发生的问题妥善处理。

3. 早班和晚班教师要互相沟通，配合一致地向学前儿童进行德、智、体、美全面发展的教育，及时交换情况，研究解决的办法。

4. 交班教师应认真填写交班记录，接班教师认真检查每一名学前儿童的身体状况，确认学前儿童人数与交班记录相符，方可签上自己的名字，谁签名谁负责；如接班人未签名，发生事故由交班人负责，交班人应要求接班人在检查学前儿童身体并签名后再离岗。

5. 交班记录内容如下。

（1）学前儿童的基本情况。包括：人数、情绪及健康状况、带药及服药情况（药的名称、剂量由家长填写）及对体弱儿的照顾情况等。

（2）学前儿童的进食情况、教育教学情况、活动情况。

（3）有无事故发生（包括小伤、破皮情况）。

6. 如因交接手续不清引起事故，则追究当事人的责任。

7. 无论任何情况，交接班程序不能简化，交接班记录不能漏写或补写。

8. 交接班记录本、服药记录本每学期末应上交存档，平时随时抽查。

（三）开展保教人员安全教育

《托儿所幼儿园卫生保健工作规范》（2012年）明确指出：幼儿园应当加强对工作人员、儿童及监护人的安全教育和突发事件应急处理能力的培训，定期进行安全演练，普及安全知识，提高其自我保护和自救的能力。保教人员应当定期接受预防儿童伤害相关知识和急救技能的培训，做好儿童安全工作，消除安全隐患，预防跌落、溺水、交通事故、烧（烫）伤、中毒、动物致伤等伤害的发生。

1. 加强保教人员的安全意识教育

幼儿园全体教职工应把学前儿童安全问题置于头等重要的地位，加强责任感，强化安全意识，认真细致地做好工作，避免意外伤害发生。幼儿园园长随时督促全园教职工，注意安全检查，建立健全安全制度，进行安全基础知识和意外伤害急救处理的培训，防止学前儿童意外伤害的发生。

2. 保教人员安全常识教育的内容

（1）懂得一般安全常识

保教人员应懂得一般的安全常识（包括生活安全常识、交通安全常识、防火安全常识等），并应能认识和识别影响学前儿童安全的危险物和危险行为。

（2）学会识别周围环境中的安全事故隐患

学前儿童发生意外事故，常与环境中存在不安全隐患有关，保教人员应能识别这些因素。例如，场地是否狭小、拥挤，地面是否平坦，家具、墙角是否圆滑等。此外，对活动的设计和组织都要首先从学前儿童安全的角度进行考虑。特别是组织外出春游、秋游等活动前，保教人员应从交通、活动场地的安全状况、场地分布、活动组织形式、急救药物和器械的准备、工作人员的配备、医务人员的安排等方面做好充分的准备工作，防止意外伤害的发生，确保学前儿童安全。

（3）掌握意外伤害急救的知识和处理方法

详见本章第二节、第三节。

三、学前儿童安全教育

（一）学前儿童安全教育的目标与内容

学前儿童安全教育的目标是：让学前儿童掌握安全和自我保护的知识和技能，培养安全意识和自我保护的能力。

根据培养目标，学前儿童安全教育的内容应当包括以下三个方面。

1. 树立安全意识和规则意识

安全意识是人们在生产活动中对各种各样有可能对自己或他人造成伤害的外在环境条件的一种戒备和警觉的心理状态。教师应该通过多种多样的教学方式使学前儿童学习有关生命的知识，树立安全意识；让学前儿童理解在特殊情况下，他们会遇到哪些危险和身体伤害；让他们知道在家庭、幼儿园和社会中都有潜在的危险，明白危险潜伏在娱乐活动中，并逐渐培养防止意外伤害的责任感。

安全规则包括交通规则、运动和游戏安全规则等内容，如红灯停绿灯行、不玩危险物品等。在幼儿园生活常规教育中，安全规则教育是非常重要的内容，学前儿童应根据各项安全规则的要求活动，养成良好的规则意识。

2. 掌握基本的安全知识与技能

学前儿童应掌握一些基本的安全知识与技能，例如：知道一些预防、保健的知识，配合保健医做好体检和预防疾病的工作；知道玩电、玩火、玩水的危害，了解水、电、火、煤（天然）气、刀具、常用药物的使用等方面的安全知识和注意事项，学习触电、起火、落水时自救的简单技能；学习认识交通标识，了解基本的交通规则，知道交通规则的意义和作用，遵守交通规则；了解日常活动中的安全常识；了解应付自然灾害（如火灾、雷击、地震、台风、洪水等）的常识，懂得及时避开危险场所，学习在遇到自然灾害时如何逃生和自救；知道外出时的安全注意事项；了解防拐骗的安全知识；知道常用的求救电话和使用方法；等等。

3. 培养基本的自我保护能力

在进行安全教育的过程中，学前儿童并不是被动的被保护者。成人既要高度重视和满足学前儿童受保护、受照顾的需要，又要尊重学前儿童不断发展、逐渐独立的需要，在保护学前儿童的同时，鼓励并指导他们学会生活自理、自立，增强自我保护能力，包括对危险情境的判断及对意外伤害事故的原因、后果的认知和自我保护策略的选择。

（二）学前儿童安全教育的途径与方法

学前儿童安全教育的方法包括单元主题教学法、游戏教学法、情感体验法、情境教学法等。教师可根据自己的实际情况，灵活使用。需要注意的是，安全教育并非只存在于单独的教学活动中，而是可以渗透于各大领域和一日生活，并需要幼儿园与家庭协同一致，共同教育，方能取得较好的效果。

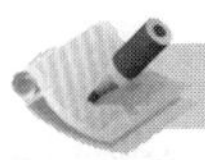

思考与练习

1. 学前儿童意外伤害的特征及影响因素有哪些？

2. 意外伤害事故的分类有哪些？

3. 当异物入体时，该如何处理？

4. 模拟外伤急救活动，学习操练各种急救方法。

5. 2016 年 3 月 28 日，山西长治一名 4 岁男童小宝在幼儿园午休期间呼吸心跳骤停，猝死。据该幼儿园的监控视频显示，小宝猝死前 4 个小时内，曾反复出现左手捂口鼻、脑袋向后仰、情绪不高等异常情况，但老师并未发现小宝的异常。这是一起典型的由于幼儿园老师缺乏安全意识，同时又缺乏意外伤害处理技能给学前儿童造成伤害的案例。如果你是小宝的老师，发现小宝的异常后，会采取哪些措施来避免悲剧的发生？

拓展性阅读导航

[1] 李静．学前卫生学 [M]．北京：北京师范大学出版社，2015.

全书共三篇十二章，系统地阐述了小儿生理、生长发育规律、营养、预防疾病、心理健康以及健康教育等方面的内容，提供了丰富的儿童卫生保健常识和指导。本书紧密结合《教师教育课程标准（试行）》《幼儿园教师专业标准（试行）》《3—6 岁儿童学习与发展指南》等国家政策、文件的精神编写，体现新理念，适应新标准，采取新形式，满足新需求。

[2] 张兰香．学前儿童卫生与保健学习指导与能力训练 [M]. 北京：北京师范大学出版社，2015.

本教材依据《教师教育课程标准（试行）》《幼儿园教师专业标准（试行）》、幼儿园教师资格考试等新标准，在充分研究学前教育专业学生认知特点与学习习惯的基础上编写，并针对学前儿童卫生与保健，分单元、分课提供相应的练习或实训实操题，以提升学生的实践能力。

第七章

幼儿园卫生保健制度建设

内容提要

卫生保健制度是保障学前儿童健康成长，防止和控制疾病发生或在幼儿园传播的基本措施。幼儿园卫生保健制度涉及一日生活、膳食管理、体格锻炼、卫生与消毒、入园（所）及定期健康检查、传染病预防与控制、常见疾病预防与管理、伤害预防、健康教育、信息收集制度等多个方面。本章围绕健康检查制度、一日生活制度、预防接种制度、消毒制度、隔离制度等内容展开。

学习目标

1. 理解幼儿园健康检查制度及其意义，了解常见的健康检查方法。

2. 认识制定生活制度的意义，理解制定生活制度的依据，掌握幼儿园一日生活各环节的卫生要求。

3. 理解预防接种制度的意义及政策支持，了解隔离的对象及要求。

4. 掌握晨检与全日健康观察方法、简易的体格检查方法、消毒的基本方法。

关键词

优势兴奋灶　始动调节　动力定型　镶嵌式活动　保护性抑制　健康检查制度　一日生活制度　预防接种制度　消毒制度　隔离制度

案例导引

2004年8月4日上午9点35分，北京某幼儿园15名儿童和2名教师被人砍伤，令人吃惊的是嫌犯正是该幼儿园的保安。经医生诊断，该保安曾经患有偏执型精神分裂。两年前，经在医院上班的妻子介绍，嫌犯到该园传达室做临时工。这一悲剧的发生，与幼儿园卫生保健制度中的哪一项制度执行缺失有关？幼儿园应建立哪些卫生保健制度？每一项制度具体包含哪些内容？执行过程中应该注意哪些问题呢？

第一节　健康检查制度建设

从学前儿童入园的第一天开始，健康检查便陪伴着在园儿童的每一年、甚至每一天。完善的健康检查制度就像一双无形的手，保护着集体中的孩子们。健康检查的对象包括新入园的和已经在园的儿童及全体工作人员。2012年颁布的《托儿所幼儿园卫生保健工作规范》明确指出，幼儿园的健康检查制度包括幼儿入园前的健康检查、定期的健康检查、晨检与全日健康观察、工作人员的健康检查。

一、学前儿童的健康检查

（一）入园前健康检查

学前儿童入园前必须经医疗卫生机构进行健康检查，体检合格者持健康检查表（见表7-1）入园，以鉴定该儿童是否能过集体生活，以免将某些传染病带入到幼儿园中。同时，入园前的健康检查也为幼儿园更好地了解和掌握每名儿童的生长发育特点以及健康状况提供了重要的资料。

表 7-1 儿童入园（所）健康检查表

<table>
<tr><td colspan="2">姓名</td><td></td><td>性别</td><td></td><td>年龄</td><td></td><td colspan="2">出生日期</td><td colspan="3">年 月 日</td></tr>
<tr><td colspan="2">既往病史</td><td colspan="10">1. 先天性心脏病 2. 癫痫 3. 高热惊厥 4. 哮喘 5. 其他</td></tr>
<tr><td colspan="2">过敏史</td><td colspan="5"></td><td colspan="2">儿童家长确认签名</td><td colspan="3"></td></tr>
<tr><td rowspan="5">体格检查</td><td>体重</td><td>kg</td><td>评价</td><td></td><td>身长（高）</td><td>cm</td><td>评价</td><td></td><td>皮肤</td><td colspan="2"></td></tr>
<tr><td rowspan="2">眼</td><td>左</td><td rowspan="2">视力</td><td>左</td><td rowspan="2">耳</td><td>左</td><td rowspan="2">口腔</td><td>牙齿数</td><td colspan="3"></td></tr>
<tr><td>右</td><td>右</td><td>右</td><td>龋齿数</td><td colspan="3"></td></tr>
<tr><td>头颅</td><td></td><td>胸廓</td><td></td><td>脊柱四肢</td><td></td><td>咽部</td><td colspan="4"></td></tr>
<tr><td>心肺</td><td></td><td>肝脾</td><td></td><td>外生殖器</td><td></td><td>其他</td><td colspan="4"></td></tr>
<tr><td rowspan="2">辅助检查</td><td colspan="2">血红蛋白（Hb）</td><td colspan="3"></td><td colspan="3">丙氨酸氨基转移酶(ALT)</td><td colspan="3"></td></tr>
<tr><td colspan="2">其他</td><td colspan="9"></td></tr>
<tr><td colspan="2">检查结果</td><td colspan="4"></td><td colspan="2">医生意见</td><td colspan="4"></td></tr>
<tr><td colspan="12">医生签名： 检查单位：
体检日期： 年 月 日 （检查单位盖章）</td></tr>
</table>

1. 入园前健康检查的内容

（1）了解学前儿童有无传染病史、慢性病史、药物及食物过敏史等。

（2）了解学前儿童预防接种完成情况。

（3）了解学前儿童近期有无传染病接触史。如有结核病接触史者，需做胸部透视；有肝炎接触史者，要做肝功能检查，若是肝炎密切接触者，暂不能入园；有急性传染病（如猩红热、百日咳、麻疹、水痘、腮腺炎等）接触者，需过检疫期后重新检查才能入园。

（4）全身各系统物理检查。包括皮肤及淋巴结、头面部及五官，颈部、心、肺、腹部、脊柱和四肢、外生殖器及肛门等。

（5）辅助检查。包括血、尿、粪常规，OT 实验，胸部 X 线透视，肝炎表面抗原和肝功能等。

2. 入园健康要求

学前儿童入园前的健康检查仅在一周内有效。凡患有急、慢性传染病和近期内有传染病接触史者不能入园。离园3个月以上又重新入园的学前儿童必须重新进行体格检查，合格后方可再入园；有传染病接触史的儿童应待检疫期过后无症状才能回园；患传染病的学前儿童，经隔离或治疗后恢复健康并由医生证明隔离期满，无传染性，经体检证实其健康后才能回班。

（二）定期健康检查

通过对学前儿童做定期健康检查，可以全面了解其生长发育及健康状况，定期评价学前儿童体格发育水平，检查有无不利于其生长发育的因素并及时加以干预，对体检中发现的健康问题给予矫治，对体弱学前儿童建立专案以加强管理。定期健康检查的包括如下内容。

1. 生长发育形态指标的测量

2岁以上的儿童需测量体重、身高、头围、胸围。根据测量结果，保健医生按学前儿童的年龄对生长发育情况进行评价。通过定期健康体检筛查出营养不良及患内分泌疾病的儿童，以便重点管理。

2. 听力和视力筛查

轻度或不易觉察的听觉不良可造成语言、智能和社会适应不良。一般认为出生后头3年是听觉发育最关键的时期，因此婴儿听力早期筛查极为重要；而学前期是视觉发育的敏感期，也是弱视、斜视和屈光不正易矫正期，故也应重视视觉筛查。

3. 生理功能指标测量

包括对肺活量、脉搏、血压等的测量。

4. 全面体格检查

检查学前儿童的皮肤、淋巴结、头颅、眼、耳、鼻、口腔和咽喉、胸部、腹部、背部、四肢等有无异常。

1～3岁儿童每年健康检查2次，每次间隔6个月；3岁以上学前儿童每年健康检查1次。所有儿童每年进行1次血红蛋白或血常规检测。1～3岁儿童每年进行1次听力筛查；4岁以上儿童每年检查1次视力。体检后应当及时向家长反馈健康检查结果。

（三）晨检与全日健康观察

1. 晨检

为了防止患有传染病的学前儿童进入幼儿园，防止学前儿童把不安全的物品带入园，应坚持每天进行晨检。晨检由有经验的保健医生或经过培训的保教人员认真执行。晨检的重点内容可以概括为：一问、二摸、三看、四查。

一问指向家长询问学前儿童在家的饮食、睡眠、大小便等生活情况，有无不舒服的地方，有无传染病接触史。二摸指摸学前儿童额头和手心，有无发热（可疑者测体温）；摸颈部淋巴结，看是否有肿大现象。三看指看学前儿童精神状态、面色、眼神是否异常；看皮肤有无皮疹、肿块；看肢体活动是否正常。四查指检查学前儿童是否携带易造成外伤的小玩具、小物品，如小石头、小铁片、小豆子等，如有发现，及时处理。

晨检要安排在合适的地方，空间不能太小，以免等待时过分拥挤，光线及通风条件要好，利于检查，避免呼吸道疾病的传播。晨检地点最好设置在室内，如设置在户外，则应注意配备防雨、防晒设施，以利于下雨天或中午入园时检查。

2. 全日健康观察

除了认真进行晨检，保教人员尤其是保健医生应对在园儿童进行全日健康观察，随时注意儿童有无异常表现，做到对疾病早发现、早治疗。

观察的重点是饮食、睡眠、大小便、精神状况、情绪、行为等，并做好观察及处理记录。学前儿童活泼好动，若表现出以下现象，均应查找原因：不爱玩、乏力；平时食欲旺盛，突然吃不下饭，恶心、呕吐；平时入睡快，睡得安稳，现在入睡困难或睡眠不安；大便次数增多，小便颜色异常；等等。保教人员应该对患病儿或体弱儿加强护理，并做好全日观察记录工作（见表7-2）。

表 7-2　晨午检及全日健康观察记录表

日期	姓名	班级	晨检情况	全日健康观察	处理	检查者
			家长主诉与检查	（症状与体检）		

备注：记录晨午检和全日健康观察中发现的儿童异常情况。

卫生保健人员每日深入班级巡视两次，发现患病、疑似传染病学前儿童应当尽快隔离并与家长联系，及时到医院诊治，并追访诊治结果。此外，保健医生还要掌握儿童缺勤情况，及时了解缺勤原因，若是因患传染病而未来园，则需对该班儿童及时采取预防措施，对环境进行彻底消毒处理。

二、工作人员的健康检查

（一）上岗前健康检查

幼儿园工作人员上岗前必须按照《托儿所幼儿园卫生保健管理办法》（以下简称《管理办法》）的规定，经县级以上人民政府卫生行政部门指定的医疗卫生机构进行健康检查，取得“托幼机构工作人员健康合格证”后方可上岗。保教人员因故离园 3 个月以上要重新上岗者，必须重新体检，合格后才能上岗工作。精神病患者或者有精神病史者不得在托幼机构工作。

（二）定期健康检查

幼儿园在岗工作人员必须按照《管理办法》规定的项目每年进行一次健康检查。在岗工作人员患有精神病者，应当立即调离幼儿园。凡患有下列疾病或出现下列症状者须离岗：发热、腹泻等症状；流感、活动性肺结核等呼吸道传染性疾病；痢疾、伤寒、甲型病毒性肝炎、戊型病毒性肝炎等消化道传染性疾病；淋病、梅毒、滴虫性阴道炎、化脓性或者渗出性皮肤病；等等。治愈后须持县级以上人民政府卫生行政部门指定的医疗卫生机构出具的诊断证明，并取得“托幼机构工作人员健康合格证”后，方可回园工作。体检过程中若发现异常者，应由体检的医疗卫生机构通知幼儿园的患病工作人员到相关专科进行复查和确诊，并追访诊治结果。

保健医生应建立并保存职工的健康档案，为职工进行健康评价、提供就医指导或预防保健，直到职工退休或调离幼儿园才可将健康档案交还本人。

三、学前儿童常见健康检查内容及方法

（一）视功能检查

视力在眼的检查中占有重要地位。对 3 岁以下的儿童，可用客观观察的方法粗略测查；3 岁以上儿童能配合做一定的视力检查，可用辨认形象的儿童视力表（图 7-1）来测查；对于 5 岁以上儿童，可用《国际标准视力表》《标准对数视力表》或《儿童图形视力表》等测查视力。为了早期发现弱视，达到预防弱视的目的，所有 3 岁左右的儿童，每年都应做一次门诊眼科检查，以系统观察其视功能发育状况。可在保健室备一张国际标准视力表或儿童图形视力表，挂在光线充足、照度均匀的墙上或用日光灯照明①。

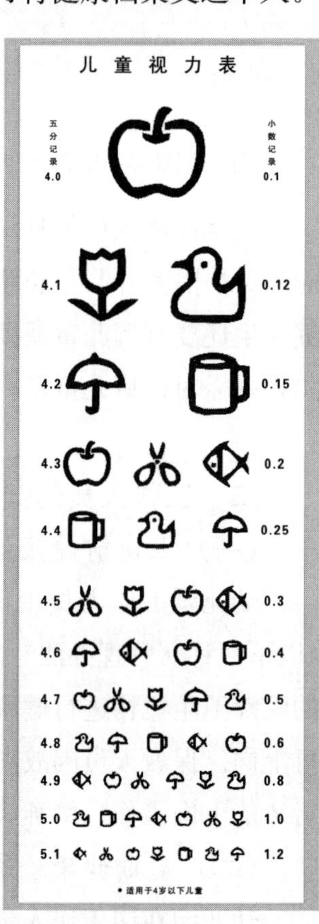

图 7-1 儿童视力表

对学前儿童进行视力检查，先查右眼，后查左眼，查一只眼时，需将另一眼遮盖。测试时自上而下，应指示在每个视标的正下方 0.5 厘米处。通常要求 0.1～0.5 的每行视标都能辨认正确，

① 金崇华．小儿弱视患者之友［M］．北京：人民军医出版社，1996：91.

0.6～1.0 每行视标可以出现一个错误，1.2～2.0 之间，每行可以出现两个错误。如果幼儿戴眼镜，应先查裸眼视力，再查戴镜视力，并且分别记录。除此之外，还要进行色觉、眼位检查以测知儿童有无色盲、斜视等。学前儿童的正常视力发育如表 7-3 所示。

表 7-3　儿童的正常视力发育对照表①

年龄	视力
1 岁	0.1～0.25
2 岁	0.5
3 岁	0.7
4 岁	0.8
5 岁	1.0

（二）听力检查

听力检查也称测听，是通过测查儿童对声刺激的反应来了解其听觉功能状态。对 3～5 岁的儿童，最适宜的检查手段是游戏测听法。测验者提前布置好场地环境，让学前儿童听到声音或言语信号时便做各种活动，如，让儿童听到声音就拨动珠子，或者听到声音就敲出响声等。使用这种方法，测试者要与学前儿童建立密切关系，并促使其做出反应。另外还可使用一些仪器进行测试，比如熊猫听力计、配景纯音听力计、电动火车玩具模型听力计等。这些测听仪器的设计都符合学前儿童的心理特点，测试可在游戏过程中完成。

（三）简单的体格检查

1. 皮肤

尽可能在明亮的自然光线下观察，健康儿童面色红润。面色苍白、苍黄，常见于营养不良性贫血；皮肤黄疸多见于肝、胆疾病；皮肤上见有红色斑点，用手压之褪色的为充血性皮疹，可见于麻疹、风疹、儿童急疹等传染病；皮肤上有红色斑点，压之不褪色，为皮下出血所致的出血性皮疹，小的

① 吴星伟，刘红娣．儿童眼病［M］．上海：上海科技教育出版社，2004：100.

称为瘀点，呈片状称为紫癜出血性皮疹，可见于流行性脑脊髓膜炎等疾病。

2. 皮下脂肪

皮下脂肪的厚薄是重要的营养指标之一。营养不良儿童皮下脂肪层薄，而营养过剩的儿童皮下脂肪层厚。临床上常常以腹部皮下脂肪的厚度作为评价指标。学前儿童取卧位或立位，测量者用左手拇指及食指取小儿锁骨中线上平脐处的腹壁，皮褶方向与躯干长轴平行，捏起皮肤和皮下脂肪，捏时两指间的距离为 3 厘米，右手提量进行测量。测量时误差不超过 0.5 厘米。

3. 淋巴结

特别注意颈部、耳后、枕部、腋窝、腹股沟处淋巴结的检查。检查时应注意淋巴结大小、数目、质地、活动度、有无粘连和（或）压痛等。正常情况下在颈旁、枕部、腹股沟（大腿根）等处可摸到单个的、质软的淋巴结，大小约 1 厘米。检查颈部淋巴结时，让学前儿童稍低头或头偏向检查侧，以使肌肉和皮肤松弛。

4. 眼、耳、鼻

注意有无眼睑红肿、下垂、闭合不全；结合膜充血、浓性分泌物；角膜混浊、溃疡；瞳孔大小、形状、对光反应。检查双耳外形，外耳道分泌物，有无局部红肿，提耳时有无疼痛等，必要时做耳镜检查鼓膜情况。观察鼻形状、鼻翼扇动、鼻分泌物性状、阻塞情况。眼睑浮肿常见于急性肾炎；睑结膜充血见于结膜炎；睑结膜有颗粒与滤泡见于沙眼；结膜苍白见于贫血；巩膜黄染见于肝、胆疾病。另外还要注意以下情况是否经常出现：眼睛充血发红，眼屎增多，怕光，流泪，两眼位置不正，喜欢眯眼，过近或歪头视物等。如果经常出现，应到医院检查。

5. 口腔

嘴唇有无苍白、发绀、干燥、张口呼吸、口角糜烂，唇内侧黏膜、牙龈、颊黏膜有无充血、溃疡、黏膜斑、鹅口疮，腮腺开口处有无红肿及分泌物。正常口唇红润光泽，贫血时口唇苍白，口唇发绀为血液中还原血红蛋白增加之故，见于心、肺功能不全。正常口腔黏膜光洁呈粉红色，颊黏膜上出现针尖大小灰白色斑点为科氏斑，是麻疹的早期特征。若颊黏膜上有形似奶凝块的白色片状物，则为白色念珠菌引起的鹅口疮。正常儿童舌质淡红而润，可有薄白苔，若舌质红、舌乳头肿胀似杨梅果，则称杨梅舌，见于猩红热。若学前儿童发音不清楚，则注意检查舌系带是否过短。另外，还要注意牙齿的数目、排列、颜色、有无龋齿等。

6. 胸部与背部

注意胸廓两侧是否对称，有无畸形，有无鸡胸、串珠肋等佝偻病体征。胸骨突出，肋骨的侧壁凹陷，称为鸡胸。沿胸廓前面，各肋骨与肋软骨交界处隆起，排列成串珠状，称串珠肋。

注意脊柱有无异常弯曲。脊柱后凸，也称驼背，表现为脊柱胸段过于后凸，头向前倾斜，外耳道在肩峰垂线之前。脊柱侧弯，指脊柱离正中线向侧方偏曲。检查者可用手指从学前儿童颈至骶，沿各棘突尖向下触摸，以确定侧弯的方向和部位。

7. 下肢

注意有无弯曲畸形，有无扁平足。正常儿童两腿并拢直立时，两膝和两踝可以靠拢。直立时两内踝可以并拢，而两膝关节却远远分离，称为膝内翻（O形腿）；两膝并拢时，两脚踝分离，称为膝外翻（X形腿）（见图7-2）。这两种畸形可见于佝偻病。

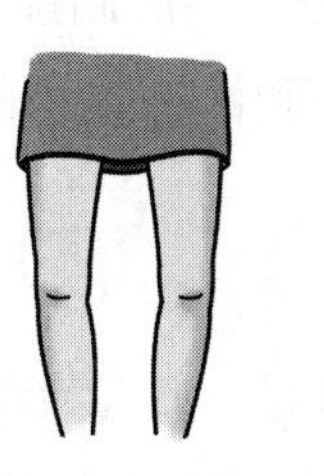
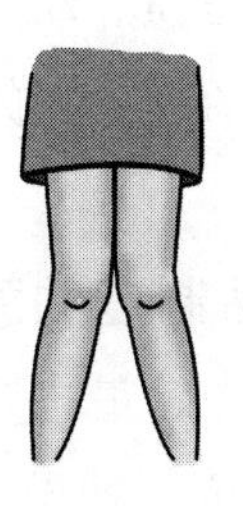

图7-2 O形腿和X形腿

（四）实验室检查

实验室检查指通过在实验室进行物理的或化学的检查来确定送检物质的内容、性质、浓度、数量等特性。医学上主要检查血常规、尿常规、便常规、血气分析、血电解质（钾、钠、氯、钙等）、肝功能、肾功能、血脂、心肌酶、甲状腺功能、血糖等。

常见健康检查的项目包括红细胞计数、血红蛋白测定、肝功能试验等。血红蛋白是红细胞的主要成分，测定血红蛋白能较好地反映贫血的类型和程度。肝功能实验是通过各种生化实验方法检测与肝脏功能代谢有关的各项指标，以反映肝脏功能基本状况。肝功检查应空腹，空腹时间一般为 8～12 小时，前一天晚上最好不要吃太油腻、太辛辣的食物，不要食用含有丰富胡萝卜素、叶黄素的食物。检查前应避免剧烈运动，尽量避免在静脉输液期间或在用药 4 小时内做肝功能检查。

第二节　幼儿园一日生活制度建设

幼儿园的生活制度是对学前儿童在幼儿园内的生活和活动在内容和时间上的规定。2016 年实施的《幼儿园工作规程》对幼儿园一日生活作息制度做出了明确规定：“幼儿园应当制定合理的幼儿一日生活作息制度。正餐间隔时间为 3.5～4 小时。在正常情况下，幼儿户外活动时间（包括户外体育活动时间）每天不得少于 2 小时，寄宿制幼儿园不得少于 3 小时；高寒、高温地区可酌情增减。”① 在日复一日的共同生活中，教师引导幼儿有规律地生活，养成良好的作息习惯。幼儿园通过生活制度保证幼儿在生活与休息、室内活动与户外活动、活动量大的活动和活动量小的活动间的总体平衡。

一、制定一日生活制度的意义

幼儿园的生活制度中，最主要的就是一日生活制度，除此之外还有学年生活制度、一周生活制度。本节中生活制度指一日生活制度，主要包括入园、盥洗、区域活动、教学活动、喝水、户外活动、进餐、午睡、离园等环节，寄宿制幼儿园还包括起床和就寝等。一日生活制度就是将这些环节的时

① 中华人民共和国教育部．幼儿园工作规程［Z］．2016-01-05.

间、顺序、次数和间隔等给予合理的安排，并相对固定下来（见表 7-4）。制定生活制度对学前儿童的发展和教师的工作开展具有重要意义。

表 7-4　幼儿园中班一日生活流程举例（日托/夏季）

时间	内容
7：20～7：30	教师准备开班接待
7：30～7：50	入园、晨检、晨间活动
7：50～8：00	餐前准备、盥洗
8：00～8：30	早餐
8：30～9：20	活动区游戏
9：20～9：40	教学活动
9：40～10：00	加餐
10：00～11：00	户外活动
11：00～11：15	餐前准备、盥洗
11：15～11：45	午餐
12：00～14：00	午睡
14：00～14：20	起床、午检、盥洗
14：20～15：20	午点、活动区游戏
15：20～16：10	户外活动
16：10～16：20	餐前准备、盥洗
16：20～16：50	晚餐
16：50～17：10	收拾、整理工作
17：10～18：00	离园

（一）促进学前儿童良好生活习惯的养成

学前儿童习惯和技能的形成过程也就是动力定型的建立过程。儿童年龄越小，行为的可塑性越大，动力定型越容易形成。幼儿园对学前儿童一日生活进行规范的组织和安排，并对各个环节生活提出规定和要求，使学前儿童的生活规律化、程序化，学前儿童就会顺应日常生活的规律和程序，并遵守相关的规定，日复一日地反复实践，逐渐形成良好的生活习惯。

（二）促进学前儿童健康发展

有规律的生活是学前儿童健康发展的前提。建立合理的生活制度，可以保证学前儿童有足够的游戏和户外活动时间，能定时进餐，并保证充足的睡眠。在合理的生活制度下，学前儿童身体各部分活动与休息能得到适宜的交替，营养消耗可以得到及时的补充，这将有利于促进学前儿童的生长发育。学前儿童身体健康、精神愉快、精力充沛，才能更有效地参加各项活动，获得多方面的发展。

（三）促进教职工工作的顺利开展

幼儿园是集体教养学前儿童的场所，需要统一的作息制度。制定一日生活制度，不仅可以保证学前儿童集体生活有序顺畅，还可以使众多工作人员互相配合，步调一致地把工作做好。所以，合理的生活制度为幼儿园教职工打下了保育和教育工作的基础。

二、制定一日生活制度的依据

（一）学前儿童大脑皮层机能特点

大脑皮层的活动有其自身的特点，如优势原则、使动调节、动力定型、镶嵌式活动、保护性抑制等。这些特点是合理安排幼儿一日生活的生理基础。

1. 优势原则

人的学习和工作的效率与相关大脑皮层区域是否处于“优势兴奋”的状态有关。人能从作用于自身的大量刺激中，选择出最强的或最重要的、符合本身目的、愿望和兴趣的少数刺激，这些刺激在皮层所引起的兴奋区域称为优势兴奋灶。优势兴奋灶的兴奋性高于其他区域，并且能把其他区域的兴奋吸引过来，进一步加强自身的兴奋度，而使其他部位得到抑制。优势兴奋灶的形成，使机体具有良好的应激功能，条件反射容易形成，学习效率高。

学前儿童大脑皮层优势兴奋灶的形成与其对活动的兴趣有关，且形成的兴奋灶维持的时间与年龄有关：年龄越小，维持的时间越短。因此，在教育过程中，是否能激发学前儿童的兴趣十分重要。对幼儿园不同年龄的儿童，应采取不同的教学形式和教学方法，充分吸引学前儿童的注意，增强其兴趣，提高教学效果。

2. 始动调节

我们都熟悉这样的场景：在开始骑行自行车时，无论使出多大的力气，都不可能使骑行速度达到最快，那是因为自行车的各个部件有“惰性”。机体的神经细胞和其他组织也具有这样的“惰性”，所以在工作和学习开始时，大脑皮层的机能处于启动状态，工作能力较低，然后逐渐提高。这就是始动调节现象。始动调节现象在每日、每周、每学期开始时都能观察到。因此，在组织学前儿童活动时，应注意难度和强度，循序渐进，从易到难，将难度大的活动放在神经活动的高潮时进行，以取得较大的效益。

3. 动力定型

当身体内外刺激依一定的时间和顺序多次重复后，大脑的兴奋和抑制过程在时间上、空间上的关系就“固定”下来，使条件反射的出现越来越恒定和精准，这就是动力定型。儿童一切技能的习得和习惯的养成都是动力定型形成的过程。在动力定型形成初期，儿童在活动中可能出现一些多余无效的动作，以至技能和习惯的巩固、完善和自动化都需要一定的时间。动力定型形成后，大脑皮层的神经细胞以最经济的能量消耗，收到最大的工作效率。例如，学前儿童的学习、游戏、吃饭、睡眠等相互连续达到自动化的程度，神经细胞在最小的能耗下完成大量的工作，从而保持良好的功能和工作状态。

幼儿园应制定合理的生活制度，使学前儿童的生活有规律按时进行，这样反复多次，就可以形成规律，养成良好习惯。对于已经形成的生活秩序不要轻易改变和破坏，以免因重建动力定型而造成神经细胞的过重负担。

4. 镶嵌式活动

大脑皮层的不同区域各有分工，各司其职。当进行某项工作时只有相应区域兴奋，而其他区域则抑制。随着工作性质和活动方式的转变，兴奋区和抑制区不断转换，使各区域轮流休息，以保证大脑皮层的工作效率，这就是大脑皮层的镶嵌式活动。学前儿童神经系统尚未发育成熟，兴奋容易扩散，单一性质的活动持续时间过长，会超过大脑皮层的机能限度。幼儿园理应合理安排学前儿童的生活与学习，各种活动、课程交替安排，做到动静交替，劳逸结合，以提高学习和活动效率。

5. 保护性抑制

随着单一性质刺激时间的加长，大脑皮层的工作能力逐渐下降，以至于兴奋被抑制代替，形成保护性抑制。此时大脑皮层细胞暂停工作，其他各器官系统的功能和全身工作状态也处于低潮，表现为注意力不集中、精神涣散、反应迟钝、动作欠灵巧等。保护性抑制是疲劳的生理机制。疲劳可因休息而消除。

如果大脑疲劳后缺乏必要的休息，则会转化为过度疲劳。过度疲劳又称慢性疲劳，使人注意力不集中，记忆力减退，思维出现障碍，精神不振，工作速度减慢，错误率上升。学前儿童往往表现为精神萎靡不振、注意分散，常常会无故哭闹。若学前儿童大脑经常处于过度疲劳状态，会使身体抵抗力全面下降，引发疾病，影响生长发育。

学前儿童神经系统发育不完善，大脑皮层容易产生保护性抑制，但由于兴奋占优势，学前儿童常常无疲倦感。因此，要善于发现学前儿童疲劳的早期特征，顺应脑的保护性抑制，及时组织休息和睡眠。

产生疲劳的原因比较多。活动和学习时间过长且难度较大、环境条件不符合卫生要求、营养与健康状况较差、缺少休息和睡眠等都有可能导致疲劳的发生。

（二）卫生保健管理的要求

托幼机构的卫生保健，对于一日生活有具体的管理要求，主要包括以下几个方面。

1. 合理安排儿童作息时间和各个生活环节的时间、顺序和次数，注意动静结合、集体活动与自由活动结合、室内活动与室外活动结合，不同形式的活动交替进行。

2. 保证儿童每日充足的户外活动时间，全日制儿童每日不少于2小时，寄宿制儿童不少于3小时，寒冷、炎热季节可酌情调整。

3. 根据儿童年龄特点和托幼机构服务形式合理安排儿童每日进餐和睡眠时间，制订餐、点数，儿童正餐间隔时间3.5～4小时，进餐时间为20～30分钟，餐后安静活动或散步时间10～15分钟。3～6岁儿童午睡时间根据季节以每日2～2.5小时为宜，3岁以下儿童日间睡眠时间可适当延长。

以上具体要求，为托幼机构一日生活日程的安排给出了实际指导。

（三）考虑季节和地区特点

应结合季节变化特点制定生活制度：夏季早晚凉爽、中午炎热，可适当加长午睡时间；冬季昼短夜长、早晚气温低、日照时间短，可适当缩短午睡时间，早晨起床迟一些，晚上上床时间提前些，重分利用阳光充足的时间进行户外活动。同时还应考虑地区的差异，如南北方气温相差很大，作息时间也应有所不同。

（四）适当考虑家长工作需要

幼儿园有服务家长的责任。在制定幼儿园生活制度时，还应考虑与家长上下班时间相适应，方便家长工作与接送儿童，使学前儿童在家和在幼儿园的生活衔接起来。

三、执行生活制度的注意事项

（一）稳定性与灵活性相协调

幼儿园生活制度一旦制定，就应严格执行，不轻易改变。只有让生活秩序保持一定的稳定性，持之以恒，才能在大脑皮层形成稳固的动力定型，养成良好的习惯。但在执行过程中也要有相对的灵活性。例如，在起床时间的安排上，教师可以进行弹性处理。起床快的儿童可以早些入座喝水，起床慢些的儿童可以按照常规要求来完成活动。稳定性与灵活性相协调，才能使一日活动的安排与执行体现出“统而不死、活而有序”的局面，进而促进每个学前儿童都能活泼、健康发展。

（二）一日生活皆教育

“在生活中学习与发展是学前儿童的一个显著特点，融教育于一日生活中也由此而成为学前教育的一个显著特点”，“可以说学前儿童以自己的生活为主要学习对象，又以自己的生活为主要学习途径，并以更好地适应生活为学习目的，即为了学会生活、通过生活来学习生活，学习与生活相互交融，学习、生活、发展三位一体，乃是学前儿童学习最大的独到之处”。[①] 幼儿园教育理应密切结合学前儿童的生活，并渗透在一日生活的各个环节中，即：不仅要选择学前儿童的生活作为教育内容，还要通过学前儿童的生活来进行教育。例如，在幼儿园一日生活中的就餐环节，保教人员不仅要合理安排餐点，帮助学前儿童养成定点、定时、定量进餐的习惯，同时还要开展营养教育，帮助其了解食物的营养价值，学习进餐礼仪等。

四、幼儿园一日生活主要环节的卫生

（一）入园与离园

1. 入园

学前儿童来园之前，教师应先做好活动室的通风和清洁工作。入园时，教师以热情、亲切的态度接待儿童，并对每个学前儿童进行晨检（晨检要求详见第一节），发现可疑情况要及时诊治，必要时采取隔离措施。家长带来的药应标明儿童姓名、所在班级、用法及每次用量，交给保健医生，保健医生按时给儿童服药。

2. 离园

离园前，可适当安排一些安静的活动，检查学前儿童仪表是否整洁，提醒儿童带好回家的用品。班级有什么通知可在本班门口贴出。家长接学前儿童时，教师可向家长介绍儿童的在园情况，尤其对白天精神不佳、活动不积极、食欲下降的儿童，应告知家长，并让其回家后进一步观察。应组织未及时接走的儿童开展适宜活动，等待家长来接。学前儿童离园后，搞好卫生并关好门窗。

---

① 李季湄．把《指南》的实施融入一日生活中［M］// 李季湄，冯晓霞．《3—6 岁儿童学习与发展指南》解读．北京：人民教育出版社，2013：216.

（二）进餐

1. 进餐的组织与管理

进餐应严格按照规定的时间和地点进行。一般情况下，学前儿童要做到一日三次正餐、上下午各一次加餐。每次进餐时间应控制在半小时左右。时间太短，儿童可能无法充分咀嚼，不利于消化吸收；时间太长，饭菜会变凉，既不利于消化也不利于建立良好的饮食习惯。

进餐前、后半小时内不做剧烈运动。进餐前组织学前儿童规范洗手并适量喝水；对餐桌进行消毒，并摆好餐桌、餐具。中大班儿童可轮流值日，协助教师做好餐前准备工作。盛饭时，应一半菜、一半饭，不宜一次盛太多，吃完了再加。汤应该单独喝，不要汤泡饭。遇到有骨头和刺的菜时，不应将这类菜与其他菜混放。

进餐过程中教师要注意观察儿童进餐情况，了解儿童对园内配制食品的喜好程度，以便调整食谱。对个别食欲不好或进餐速度太慢的儿童应分析原因。

餐后要提醒和指导学前儿童用正确的方法收拾餐具、擦嘴和漱口，将椅子、餐具分别归位。午餐后，还应组织学前儿童进行10～15分钟自由散步，而不是马上午睡。

2. 创建和谐的进餐环境

创建和谐的进餐环境，让学前儿童情绪愉快。不在儿童进餐时处理任何可能影响情绪的事情；不过分催促儿童进餐；对儿童不爱吃的食物可以少盛，以免造成心理负担和压力；可以播放轻缓的音乐，允许儿童之间对饭菜问题进行小声交流。

3. 养成良好的饮食习惯

养成定时、定点、定量进餐的习惯。帮助学前儿童了解食物的营养价值，引导他们不偏食、不挑食。教育学前儿童安静、专心地进餐，细嚼慢咽，避免边吃边玩、用手抓饭、食物塞满口等不良的饮食习惯。

4. 关注个体差异

对于体弱儿童，要逐渐增加进餐量，并可增加餐前运动；对超重或者肥胖儿童，在运动量和膳食热能上要考虑其个别化特点；对过敏体质儿童，也要注意膳食内容的特殊需求。

（三）如厕

1. 厕所安全、清洁

厕所设置安全、美观，便池尺寸适合学前儿童使用；有扶手，有间隔，地板应不滑；提前将裁好的手纸放盒内，便于学前儿童取放。保证厕所干净、无异味，营造“家”的感觉。户外活动场所，也应有方便学前儿童随时大小便的设备。应为不会蹲厕的学前儿童准备坐便器或痰盂等替代性设备。

2. 规范学前儿童的如厕行为

教师应允许学前儿童根据需要随时大小便，并在每个过渡环节提醒。提醒时语气要亲切、柔和，不强制其大小便。应有计划、有步骤地培养学前儿童按时排便的习惯，正常情况下，学前儿童每天应排便一两次。除此之外，还应教会学前儿童掌握如厕常规，如擦屁股时应由前往后擦（刚入园时由教师帮助擦），以免粪便污染外阴部位；排便时注意不弄脏便池外边；不玩手纸和厕所内其他物品，不在厕所打闹；便后用肥皂或洗手液洗手；发现腹泻、便秘或大便有异样应及时告诉老师等。

（四）睡眠

1. 创设舒适的睡眠环境

创设安静、空气清新的睡眠环境，光线不宜太强，室温保持在15℃～24℃为佳。要在儿童就寝前半小时，开窗透气。给学前儿童盖的东西要轻、软、干燥，并根据室温适当调整其厚薄程度。

2. 组织与管理睡眠

就寝前应组织学前儿童安静散步及如厕，不做剧烈运动，保持平和、愉快的情绪。指导或帮助儿童自己脱衣裤，教师提示脱衣裤的正确顺序及方法，并让儿童将衣裤放在指定地点，然后到自己的床上安静睡觉；应及时、细致地为每一个儿童盖好被子。儿童入睡后，教师要认真巡视，及时了解儿童的睡眠情况，发现问题及时处理，如：防止学前儿童在被窝里玩珠子、棉花、发卡、糖、积木、拉链头等细小危险性的物品；及早觉察学前儿童的身体不适或患病，因这些情况一般会反映在睡眠上，如孩子高烧引起惊厥、感冒咳嗽引起异物堵塞等。在唤醒学前儿童时，应让其渐渐清醒，有几分钟时间过渡。另外，可根据儿童睡眠的差异性调整床铺的位置，对某些早起儿童，应照顾其进行安静活动。

3. 关注睡眠习惯

培养学前儿童定时睡眠的习惯，对于午睡时不肯入睡的儿童，不宜强迫，而应耐心地鼓励和指导，使其逐步养成午睡的习惯。

逐步教会学前儿童脱、穿不同衣物；帮助学前儿童养成侧卧睡姿；及时纠正学前儿童睡觉时的不良习惯，如蒙头、咬奶瓶、吸吮手指、摸着他人的脸（或耳朵）等；引导学前儿童逐步学习整理床铺，主要是叠被子。

（五）盥洗

盥洗是学前儿童一日生活中的重要环节，不仅能减少皮肤被汗液、皮脂、灰尘污染的机会，保持皮肤的清洁，提高皮肤的各种功能，维护身体的健康，还能培养学前儿童爱清洁、讲卫生的习惯，提高生活自理能力。因此，应高度重视学前儿童一日生活中的盥洗环节。

1. 做好盥洗前的准备工作

卫生间要清洁通风，定时打扫并消毒。盥洗前应备好毛巾，放好洗漱用品，为学前儿童准备好流动水。盥洗用具专人使用，定期消毒。

2. 养成良好的盥洗习惯

教给学前儿童洗手、洗脸、刷牙及漱口的顺序和方法，让其学习和懂得节约用水。培养学前儿童良好的盥洗习惯，如早晚刷牙、进食后漱口、饭前便后和活动后洗手、定时剪手指甲、定期洗澡洗头等；懂得盥洗时遵守秩序，不拥挤，动作迅速、认真。

（六）教学活动与游戏

幼儿园应安排多种多样的学习活动，促进学前儿童全面发展。要求脑力活动量大的教学活动，应安排在儿童每天精力最充沛，机能活动最旺盛的时候。一般早餐以后1小时左右，经过始动调节，神经系统兴奋度较高，注意力较集中，工作能力较强，可将教学活动安排在这段时间。之后可安排不大费力的活动及适当的休息。对学前儿童而言，安静的游戏就是一种休息。

学前儿童年龄越小，注意力集中时间越短，越容易产生疲劳。因此应根据年龄区别安排。小班每天可安排一次教学活动，最初每次5分钟，以后逐渐增加到15分钟；中班每天可以安排两次，每次时间由15分钟逐渐增加到25分钟；大班每天也可安排两次，每次时间由25分钟增加到30分钟。

在具体的教学活动中，应培养学前儿童集中注意力，关注学习内容，让他们学会积极思考、认真操作、乐于交流、大胆展示；遵守学习活动需要的秩序和规则，不影响学习活动的正常进行，不干扰其他人的学习；养成正确的阅读习惯，中大班还要学会正确的阅读姿势，会保持良好的坐姿。

游戏是学前儿童的基本活动形式，每天应安排足够的时间，保证学前儿童进行各种各样的游戏。游戏可安排在教学活动前后，午睡午点以后，或离园前。游戏的开展要尊重学前儿童的意愿；提供安全并富有教育性的游戏材料；游戏过程中要动静交替，避免学前儿童的过度兴奋。教会学前儿童爱护玩具和材料，正确使用并及时收放、整理玩具和材料；需要变换游戏时，要遵守轮流、交换、事先征得同意等交往规则。

（七）户外活动

学前儿童脑组织对缺氧的耐受力差，多在户外新鲜空气中活动，可以保证氧的供应，减少呼吸道感染，促进大脑的血液循环和供氧状况，提高大脑对机体的控制能力及反应的灵敏度、准确性。同时可以使不同性质的区域交替兴奋和抑制，避免疲劳。学前儿童每天至少要有3～4小时在户外，全日制幼儿园应组织2小时以上的户外活动，寄宿制幼儿园不得少于3小时。户外活动不仅要在温暖季节进行，在寒冷季节也要进行。

户外活动时，教师可鼓励学前儿童和同伴一起开展体育活动，在活动中尊重其他小伙伴，学习合作、友爱、谦让和互相帮助。同时要关注学前儿童活动量，注意是否有疲劳表现，随时调整活动强度。

在一日生活各环节中，教师应贯彻以上各个环节要求，同时还要特别注意在一日生活中对学前儿童进行常规教育。

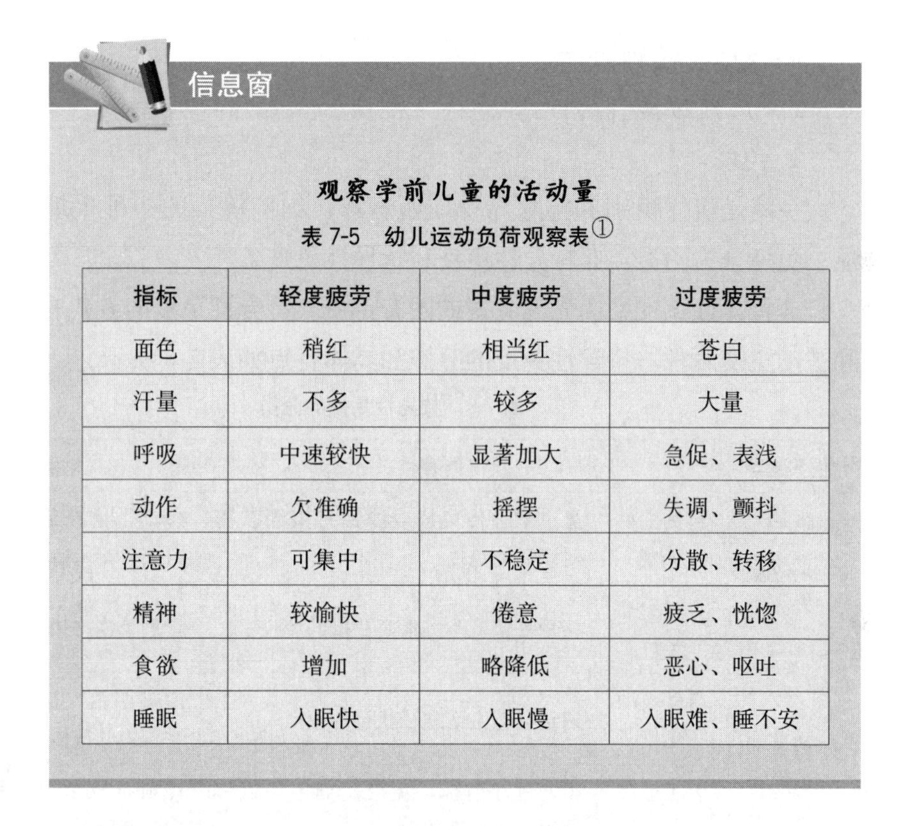

信息窗

观察学前儿童的活动量

表 7-5　幼儿运动负荷观察表①

指标	轻度疲劳	中度疲劳	过度疲劳
面色	稍红	相当红	苍白
汗量	不多	较多	大量
呼吸	中速较快	显著加大	急促、表浅
动作	欠准确	摇摆	失调、颤抖
注意力	可集中	不稳定	分散、转移
精神	较愉快	倦意	疲乏、恍惚
食欲	增加	略降低	恶心、呕吐
睡眠	入眠快	入眠慢	入眠难、睡不安

第三节　预防接种制度建设

预防接种作为第一次卫生革命中的重要手段，极大地降低了传染病的发病率和死亡率，为人类健康做出了巨大贡献。它是指通过接种疫苗使接种对象有目的、有针对地获得某种传染病的免疫力。预防接种是针对传染病综合

① 王占春．幼儿园体育活动的理论与方法［M］．北京：人民教育出版社，2002：161.

性预防的重要措施，为传染病的免疫预防提供了具体的实施方法，是控制乃至消灭传染病的重要途径。坚持和完善预防接种制度，对家长进行相关知识宣传和普及，帮助学前儿童按时接种疫苗是幼儿园卫生保健制度建设的重要方面。

一、预防接种概述

（一）预防接种的概念

1. 免疫

免疫是机体识别和排除异物（如病毒、细菌等）的一种生理性保护反应。免疫分为两类：非特异性免疫和特异性免疫。

非特异性免疫又叫先天免疫或固有免疫。特异性免疫的方式有主动免疫和被动免疫两种，特异性免疫的分类和具体特点如表 7-6 所示。

表 7-6 特异性免疫的分类

免疫类型	具体内容		举例
主动免疫	自然主动免疫	患过某种传染病或隐性感染而获得对该病的免疫	感染上麻疹后，发病后可获得终生免疫
	人工主动免疫	接种疫苗、类毒素而获得的免疫	计划免疫（预防接种）
被动免疫	自然被动免疫	通过自然生活途径获得的免疫	通过胎盘、初乳从母体中获得的抗体
	人工被动免疫	指通过注射被动免疫制剂等使人体获得一定时期的免疫	注射抗毒素、丙种球蛋白、细胞因子等

2. 预防接种

预防接种又称计划免疫，是将疫苗通过适当的途径接种到人体内，使人体产生对该传染病的抵抗力和免疫力的过程。计划免疫是根据疫情监测和人群免疫状况分析，按照规定的免疫程序，有计划地利用疫苗进行预防接种，以提高人群免疫水平，达到控制乃至最终消灭传染病的目的。1977 年，第 30 届世界卫生大会提出各国政府和世界卫生组织在未来数十年中的主要社会目标——“2000 年人人享有卫生保健（health for all by the year 2000）”，其中一条具体目标即为“所有儿童都接受儿童主要传染病的预防接种”。儿童是预防接种的重点，通过系统、有计划、有组织的计划免疫以控制和消灭传染病，提高人群免疫水平。

计划免疫包括基础免疫和加强免疫。人体初次全程足量地接受某基础疫苗称为基础免疫。基础免疫后，机体产生的相应抗体会随着时间的推移逐渐降低乃至消失，必须进行同类疫苗的复种，称为加强免疫，即根据疫苗的免疫持久性及人群的免疫水平和疾病流行情况适时地进行复种。例如，麻疹减毒活疫苗在1岁内完成基础免疫后，7岁时要加强一次。

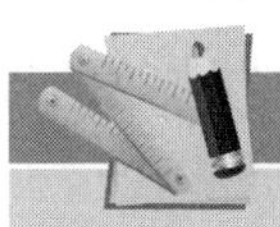

信息窗

人工免疫制剂种类

主动免疫制剂：主动免疫制剂在接种后经过一定期限才能产生抗体，但抗体持续的时间较久，一般为1～5年。在完成基础免疫后，还要适时地安排加强免疫，巩固免疫效果。

被动免疫制剂：被动免疫制剂统称为免疫血清，包括抗毒素、抗菌血清和抗病毒血清，以及丙种球蛋白。此类制剂来自于动物血清，对人体是一种异性蛋白、注射后容易引起过敏反应或血清病，特别是重复使用时，更应慎重。

（二）预防接种的意义

预防接种是传染病防治中最经济、最有效的手段。所有国家的儿童都要进行常规免疫接种，以预防儿童时期主要的疾病。

通过对学前儿童实施有计划的预防接种，能有效地控制传染病的传播，对保障儿童身体健康和生命安全起到重要的作用。预防接种更减轻了公共医疗的费用和成本，具有巨大的经济和社会效益。也正是由于疫苗预防疾病可产生无可比拟的效益，发达国家和发展中国家均致力于新疫苗的开发和研制。预防接种已经成为全球公共卫生政策实施的要点。

二、预防接种的政策支持

2004年12月1日，《中华人民共和国传染病防治法（2004年）》（以下简称《传染病防治法》）正式实施，明确提出国家实行有计划的预防接种制度。医疗机构、疾病预防控制机构与儿童的监护人应当相互配合，保证儿童及时接受预防接种。2005年，《疫苗流通和预防接种管理条例（2005年）》第六条明确规定："国家实行有计划的预防接种制度，推行扩大免疫规划。"同年颁布实施的《预防接种工作规范》分别对机构及人员职责、疫苗使用管理、冷链系统管理、预防接种服务、预防接种异常反应与事故的报告及处理等方面做出了明确规范。

（一）国家免疫规划

国家免疫规划是指按照国家或者省、自治区、直辖市确定的疫苗品种、免疫程序或者接种方案，在人群中有计划地进行预防接种，以预防和控制特定传染病的发生和流行。

1. 接种对象

（1）现行的国家免疫规划疫苗按照免疫程序，所有达到应种月（年）龄的适龄儿童，均为接种对象。

（2）新纳入国家免疫规划的疫苗，其接种对象为规定实施时间起达到免疫程序规定各剂次月（年）龄的儿童。

（3）强化免疫的接种对象按照强化免疫实施方案确定。

（4）出血热疫苗接种为重点地区16～60岁的目标人群。

（5）炭疽疫苗接种对象为炭疽病例或病畜的间接接触者及疫点周边高危人群。

（6）钩体疫苗接种对象为流行地区可能接触疫水的7～60岁高危人群。

2. 接种内容

自2008年起，国家实施了《扩大国家免疫规划实施方案》。在现行范围内已经使用的乙肝疫苗、卡介苗、脊灰疫苗、百白破疫苗、麻疹疫苗、白破疫苗 6 种国家免疫规划疫苗基础上，以无细胞百白破疫苗替代百白破疫苗，将甲肝疫苗、流脑疫苗、乙脑疫苗、麻腮风疫苗纳入国家免疫规划，对适龄儿童进行常规接种。当发生炭疽、钩端螺旋体病疫情或发生洪涝灾害可能导致钩端螺旋体病暴发流行时，对重点人群进行炭疽疫苗和钩体疫苗应急接种，并对重点地区的重点人群进行流行性出血热疫苗接种。

通过接种上述疫苗，可以预防乙型肝炎、结核病、脊髓灰质炎、百日咳、白喉、破伤风、麻疹、甲型肝炎、流行性脑脊髓膜炎、流行性乙型脑炎、风疹、流行性腮腺炎、流行性出血热、炭疽和钩端螺旋体病等 15 种传染病。

3. 接种程序

（1）免疫起始月龄

免疫的起始月龄是儿童出生后第一次接种疫苗的月龄。理想的免疫起始月龄应该是机体来自母体的抗体临近消失，并已具有产生免疫应答能力的月龄。目前，儿童计划免疫所使用的疫苗种类不同，其免疫起始月龄也不相同。

（2）接种次数

疫苗的接种次数和疫苗性质有关，活疫苗接种后在体内繁殖，保持一定的抗原水平，产生持久的免疫力。而死疫苗需要多次接种，即必须经抗原的多次刺激才能使抗体形成可靠的免疫力。我国免疫程序规定，乙肝疫苗、百白破混合疫苗必须基础免疫 3 针，卡介苗、麻疹疫苗接种 1 次完成基础免疫。

（3）针次间隔

接种 2 次或 2 次以上的疫苗，每两次之间必须要有一定的间隔时间，而间隔的长短对免疫效果是有影响的，特别是灭活疫苗和含吸附剂的疫苗更是如此。例如，百白破基础免疫间隔以 1 个月为佳。

（4）加强免疫

机体在完成疫苗的基础免疫以后，机体获得相当强的免疫力。经过一定时间，免疫力逐渐下降，当下降到一定程度时需要加强免疫。

综合考虑以上因素，学前儿童的免疫程序可参照表 7-7。

表 7-7 国家免疫规划疫苗儿童免疫程序表（2016 年版）

疫苗种类		接种年（月）龄														
名称	缩写	出生时	1 月	2 月	3 月	4 月	5 月	6 月	8 月	9 月	18 月	2 岁	3 岁	4 岁	5 岁	6 岁
乙肝疫苗	HepB	1	2					3								
卡介苗	BCG	1														
脊灰灭活疫苗	IPV			1												
脊灰减毒活疫苗	OPV				1	2								3		
百白破疫苗	DTaP				1	2	3				4					
白破疫苗	DT															1
麻风疫苗	MR								1							
麻腮风疫苗	MMR										1					
乙脑减毒活疫苗	JE−L								1			2				
或乙脑灭活疫苗[1]	JE−I								1、2			3				4
A 群流脑多糖疫苗	MPSV−A							1		2						
A 群 C 群流脑多糖疫苗	MPSV−AC												1			2
甲肝减毒活疫苗	HepA−L										1					
或甲肝灭活疫苗[2]	HepA−I										1	2				

注：1. 选择乙脑减毒活疫苗接种时，采用两剂次接种程序。选择乙脑灭活疫苗接种时，采用四剂次接种程序；乙脑灭活疫苗第 1、2 剂间隔 7～10 天；

2. 选择甲肝减毒活疫苗接种时，采用一剂次接种程序。选择甲肝灭活疫苗接种时，采用两剂次接种程序。

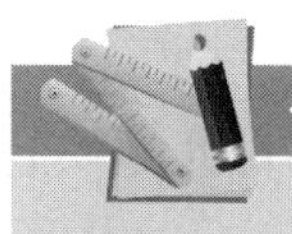

信息窗

巧妙选择计划外疫苗

计划内疫苗（一类疫苗）是国家规定纳入计划免疫，属于免费疫苗，是从儿童出生后必须进行接种的。而计划外疫苗（二类疫苗）是自费疫苗，可以根据儿童自身情况、各地区不同状况及家长经济状况而定。

● 体质虚弱的宝宝可考虑接种的疫苗

流感疫苗：对7个月以上、患有哮喘、先天性心脏病、慢性肾炎、糖尿病等抵抗疾病能力差的宝宝，一旦流感流行，容易患病和诱发旧病发作或加重，应考虑接种。

肺炎疫苗：一般健康的宝宝不主张选用。体弱多病的宝宝，可考虑选用。

● 流行高发区应接种的疫苗

B型流感嗜血杆菌混合疫苗（小时IB疫苗）：世界上已有20多个国家将小时IB疫苗列入常规计划免疫。5岁以下儿童容易感染B型流感嗜血杆菌。它是引起儿童严重细菌感染的主要致病菌，容易引起严重疾病。

轮状病毒疫苗：轮状病毒是3个月～2岁婴幼儿病毒性腹泻最常见的原因。接种轮状病毒疫苗能避免儿童严重腹泻。

狂犬病疫苗：狂犬病发病后的死亡率几乎100%，世界上还没有一种有效的治疗狂犬病的方法，凡被动物咬伤或抓伤后，都应立即注射狂犬病疫苗。

● 即将上幼儿园的宝宝考虑接种的疫苗

水痘疫苗：水痘是通过呼吸道传染的疾病，即将上幼儿园的宝宝与周围的小朋友密切接触比较容易相互传染。家长可以根据宝宝的情况进行选择。

（二）预防接种证制度

2004年实施的《传染病防治法》明确规定“国家对儿童实行预防接种证制度”。

所谓预防接种证制度，具体指在儿童出生后1个月内，其监护人应当到儿童居住地承担预防接种工作的接种单位为其办理预防接种证。接种单位对儿童实施接种时，应当查验预防接种证，并做好记录。儿童离开原居住地期间，由现居住地承担预防接种工作的接种单位负责对其实施接种。儿童入托、入学时，幼儿园、学校应当查验预防接种证，发现未依照国家免疫规划受种的儿童，应当向所在地的县级疾病预防控制机构或者儿童居住地承担预防接种工作的接种单位报告，并配合疾病预防控制机构或接种单位督促其监护人在儿童入托、入学后及时到接种单位补种。

预防接种证是儿童免疫接种的记录凭证，每个儿童都应当按照国家规定建证并接受预防接种。儿童家长或监护人要妥善保管好接种证并按规定的免疫程序、时间到指定的接种点接受疫苗接种。如儿童未完成规定的免疫接种，因故迁移、外出、寄居外地，可凭接种证在迁移后的新居或寄居所在地计划免疫接种门诊（点）继续完成规定的疫苗接种。当儿童的基础免疫与加强免疫全部完成后，家长应保管好接种证，以备儿童入托、入学、入伍或将来出入境的查验。

三、幼儿园预防接种制度

当学前儿童进入幼儿园以后，预防接种的任务应该由幼儿园承担起来，配合卫生防疫部门，共同完成儿童的计划免疫工作。因此，幼儿园应建立预防接种制度，严格按照规定的接种种类、剂量、次数、间隔时间等进行预防接种，并防止漏种、错种或重复接种。幼儿园的预防接种工作主要包括以下四个方面的内容。

（一）预防接种的登记

一般来说，计划免疫工作实行一卡（儿童免疫接种卡）、一证（儿童预防接种证)、两册(1、2类疫苗接种登记册、新生儿乙肝疫苗接种登记册)、两簿(生物制品领发登记簿、冷链设备接种器材领发登记簿)、两表(年度生物制品计划双月报表、0～7岁儿童分村、分龄统计表)。各地根据实际情况,可有所差别。

学前儿童进入幼儿园以后,医务保健人员应根据儿童预防接种卡上的记录进行全面的登记,确定该儿童哪些接种已完成,哪些接种尚未进行,以保证预防接种的衔接性。

(二)预防接种前的通知

学前儿童每次进行预防接种前,幼儿园应提前在园所大门前的黑板上贴出通知,预先通知家长预防接种的时间、接种疫苗的种类以及注意事项等,以取得家长的配合。有条件的幼儿园,要一对一通知到每个家长,以确保预防接种安全、有序地进行。

(三)预防接种过程中的登记、检查以及接种后的观察

在进行预防接种的过程中,保教人员和医务保健人员应相互配合,共同做好接种儿童的登记和检查工作,尤其应防止漏种、错种或重复接种,保证接种任务的顺利完成。对于没有接种的学前儿童以及因患病暂时不能参加接种的学前儿童,应登记在案。

学前儿童接种以后,在生活和活动方面,医务保健人员应给予必要的建议和指导,保教人员应配合进行。同时,保教人员和保健人员应共同做好学前儿童接种后的观察工作,若发现学前儿童出现异常情况,应及时采取相应措施。

(四)预防接种的补种

对未参加预防接种的学前儿童,医务保健人员应与儿童的家长进行联系,并与家长协商,共同做好补种的工作。

第四节 消毒制度建设

学前儿童抵抗力弱，在幼儿园集体生活中，搞好卫生消毒，是预防疾病发生以及切断传染病传播途径的一项重要措施，幼儿园应按照各省市学前教育机构消毒常规建立并严格执行消毒制度，由保健医负责消毒工作的技术指导和执行效果的检查。

一、消毒的基本方法

（一）物理消毒法

物理消毒法是利用高温、紫外线照射、稀释等办法杀灭或减少致病病原体的方法，它是简便易行、较为有效的消毒法。常用的有煮沸法、紫外线照射（日晒）法和通风换气法等。

1. 煮沸法

各种金属器皿、食具、用具、衣被等耐热的物品都可通过煮沸消毒。操作时，对食具必须先去残渣、清洗后再进行消毒。必须将被消毒的物品全部浸入水中，从水沸腾开始计时，此后不再加入消毒物品。一般细菌煮沸 10 分钟，肝炎病毒煮沸 20 分钟，细菌芽胞煮沸 90 分钟，均可以达到消毒的效果。

2. 紫外线照射法

将衣服、毛巾、床上用品等放在阳光下曝晒，利用阳光中的紫外线消毒，这是一种简易、方便、经济的消毒方法。一般附着在衣服、被褥等物品表面的病原体，在阳光下曝晒 3～6 小时就可灭活。流感、百日咳、流脑、麻疹等病原体，在阳光直射下很快就会灭活。

紫外线灯消毒是紫外线照射法之一，灯管的表面要经常用酒精棉球轻轻擦拭（两周左右擦一次），除去上面的灰尘与油垢，以减少对紫外线穿透力的影响。紫外线灯使用超过 1000 小时，即应关注灯管使用寿命，考虑及时更换。可根据需要使用移动式紫外线杀菌灯或悬挂式紫外线杀菌灯；使用时，按照每立方米1.5瓦计算紫外线杀菌灯管需要量，禁止紫外线杀菌灯照射人体体表。采用反向式紫外线杀菌灯在室内有人环境持续照射消毒时，应使用无臭氧式紫外线杀菌灯。

3. 通风换气法

对污染的空气进行消毒的首选、也是最简易的方法是通风换气法。特别是冬天，每次通风15～30分钟，每天数次，对于呼吸道传染病的消毒效果很好，不仅经济有效而且无残留药物，对人体也不会造成伤害。

4. 过滤消毒法

对于空气和水的消毒，可以采取过滤的方法，常见的是使用和佩戴口罩。口罩用六层纱布制成，大小以完全遮住口鼻为宜。使用时，注意清洁、干燥，分清内外面，一次连续使用不超过4小时，这是预防呼吸道传染病的一种普及方法。

5. 焚烧消毒法

对动物的尸体、破旧的衣物、纸张、玩具、草垫、破席、垃圾等进行消毒，可采取焚烧的方法。处理传染病疫区时，也可直接烧毁污染物品，但须注意安全。焚烧时，要翻动焚烧物，使之彻底燃烧，以免传播疾病，同时注意周围环境，避免影响他人。

（二）化学消毒法

化学消毒法是利用各种消毒剂杀死病原体以达到预防感染、传染病传播和流行的方法。使用消毒剂时一定要严格按说明书的比例进行配制，并非越浓越有效。稀释药液时，要戴上胶皮手套或一次性的塑料手套及防护眼镜。消毒剂由于化学成分不同，消毒对象也不尽相同。

1. 84消毒液

84消毒液为次氯酸钠类消毒剂，主要用于桌椅、台面、门把手、地面、毛巾等物品的消毒。这种消毒剂含氯量为5.5%～6.5%，并按照使用说明稀释使用。消毒方法为浸泡消毒或擦拭消毒，能有效杀死肠道致病菌、化脓性球菌和细菌芽孢。

2. 过氧乙酸消毒液

过氧乙酸主要用于地面、墙壁、便器、门窗、空气等处的消毒，能杀死多数微生物和芽胞，在家用的所有化学消毒剂中杀菌能力最强，并有杀菌时间短、使用简便、价格便宜、零摄氏度以下也能消毒，对人体无副作用等优点。消毒物品不同，使用的浓度和消毒方法也不同，可采用喷雾、揩擦、浸泡、洗刷等方法，消毒时间为30分钟到2小时。过氧乙酸为弱酸性，易挥发，易溶于水，有腐蚀性，稍有漂白作用，遇热、有机物等易分解。原液溅到眼睛、皮肤或衣被时，应立即用清水冲洗，以免损伤。

3. 来苏水消毒液

来苏水溶于水，可杀灭细菌繁殖和某些亲脂病毒。使用方法是加水配成1%～5%的溶液，将衣物、被单放在液体中浸泡30～60分钟，再用水清洗。对室内家具可用1%～3%的溶液擦拭或喷洒。对于玩具消毒，可用2%溶液浸泡2分钟，然后清水洗净。

4. 漂白粉（次氯酸钙）消毒

漂白粉对食具、药杯、空气、地面、便器、污水、垃圾、痰、粪尿等起到良好的消毒效果。市售漂白粉有效氯含量一般为28%～32%，漂白粉不仅可杀灭多种病原体，且使用迅速。漂白粉的常剂型有粉剂、乳剂、澄清液等。粉剂主要用于呕吐物、痰、粪尿等污物的消毒。乳剂常用于肠道传染病人的粪便、呕吐和呼吸道病人的分泌物及化脓性病人的脓液，也可用于地面、厕所等消毒。澄清液一般用于餐具的普通消毒。

5. 碘伏

碘伏属于碘消毒剂范畴。碘伏有杀菌功能，毒性低，对黏膜无激性，性能稳定，无腐蚀性，物品上其色后很易去掉。常用浓度为1%。

6. 乙醇（酒精）

75%乙醇溶液对细菌有迅速杀灭作用，对病毒和芽胞的杀灭作用较慢，常用于皮肤消毒、口腔体温计及物体表面的消毒，使用方法为浸泡、擦拭。

二、幼儿园的消毒制度及方法

（一）幼儿园消毒制度

1. 环境卫生

幼儿园应当建立室内外环境卫生清扫和检查制度，每周全面检查1次并记录，为学前儿童提供整洁、安全、舒适的环境。室内应当有防蚊、蝇、鼠、虫及防暑和防寒设备，并放置在学前儿童接触不到的地方。集中消毒应在学前儿童离园（所）后进行。应保持室内空气清新、阳光充足。采取湿式清扫方式清洁地面。要做到厕所清洁通风、无异味，每日定时打扫，保持地面干燥。便器每次用后及时清洗干净。卫生洁具各班专用专放并有标记。抹布用后及时清洗干净，晾晒、干燥后存放。拖布清洗后应当晾晒或控干后存放。枕席、凉席每日用温水擦拭，被褥每月曝晒一两次，床上用品每月清洗一两次。保持玩具、图书表面的清洁卫生，玩具每周至少清洗1次，图书每2周翻晒1次。

2. 个人卫生

学前儿童日常生活用品应专人专用，保持清洁。要求每人每日1巾1杯专用，每人1床1被。培养学前儿童良好的卫生习惯。饭前便后应当用肥皂、流动水洗手，早晚洗脸、刷牙，饭后漱口，做到勤洗头洗澡换衣、勤剪指（趾）甲，保持服装整洁。工作人员应当保持仪表整洁，注意个人卫生；饭前便后和护理学前儿童前应用肥皂、流动水洗手；上班时不戴戒指，不留长指甲；不在园（所）内吸烟。

3. 预防性消毒

预防性消毒是为了预防传染病发生而施行的消毒，消毒的对象为有可能被病原体污染的物品和场所。儿童活动室、卧室应当经常开窗通风，保持室内空气清新。每日至少开窗通风2次，每次至少10～15分钟。在不适宜开窗通风时，每日应当采取其他方法对室内空气消毒2次。餐桌每餐使用前消毒。水杯每日清洗消毒，用水杯喝豆浆、牛奶等易附着于杯壁的饮品后，应当及时清洗消毒。反复使用的餐巾每次使用后消毒。擦手毛巾每日消毒

1次。门把手、水龙头、床围栏等学前儿童易触摸的物体表面每日消毒1次。坐便器每次使用后及时冲洗，接触皮肤部位及时消毒。使用符合国家标准或规定的消毒器械和消毒剂。环境和物品的预防性消毒方法应当符合要求。

（二）幼儿园消毒方法

幼儿园中不同的对象，所使用的消毒方法各有差异，具体的消毒方法如表7-8所示。

表7-8　托幼机构环境和物品预防性消毒方法①

消毒对象	物理消毒方法	化学消毒方法	备注
空气	开窗通风每日至少2次，每次至少10～15分钟		在外界温度适宜、空气质量较好、保障安全性的条件下，应采取持续开窗通风的方式
	采用紫外线杀菌灯进行照射消毒每日1次，每次持续照射60分钟		1. 不具备开窗通风空气消毒条件时使用； 2. 应使用移动式紫外线杀菌灯，按照每立方米1.5瓦计算紫外线杀菌灯管需要量； 3. 禁止紫外线杀菌灯照射人体体表； 4. 采用反向式紫外线杀菌灯在室内有人环境持续照射消毒时，应使用无臭氧式紫外线杀菌灯
餐具、炊具、水杯	煮沸消毒15分钟或蒸汽消毒10分钟		1. 对食具必须先去残渣、清洗后再进行消毒； 2. 煮沸消毒时，被煮物品应全部浸没在水中；蒸汽消毒时，被蒸物品应疏松放置，水沸后开始计算时间

① 摘自2012年5月9日卫生部印发的《托儿所幼儿园卫生保健工作规范》，卫妇社发［2012］35号。

续表

消毒对象	物理消毒方法	化学消毒方法	备注
餐具、炊具、水杯	餐具消毒柜、消毒碗柜消毒，按产品说明使用		1. 使用符合国家标准规定的产品； 2. 保洁柜无消毒作用，不得用保洁柜代替消毒柜进行消毒
毛巾类织物	用洗涤剂清洗干净后，置阳光直接照射下曝晒干燥		曝晒时不得相互叠夹；曝晒时间不低于 6 小时
	煮沸消毒 15 分钟或蒸汽消毒 10 分钟		煮沸消毒时，被煮物品应全部浸没在水中；蒸汽消毒时，被蒸物品应疏松放置
		使用次氯酸钠类消毒剂消毒； 使用浓度为有效氯 250～400 毫克/升、浸泡消毒 20 分钟	消毒时将织物全部浸没在消毒液中，消毒后用生活饮用水将残留消毒剂冲净
抹布	煮沸消毒 15 分钟或蒸汽消毒 10 分钟		煮沸消毒时，抹布应全部浸没在水中；蒸汽消毒时，抹布应疏松放置
		使用次氯酸钠类消毒剂消毒； 使用浓度为有效氯 400 毫克/升、浸泡消毒 20 分钟	消毒时将抹布全部浸没在消毒液中，消毒后可直接控干或晾干存放；或用生活饮用水将残留消毒剂冲净后控干或晾干存放
餐桌、床围栏、门把手、水龙头等物体表面		使用次氯酸钠类消毒剂消毒； 使用浓度为有效氯 100～250 毫克/升、消毒 10～30 分钟	1. 可采用表面擦拭、冲洗消毒方式； 2. 餐桌消毒后要用生活饮用水将残留消毒剂擦净； 3. 家具等物体表面消毒后可用生活饮用水将残留消毒剂去除

续表

消毒对象	物理消毒方法	化学消毒方法	备注
玩具、图书	每两周至少通风晾晒一次		适用于不能湿式擦拭、清洗的物品； 曝晒时不得相互叠夹；曝晒时间不低于6小时
		使用次氯酸钠类消毒剂消毒； 使用浓度为有效氯100～250毫克/升、表面擦拭、浸泡消毒10～30分钟	根据污染情况，每周至少消毒1次
便盆、坐便器与皮肤接触部位、盛装吐泻物的容器		使用次氯酸钠类消毒剂消毒；使用浓度为有效氯400～700毫克/升、浸泡或擦拭消毒30分钟	1. 必须先清洗后消毒； 2. 浸泡消毒时将便盆全部浸没在消毒液中； 3. 消毒后用生活饮用水将残留消毒剂冲净后控干或晾干存放
体温计		使用75%～80%乙醇溶液、浸泡消毒3～5分钟	使用符合《中华人民共和国药典》规定的乙醇溶液

备注：

1. 表中有效氯剂量是指使用符合卫生部《次氯酸钠类消毒剂卫生质量技术规范》规定的次氯酸钠类消毒剂。

2. 传染病消毒根据国家法规《中华人民共和国传染病防治法》规定，配合当地疾病预防控制机构实施。

第五节　隔离制度建设

隔离制度是幼儿园控制传染病传播和蔓延的一项重要措施。隔离制度的贯彻力度直接影响疾病传播以及学前儿童身体健康，但错误的隔离有可能让儿童产生被排斥感，危害其心理健康。

一、幼儿园隔离对象

隔离是为了让患病的学前儿童与正常儿童隔离，一来避免疾病的传播，二来使学前儿童得到更细心的照顾。体温超过 38.5 ℃者、出现严重的呕吐或腹泻者、疑似患有传染病者，均应隔离治疗。常见传染病的潜伏期、隔离期和检疫期如表 7-9 所示。

表 7-9 常见传染病的潜伏期、隔离期和检疫期

病名	潜伏期		传播途径	隔离期	接触者检疫期
	常见	最短—最长			
麻疹	9～12 天	6～28 天	空气	出疹后 5 天，合并肺炎者出疹后 10 天	观察 21 天
水痘	14 天	10～21 天	空气、飞沫密切接触	全部结痂，但不少于病后 14 天	观察 21 天
风疹	18 天	14～21 天	空气、飞沫	出疹后 5 天	观察 2～3 周
猩红热	2～5 天	1～12 天	呼吸道	抗生素治疗起 6 天	观察 7 天
流行性腮腺炎	14～21 天	8～30 天	空气、飞沫	症状或体征消失或发病后 10 天	观察 3 周
流行性感冒（流感）	1～2 天	数小时～3 天	呼吸道	退热后 2 天或症状消失	集体免疫
流行性脑脊髓膜炎（流脑）	2～3 天	1～10 天	呼吸道	发病后 7 天	7 天
细菌性痢疾	1～2 天	数小时～7 天	水、食物、日常生活接触传播	治疗全程，症状消失后一周、大便培养二次阴性	7 天
甲型病毒性肝炎	30 天	15～50 天	水、食物、日常生活接触传播	自发病起不少于 30 天	40 天
急性出血性结膜炎（红眼病）	1～2 天	数小时～5 天	直接与间接接触传播	至少 7～10 天	2 天

续表

病名	潜伏期		传播途径	隔离期	接触者检疫期
	常见	最短—最长			
手足口病	4 天	3～6 天	日常生活接触传播为主，也可通过呼吸道传播	至疱疹全部干燥结痂	6 天
百日咳	7～10 天	4～21 天	空气、接触传播	痉咳发生后 30 天或病发后 40 天	21 天

二、幼儿园隔离制度

隔离制度是将传染病患者、病原携带者或可疑患者与健康的人分隔开来，阻断或尽量减少相互间的接触，并实施彻底的消毒和隔离的卫生制度，以防止传染病在园内的传播和蔓延。幼儿园隔离制度主要包括以下几个方面。

（一）重视隔离室的设置

隔离室最好有两间，应与保健室相邻，要设有独立出入的门户，通风良好，隔离室内应配有少量学前儿童日常生活用品（如杯子、汤匙、便器）及玩具，使学前儿童在隔离期间生活方便，不至于太寂寞难熬。

（二）及时进行妥善的隔离

当发现学前儿童患传染病后，应立即将学前儿童进行隔离。对患有不同传染病的学前儿童应分别隔离，以防交叉传染。

隔离学前儿童前，应耐心向其解释，防止学前儿童产生被排斥感；隔离后应派专人陪护，陪护人员不串班，不与健康学前儿童接触，不进厨房。保健人员应对患儿使用过的物品、呕吐物、排泄物及其他污染物及时或定时进行消毒，以免传播。

保健人员应对学前儿童做简单诊断及处理，使用非处方药物治疗，不可超出执业范围使用药物或进行超范围的医疗操作；及时通知家长带儿童到专业医疗机构进一步诊治，病情危重者应立即护送到医院进行必要的诊治。学前儿童待隔离期满痊愈后，经医生证明方能回园所和班级。

（三）对可疑儿童和传染病接触者进行隔离和观察

与患儿有过接触的学前儿童或成人，应进行检疫、观察或隔离。对可疑的患儿也要进行临时隔离，并及时查明原因。当发现学前儿童有患传染病的迹象时，应立即请保健人员诊断，并进行个人隔离。临时隔离可以在家中进行，也可以暂住在园内的隔离室，但应与已确诊为传染病的儿童分开。

与传染病有密切接触的健康人与正处于该潜伏期内的人，称为传染病接触者。一般指与患有传染病的儿童同班或一同居住的人。对接触者应进行检疫、观察或隔离，尽可能缩小传染范围，不使传染病蔓延，而且对于已处于传染病潜伏期内的人，可以早发现、早隔离、早治疗。不同的传染病潜伏期长短不同，即使同一种传染病，也有一般、最短和最长的潜伏期之分。对传染病接触者的观察期限，常根据该传染病的最长潜伏期而定。

对发病班的学前儿童要注意观察，加强晨检和全日观察，注意早期症状和发病迹象，如精神、食欲、大小便等，必要时服用预防药。观察期间不收新生，不与其他班级接触。检疫期满后，无症状者方可解除隔离。

（四）儿童离开园所返回时要进行观察与检疫

学前儿童如果离开园所一个月以上或到外地，在返回幼儿园时，保健人员应向家长询问该儿童有无传染病接触史，同时，对该儿童进行必要的健康检查。未接触传染病的儿童，要观察两周；有传染病接触史的儿童，应进行个人临时隔离，待检疫期满以后方可回班。

除本章专门介绍的健康检查制度、一日生活制度、预防接种制度、消毒制度外，幼儿园的卫生保健制度还应包括膳食管理、体格锻炼、传染病预防与控制、常见疾病预防与管理、伤害预防等。这些内容在前面章节中已有介绍，故不再赘述。此外，卫生保健制度还涉及健康教育和信息收集制度等内容。

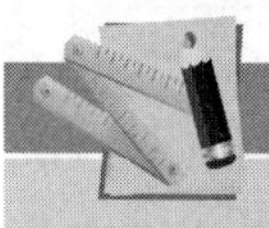

信息窗

幼儿园的健康教育和信息收集制度①

● 健康教育

1. 托幼机构应当根据不同季节、疾病流行等情况制订全年健康教育工作计划，并组织实施。

2. 健康教育的内容包括膳食营养、心理卫生、疾病预防、儿童安全以及良好行为习惯的培养等。

3. 健康教育的形式包括举办健康教育课堂、发放健康教育资料、宣传专栏、咨询指导、家长开放日等。

4. 采取多种途径开展健康教育宣传。每季度对保教人员开展1次健康讲座，每学期至少举办1次家长讲座。每班有健康教育图书，并组织儿童开展健康教育活动。

5. 做好健康教育记录，定期评估相关知识知晓率、良好生活卫生习惯养成、儿童健康状况等健康教育效果。

● 信息收集制度

1. 托幼机构应当建立健康档案，包括：托幼机构工作人员健康合格证、儿童入园（所）健康检查表、儿童健康检查表或手册、儿童转园（所）健康证明。

2. 托幼机构应当对卫生保健工作进行记录，内容包括：出勤、晨午检及全日健康观察、膳食管理、卫生消毒、营养性疾病、常见病、传染病、伤害和健康教育等记录。

3. 工作记录和健康档案应当真实、完整、字迹清晰。工作记录应当及时归档，至少保存3年。

① 摘自2012年5月9日卫生部印发的《托儿所幼儿园卫生保健工作规范》，卫妇社发［2012］35号。

4. 定期对儿童出勤、健康检查、膳食营养、常见病和传染病等进行统计分析，掌握儿童健康及营养状况。

5. 有条件的托幼机构可应用计算机软件对儿童体格发育评价、膳食营养评估等卫生保健工作进行管理。

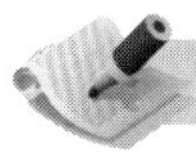

思考与练习

1. 简述幼儿园晨检和全日健康观察的内容及要求。
2. 学前儿童健康检查的方法有哪些?
3. 简述学前儿童大脑皮层的机能。
4. 制定幼儿园一日生活制度有哪些益处?
5. 简述幼儿园一日生活主要环节的卫生要求。
6. 幼儿园预防接种制度包括哪些内容?
7. 传染病发病班级在医学观察期间每日消毒方法有哪些?

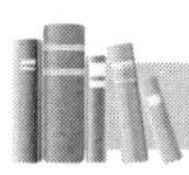

拓展性阅读导航

[1] 高瑛瑛．集体儿童卫生保健指南［M］. 福建：福建人民出版社，2009.

本书介绍了幼儿的心理发育特点、幼儿常见病的防治、常见传染病的防治、幼儿常见的心理问题与心理障碍的防治等内容，并突出介绍了保健医生所应重视的问题，有利于教师及保健医生掌握幼儿的心理发育及疾病防护特点，能更好地为幼儿的正常发育保驾护航，对从事幼儿园卫生保健工作的人员有一定的参考价值。

[2] 中华人民共和国传染病防治法

2017年颁布最新版，共分为总则、预防、疫情报告、控制、监督、罚则、负责七章，共76条，它以法律的形式，明确了传染病防治工作的方针原则和各项措施，明确了公民、社会有关组织和政府有关部门在传染病防治工作中的责任。

[3] 托儿所幼儿园卫生保健工作规范

是由卫生部与全国妇联、人社部联合制定，2012 年 5 月 9 日有卫生部印发（简称《工作规范》）。该《工作规范》分卫生保健工作职责、卫生保健工作内容与要求、新设立托幼机构招生前卫生评价、附件 4 部分，是幼儿园卫生保健工作的规范和指南。

第八章

幼儿园环境与建筑设备卫生

内容提要

幼儿园环境和建筑设备卫生是学前儿童学习和生活的必要条件。幼儿园要使全体师生在安静、清洁卫生、和谐愉快、对身体无害的环境中学习、工作和生活，并且创造良好的卫生环境，以保证他们的健康和发展。本章我们将在探讨幼儿园环境的基础上，学习幼儿园物质环境建设中的幼儿园园舍、房舍以及设备等的卫生要求。

学习目标

1. 理解幼儿园环境的概念、幼儿园环境建设的意义与功能，了解环境污染与健康的相关知识。

2. 掌握幼儿园选址、用地、房舍的卫生要求以及幼儿园的总平面布置的原则与方法。

3. 掌握幼儿园设备的卫生要求。

关键词

幼儿园环境　内部环境　外部环境　自然采光　人工照明　通风　换气　采暖　家具卫生　教具卫生　玩具卫生　体育设备卫生

案例导引

近年来，大量学校升级改造，使用塑胶跑道替代原有操场材料，但是由于监管不力，许多塑胶跑道的质量不合格，一些不良商家采用有毒材料施工，给使用跑道的师生身体带来很大的伤害。多地学校发生“异味跑道”“异味操场”的现象，有的造成学生流鼻血、过敏、头晕、恶心等症状。2016 年 7 月，多名就读于某幼儿园的儿童的家长向媒体反映，他们的孩子自 2015 年 9 月入园后，断断续续出现流鼻血的症状，其中有一次 4 名儿童“同日流鼻血”，家长们怀疑是幼儿园的塑胶跑道所致，希望幼儿园将操场跑道塑胶送检……

在幼儿园环境建设中，有哪些具体的卫生要求？如何为学前儿童的学习和发展创设良好的幼儿园环境呢？

第一节　幼儿园的环境建设

环境是人类生存与发展的条件和根基。学前儿童处于生长发育的重要阶段，环境对其健康的影响尤为重要。符合卫生要求的幼儿园环境是学前儿童健康成长的前提和基础，对生活在其中的儿童的身体发育、心理健康和卫生习惯的养成都有着重要影响。

一、环境

（一）环境概述

环境是围绕人类生存的各种外部条件或要素的总和，包括非生物要素和人类以外的所有生物体。

环境包括自然环境和人工环境两大类①。自然环境简称为环境，是人类出现之前就存在的，是人类赖以生存、生活和生产的自然条件和自然资源的总称，包括阳光、温度、气候、地磁、空气、水、岩石、土壤、动植物、微生物以及地壳的稳定性等自然因素的总和，它对人类的影响是根本性的。

① 欧新明. 学前儿童健康教育［M］. 北京：教育科学出版社，2003：265-266.

从狭义上来说，人工环境是指人类根据生产和生活需要而创建的环境空间，如无尘车间、温室、学校、幼儿园以及人工园林等。从广义上说，人工环境是指由于人类活动而形成的环境要素，它包括由人工形成的物质、能量和精神产品以及人类活动过程中所形成的人与人之间的关系。自然环境和人工环境中的物质环境统称为物质环境。精神产品以及人类活动过程中所形成的人与人之间的关系，可称为社会环境或精神环境。

（二）环境污染与健康

幼儿园处于社会大环境中，幼儿园内的各种自然环境，如水、土壤、空气等无不受到外部环境的影响。20 世纪 50 年代以来，工业化、城市化、能源矿产化，化工等资源的开发利用猛增，交通运输业的迅速发展，车辆剧增。人类环境范围扩大，使环境污染全球泛滥，严重程度空前。由于学前儿童生理和生长发育的特殊性，各种污染物对他们的影响比成人更为敏感，因而受其损害的程度比成人更加严重，环境污染不仅影响他们的健康状况，而且也会阻碍他们正常生长发育。

1. 大气污染

大气质量的好坏直接影响人的健康。我国大气污染，以二氧化硫、氮氧化物、一氧化碳及悬浮颗粒为主。二氧化硫可以损伤呼吸系统，进而使人出现呼吸短促、咳嗽、气喘、支气管炎以及长期感冒等症状或疾病。一氧化氮主要影响红细胞携带氧的功能，吸入浓度过高时，可造成体内缺氧、中枢神经机能减退等。二氧化氮有刺激性臭味，刺激眼、鼻和呼吸道黏膜，出现结膜炎、鼻炎以及支气管炎和肺炎的症状。一氧化碳对人体的危害主要是降低血液运送氧气的能力，造成脑组织缺氧，出现知觉及思考力减低、动作缓慢、反应迟钝、昏昏欲睡等症状。

2. 水污染

水的污染有三种类型。一是化学性污染，包括水中溶解氧的减少，水的硬度增加，水的酸碱度变大，水中的有害物质（如重金属）增多。水体受化学有毒物质污染后，通过饮水或食物链便可能造成中毒，如甲基汞中毒、镉中毒、砷中毒、铬中毒等。二是物理性污染，包括水温上升、混浊度和水色发生变化。三是生物性污染，人畜粪便等生物性污染物污染水体后，可能引起细菌性肠道传染病，如痢疾、肠炎、霍乱等。水还传播各种寄生虫病、病毒性肠道传染病，如传染性肝炎、脊髓灰质炎、新型肠道病毒感染引起的急性出血性结膜炎和无菌性脑膜炎等。

3. 土壤污染

离百姓最近的土壤污染主要是化学农药污染，包括杀虫剂、杀菌剂、灭鼠剂、除草剂等，这些物质的反复使用、经过土壤的积累、可使农作物含有很高的农药浓度。污染较重的蔬菜有白菜类（小白菜、青菜、鸡毛菜）、韭菜、甘蓝、花椰菜、菜豆、豇豆、苋菜、茼蒿、番茄、茭白等，其中韭菜、小白菜、油菜受到农药污染的比例最大。农药残留过高，一方面可直接造成中毒事故，另一方面，一些农药在人体内积蓄引起的慢性中毒，对人体的健康威胁更大。

4. 噪声污染

噪声是影响儿童智力和身体发育的大敌。儿童若在80分贝以上的噪声环境中生活，造成听力损伤者可达50%。经常处于噪声环境中的儿童，往往有眼痛、眼花、视力下降等现象，还会导致头晕、头痛、失眠、多梦、乏力和记忆力减退、注意力不集中等神经衰弱症状。噪声还能影响正常的消化功能，使唾液、胃液分泌减少，胃酸下降，从而引发消化道疾病。有关调查和研究表明，在吵闹环境中生活的儿童，其智力发育要比在安静环境中低20%左右，婴儿体重普遍比在安静环境中的婴儿轻。

5. 光污染

人工光源会对人产生微妙的光压力，光压力的长期存在，会使人、尤其是婴幼儿表现得躁动不安、情绪不宁，以致难以成眠。即使睡着了，也会使他们每次睡眠的时间缩短，睡眠深度变浅而容易惊醒。若长期暴露在灯光下睡觉，光线对眼睛的刺激会持续不断，眼球和睫状肌便不能得到充分的休息，对于婴幼儿来说，极易造成视网膜的损害，影响其视力的正常发育。

6. 吸烟的污染

吸烟是居室的主要污染源之一。被动吸烟对儿童的生长发育和健康有明显影响。被动吸烟又称间接吸烟或非自愿吸烟，是指不吸烟的人和吸烟的人在一起时，由于暴露在香烟烟雾的环境中，而被迫吸入香烟烟雾，不吸烟者每天被动吸烟15分钟以上，则定为被动吸烟者。有研究表明，家庭成员的吸烟量和吸烟年限与儿童呼吸系统病症发生率呈正相关，即随被动吸烟量的增大，家庭成员吸烟年限越长，患呼吸系统疾病的儿童所占比例逐渐升高；有被动吸烟儿童的身高及体重均低于无被动吸烟者①。

7. 辐射污染

随着现代技术的发展，大功率高频率磁场和微波在广播、通信、医学、国防、工业及家用电器中，得到越来越广泛的应用，既为人们的生活带来了方便，同时也给生活环境造成了电磁辐射污染。居室内的电磁辐射主要与使用家用电器，如微波炉、计算机、电视机、空调、移动电话等有关。流行病学研究发现，长期接触电磁辐射的人群易出现头晕、疲乏、记忆力减退、食欲减退、烦躁易怒、血压变化、白细胞减少等症状。

另一类辐射污染是放射性辐射。居室内受到的放射性辐射主要来自氡。氡在居室内的积累主要来源于建筑材料。因此，在购买建筑材料时，最好能进行氡的含量检测。

二、幼儿园环境建设的意义与功能

（一）幼儿园环境

越来越多的心理与教育研究工作者认识到了环境作为一个复杂的系统对人的发展有着巨大影响。由于学前儿童年龄小，活动和思维的独立性还很弱，还不会自己主动地、自觉地选择周围的环境，因此受特定环境的影响会更大。在我国，特别是城市，多数学前儿童的一日生活是在幼儿园度过的，

① 刘风云，颜世义，王晓菲，唐小蕾．被动吸烟对儿童生长发育的影响［J］．泰山医学院学报，2007，28（8）：591．

学前儿童在幼儿园的时间最多、最长，与教师、同伴的接触也最多、最密切，因此，幼儿园环境是对学前儿童影响最直接的系统环境。

幼儿园环境，是支持、影响教师与学前儿童在园活动的一切外部条件的总和。幼儿园环境有广义与狭义之分。广义的幼儿园环境，包括幼儿园内部环境和外部环境；狭义的幼儿园环境，则专指幼儿园的内部环境。除此之外，幼儿园环境还可以分为物质环境与精神环境、显性环境与隐性环境。

（二）幼儿园环境建设的意义

幼儿园是教师与学前儿童共同生活、学习与工作的地方，幼儿园环境，直接影响着教师与学前儿童在园生活、学习与工作的质量，影响着幼儿园教育的质量①。因此，幼儿园环境建设具有重要意义。

1. 幼儿园是学前儿童重要的生活环境

我国托幼机构以全日制为主。对于全日制幼儿园的学前儿童来说，他们一天中的主要时间是在幼儿园度过的。对于寄宿制幼儿园的学前儿童来说，幼儿园生活更是他们生活的主要组成部分。幼儿园生活与家庭生活有着很多不同。幼儿园的环境质量，不仅影响学前儿童在园生活质量，而且直接影响儿童身心各方面的发展。

2. 幼儿园是学前儿童重要的学习环境

儿童是在环境中学习、通过与环境的相互作用而获得发展的。不同的环境，可以给学前儿童不同的学习经验，对其发展产生不同的影响。在幼儿园这个集体生活的环境中，学前儿童可以学习如何与家庭成员以外的人相处，学习如何与同伴交往、共同生活与游戏，学习与体验人与人之间交往的基本社会行为规范。在教师的支持、帮助与引导下，儿童也在学习与体验探索周围环境、发现问题与解决问题，形成对周围环境中的各种事物与现象的初步认识与态度；学习不依赖成人的帮助、独立地行动与做事，萌发美感和对体育活动的兴趣。

---

① 刘焱. 幼儿教育概论［M］. 北京：中国劳动社会保障出版社，1999：182-183.

（三）幼儿园环境建设的功能

环境可以影响人的行为。整洁干净的环境具有抑制随地乱扔废弃物的行为的功能，又脏又乱的环境则会助长不文明行为；安静舒适的环境使人的心境平和、情绪安宁，喧嚣杂乱的环境使人心绪烦躁、情绪不安；陌生的环境会使人感到紧张、焦虑，熟悉的环境则使人放松，感到安全。

幼儿园环境是一个特殊的教育环境，是教师根据既定的教育目的与要求，有目的、有计划地运用环境中的各种要素，为学前儿童创造出来的具有教育功能的环境。在这种环境中，材料的选择与投放，空间的安排与结构等都是经过教师深思熟虑的，体现着一定的教育意图，蕴含着教育要求和活动规则。通过环境中蕴含的要求和规则，引导和培养学前儿童的行为，这是幼儿园环境建设最基本的功能。这一功能，是通过创设符合卫生与教育要求的环境来实现的。因此《幼儿园教育指导纲要（试行）》指出："环境是重要的教育资源，应通过环境的创设和利用，有效地促进幼儿的发展。"

第二节　幼儿园园舍和房屋的卫生要求

儿童的身心健康离不开良好的外部环境，因此，在新建、改建或扩建幼儿园的园舍时，必须严格遵守卫生标准和卫生要求，充分考虑各种环境因素对儿童生长发育的影响。

一、幼儿园园舍的选址

幼儿园是学前儿童学习和活动的重要场所，也是为家长提供保教服务的公共机构，因此它既要保证周边和园内环境有利于学前儿童的身心成长，也要满足家长的一定需求。幼儿园的设点布局，应根据当地城市建设总体规划、学前教育的发展需要及幼儿园布局规划的总体要求，结合地形地貌、交通、环境等因素综合考虑。

（一）远离污染源

大气污染容易引发学前儿童呼吸道疾病，幼儿园应避开散发各种有害、有毒、有刺激性气体及各种布满烟尘、污水、垃圾的地段，远离医院和工业区等场所。如属这类单位的自建园，则应将园址定于上风地带，以减少粉尘、有害气体等的污染。

（二）方便接送

幼儿园的园址应选在居民区适中的地方，方便学前儿童入园。一般来说，幼儿园的服务半径为300～500米，以便家长接送。

（三）环境安静

为了避免噪声污染，园址应选择远离喧闹的交通要道、车站、码头、机场、工厂、市场、游乐场等场所。宜与文化、教育建筑及小区内公共服务建筑毗连或临近，以利于学前儿童身心健康发展。

（四）日照充足

幼儿园主体建筑物应有较好的日照和朝向，并与附近的建筑物保持一定的距离。昏暗的光线会影响学前儿童的学习和活动。一般来说，四周的高层建筑容易使儿童产生紧张和压迫感，良好的朝向基本是南向。在西、北方向，与邻近建筑物的距离不得小于最高建筑物的1.5倍，在东、南两个方向，间距则不小于最高建筑物的1倍。

（五）地势平坦，场地干燥

园内场地应平坦、干燥，保证学前儿童活动时的安全，土质以沙砾土为好，容易渗水，吸热性强，易于绿化，排水通畅。

（六）景观优美

幼儿园应接近城镇、小区、工矿居住区绿化地段的位置，即能有优美良好的景观、空间环境，也可以借助这些条件和设施开展儿童的室外活动，使学前儿童在身心舒畅的氛围里学习和玩耍。

二、幼儿园园舍的卫生要求

（一）建筑物用地

幼儿园建筑应由幼儿生活用房、服务管理用房和供应用房等部分组成。我国《城市幼儿园建筑面积定额（试行）》规定了不同规模的幼儿园的园舍建筑面积定额（见表 8-1）。

表 8-1　幼儿园园舍建筑面积定额

规模	园舍建筑面积（平方米）	建筑面积定额（平方米/生）
6 班（180 人）	1773	9.9
9 班（270 人）	2481	9.2
12 班（360 人）	3182	8.8

生活用房是幼儿园建筑的主要部分，是学前儿童一日活动的主要场所，应包括活动室、寝室、卫生间、衣帽储藏间等。为了保证生活用房良好的空气环境，为了适应学前儿童的体力负担，又便于户外活动，生活用房不应设置在地下室或半地下室，且不应设置在四层及以上，同一个班的活动室和寝室应设置在同一楼层内。

服务管理用房是对外联系、对内为学前儿童的保健和教育服务的房间，应包括晨检室（厅）、保健观察室、教师值班室、警卫室、储藏室、园长室、财务室、教师办公室、会议室、教具制作室等房间。

供应用房是保障幼儿园人员饮食、饮水、洗衣、后勤服务等使用的房间，应包括厨房、消毒室、洗衣间、开水间、车库等。厨房应自成一区，并与学前儿童活动用房有一定的距离，但不宜离开过远，应有能遮雨的走廊将两者相连，并有通向街道的单独出口。

（二）室外活动场地

根据《托儿所、幼儿园建筑设计规范》① 的规定，室外活动场地应设

---

① 中华人民共和国住房和城乡建设部. 托儿所、幼儿园建筑设计规范（JGJ39—2016）[S]. 2016-11-01.

置各班专用的室外活动场地和全园共用室外活动场地两大部分，且应有1/2以上的面积在标准建筑日照阴影线之外。各班专用的室外活动场地不应小于60平方米，为防止园内流行传染病，各游戏场地之间应有分隔措施；全园共用的室外活动场地人均面积不小于2平方米，应设置游戏器具、沙坑、30米跑道、洗手池和储水深度不超过0.3米的戏水池等，以便于儿童进行户外活动和休息。大型游戏器具下面应设软质铺装，以保证学前儿童活动安全。

（三）绿化用地

园内应有足够的绿化用地，理想的绿化面积是不低于全园总面积的30%。绿化能净化空气，改善园内的局部小气候，如降低气温、增加空气湿度、降低风速、减少尘埃、减低噪声等，还能美化幼儿园外环境，有助于学前儿童产生愉悦的情绪，消除疲劳、保护视力、培养审美能力。园内的绿化应以花草为主，乔灌木为辅，还可结合科学教育内容，种植一些常见树木和蔬菜。幼儿园建筑物附近不宜种植高大树木，以免影响室内自然采光；不能种植有毒、带刺、有飞絮、病虫害多、有刺激性的植物，以免对儿童产生伤害。

三、各类用房的配置

幼儿园的房舍，构成了一个整体的、经过精心设计的儿童世界。它们不只要在外观上要能给学前儿童和谐与精致的美感，更要给他们一个舒适安全的生活和学习环境。教师在这样的硬件环境中进行保教工作，也会得心应手、心情舒畅。本部分将从房舍的配置入手，介绍幼儿园生活用房、服务管理用房、供应房的要求，室内的采光与照明、通风与采暖要求。

（一）生活用房

1. 活动室

活动室是学前儿童生活、学习的主要场所，围绕活动室还应配置盥洗室、厕所、卧室等。为了保证学前儿童在活动区内能正常开展各项活动，活动室应有足够的活动面积和空气容量，并有空间存放家具和大型玩具。

幼儿园的活动室应设每班一间，当活动室与寝室合用时，其房间最小使用面积不应小于120平方米。如活动室与寝室分设，活动室使用面积不应低于70平方米，寝室不应低于60平方米，供学前儿童开展室内游戏和各种活动以及午睡、进餐使用。为了保持室内有充足的光线和日照，活动室的窗户应朝南开，不应向北或向西。窗高（由地面至窗上缘高）不低于2.8米。活动室内的净高不低于3.3米，这样可使每个儿童得到一定的空气容积。活动室的地面应使用暖性、防滑、有弹性的材料，以便保温、防潮和打扫。

2. 寝室

寄宿制幼儿园或有条件的全日制幼儿园可配置寝室。为了避免儿童卧床时的紧密接触，便于教师和儿童在房间内行走，以及教师对传染病的管理和对学前儿童的护理，寝室内床头的间距应为0.50米左右，两行床的间距应为0.90米，床位侧面或端部距外墙距离不应小于0.60米。寝室墙面的色调宜用淡色；窗帘颜色应深些，质地可厚些；地面宜铺地板；室内注意防潮，尽量开窗通风，冬季也应每天定时开窗；被褥应注意清洗、曝晒，根据气候及时更换。

3. 卫生间

卫生间应每班一间，使用面积不低于20平方米，内设厕所和盥洗室。为方便儿童生活，卫生间应临近活动室和寝室。厕所和盥洗室应分间或分隔，并应有直接的自然通风。大便器无论采用沟槽式还是坐蹲式，都应有1.2米高的架空隔板，并加设儿童扶手，宜采用蹲式便器；每个厕位的平面尺寸为0.70米×0.80米（宽深），沟槽式的槽宽为0.16～0.18米，坐式便器高度为0.25～0.30米。盥洗池应适合儿童使用，一般高度为0.50～0.55米，宽度为0.40～0.45米，水龙头的间距为0.55～0.60米，每班至少有水龙头6个。

幼儿园生活用房面积不应小于表8-2规定。

表 8-2 幼儿生活用房的最小使用面积

<table>
<tr><th colspan="2">房间名称</th><th>房间最小使用面积（平方米）</th></tr>
<tr><td colspan="2">活动室</td><td>70</td></tr>
<tr><td colspan="2">寝室</td><td>60</td></tr>
<tr><td rowspan="2">卫生间</td><td>厕所</td><td>12</td></tr>
<tr><td>盥洗室</td><td>8</td></tr>
<tr><td colspan="2">衣帽储藏间</td><td>9</td></tr>
</table>

（二）服务管理用房

1. 晨检室（厅）

晨检室是儿童入园时进行健康检查的场所，是保证儿童健康入园的第一道关卡，在保健工作中起着举足轻重的作用。晨检室应设在建筑物的主入口处，并应靠近保健观察室。

2. 保健观察室

为了便于保健老师开展园内的卫生保健工作，全园应设保健观察室一间，保健观察室应设在与儿童生活用房有一定距离又方便儿童到达的地方，如为楼房时，应设在底层。保健观察室的采光和通风要好，其使用面积按幼儿园规模大小，一般为 12～15 平方米，保健室内应有一张幼儿床、独立厕所和简单的医疗器械及常用药品。保健观察室还应具备隔离功能，以便临时隔离传染病患儿及临时观察治疗病儿所用，故宜设单独出入口。

（三）供应用房

1. 厨房

厨房是食品加工的主要场所，为避厨房中的油烟、气味和噪声对学前儿童产生不良的影响，故不应将厨房设置在主建筑内，应与其他用房分开设置，但又不宜过远。厨房内应配置各种烹饪设备，切洗食物、贮存生熟食物和洗刷食具的设备，对食具进行消毒和保洁的设备以及防鼠、灭蝇、灭蟑螂的设备和防尘设施等。厨房室内墙面、隔断及各种工作台、水池等设施的表面应采用无毒、无污染、光滑和易清洁的材料；墙面阴角宜作弧形；地面应防滑，并应设排水设施。

2. 消毒室

幼儿园应设消毒室，以保证学前儿童所处的环境得到合理、卫生的消毒。学前儿童抵抗力低，容易受到疾病的侵害，幼儿园应对日常用物品，例如毛巾、餐具、玩具、图书等进行清洁消毒，并将消毒后的物品在清洁的橱柜中保洁，防止再次污染，并做好相应的记录；还应对物体表面，例如桌椅、地面、窗台、门把手等进行清洁消毒。应确保学前儿童在卫生、安全的环境中学习、活动。

幼儿园服务管理用房不应小于表 8-3 规定的最小使用面积。

表 8-3 服务管理用房的最小使用面积

房间名称	面积（平方米）		
	小型	中型	大型
晨检室（厅）	10	10	15
保健观察室	12	12	15
教师值班室	10	10	10
警卫室	10	10	10
储藏室	15	18	24
园长室	15	15	18
财务室	15	15	18
教师办公室	18	18	24
会议室	24	24	30
教具制作室	18	18	24

四、室内的采光与照明

学前儿童的眼器官尚未发育成熟，为了保护视力，在室内设计时，应重视采光和照明的相关技术设备，为儿童提供良好的视觉环境。

（一）自然采光

自然采光指利用太阳光为光源的采光方式。幼儿园室内自然采光的要求如下。

1. 自然采光充足

为保持室内充足的采光，应注意室内的采光系数。采光系数越大，效果越好。采光系数是指建筑物的有效采光面积（包括直接透光的门、窗的玻璃面积）与其地面积之比。一般不应低于 1∶5。为保证活动室的采光效果，要选择透明度高、面积大的采光窗。

2. 自然采光分布均匀

为了使儿童用房有均匀的采光，房间窗的上缘应尽可能高些。因为窗上缘的位置低，近窗处桌面照度很大，而远窗处桌面的照度却小；窗上缘的位置提高，近窗处桌面照度虽有下降，但远窗口桌面的照度却又有较大提高，从而使室内采光的均匀性有很大改善。

采光的均匀性还与窗口形状和窗间墙有关。当采光口面积相等、窗台高度一致时，正方形的窗口采光最高，竖长方形次之，横长方形最小。室内的窗间墙过宽会产生暗区域，影响靠墙部分的光线，因此，窗间墙的宽度应尽可能小些。同时室内桌椅的布置最好集中在窗户的范围内。使各桌面能得到较均匀的采光。较宽大的教室，最好采取双侧采光，以南向窗为主。东西向教室要有遮阳设备。

3. 避免产生眩光

为了改善室内采光条件，要注意避免眩光。眩光是指在视野范围内形成不舒适的干扰或容易使视觉产生疲劳的光亮。一般窗口射入室内反射的光线可能出现眩光。例如，表面光滑的黑板反射的眩光可使靠内墙的部分儿童看不清黑板字迹。要避免这种眩光，应加大靠近窗户端黑板边缘的厚度，或设置挡光措施。

幼儿园的生活用房、服务管理用房和供应用房中的各类房间均应有直接天然采光，其采光系数最低值及窗地面积比应符合表 8-4 的要求。

表 8-4 采光系数最低值和窗地面积比

房间名称	采光系数最低值（%）	窗地面积比
活动室、寝室、乳儿室、多功能活动室	2.0	1∶5.0
保健观察室	2.0	1∶5.0
办公室、辅助用房	2.0	1∶5.0
楼梯间、走廊	1.0	

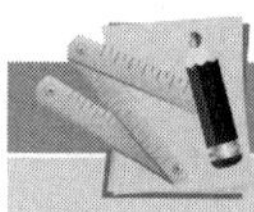

信息窗

影响采光的因素

● 玻地面积比

窗的透光面积与地面积之比称为玻地面积比，主要儿童用房的玻地面积比值不应低于1∶6。故为了提高室内自然采光的效果，采光窗应适当加大，窗的上缘应尽可能高些。窗户越小，窗框遮光的面积比率越大，实际测量时应以实际的透光面积来计算，而在建筑规划时，木窗的实际透光面积与窗洞面积之比为65%计，钢窗的实际透光面积与窗洞面积之比以80%计。

● 室深系数

窗上缘距地面高与教室进深之比称为室深系数。单侧采光时，室深系数不应小于1∶2，或投射角（室内桌面一点到窗侧所引的水平线与该点到窗缘连线之间的夹角）不小于20°～22°。窗上缘尽可能高些，有利于加大室深系数。

● 室内墙壁以及设备色调

室内采光与室内墙壁以及设备色调有关。颜色越深，光反射率越小，为了有较好的采光，天棚和墙壁宜刷成白色，室内家具以淡色为好。

● 玻璃窗的清洁度

普通明亮的玻璃遮光率为10%左右，而被尘埃污染的玻璃遮光率可达20%～30%或以上。因此要经常保持门窗玻璃的清洁，少贴装饰品。

● 室外遮挡物

室外的建筑物、围墙或高大树木等遮挡物对室内的采光影响很大。一般来说，对面建筑物至活动室之间的距离最好不小于该建筑物高的2倍。活动室附近不应种植高大树木或安置大型运动器械。

● 活动室朝向

我国大部分地区的建筑物以南向（或南向偏东、偏西）为宜。幼儿园主体建筑物不应采用东西朝向，最好采用南北向的双侧采光；南外廊北活动室，应以北向窗为主，教师应将小黑板、贴绒板等置于室内东面，以使学前儿童活动时大部分桌面能形成左侧采光。

（二）人工照明

人工照明是利用人工光源，如白炽灯、荧光灯等，获得光线的方法。采光条件较好的活动室，白天一般不需要人工照明，但在冬季、阴雨天或室外有遮挡物时，白天就需要开照明灯。幼儿园的人工照明应满足以下卫生要求。

1. 照度充足

照度是物体被照亮的程度，单位是lx（勒克斯）。照度的大小取决于灯的数量、功率和种类。照度的大小对儿童的视觉功能以及学习效率有直接的影响。当照度在 10～1000 lx 范围内，照度越大，视觉疲劳越小。幼儿园活动室、音体活动室的照度值不应低于 150 lx，保健室、隔离室、办公室的照度不应低于 100 lx，卧室、厨房等的照度不应低于 75 lx。如果暂时无法改变室内照度不足的情况，就应缩短学前儿童高强度用眼时间，增加休息次数，以防视疲劳过度。

2. 照度均匀

照度均匀与均匀系数有关，均匀系数是室内最小照度与平均照度之比，主要与灯的数量、种类、悬挂高度、布置方式有关。一般要求该系数不低于 0.7。照明的均匀系数是随灯的悬挂高度的升高而加大的，但桌面的照度会因悬挂高度的增加而降低。目前我国幼儿园照度和均匀系数的标准与许多国家的同类标准相比偏低。

3. 避免眩光

幼儿用房选用的灯具应避免眩光。寄宿制托儿所、幼儿园的寝室宜设置为夜间巡视照明。活动室、乳儿室、音体活动室、医务保健室、隔离室及办公用房宜采用日光色光源的灯具照明，其余场所可采用白炽灯照明。当用荧光灯照明时，应尽量减少频闪效应的影响。

主要房间照度标准不应低于表 8-5 所示标准。

表 8-5　房间照明标准值①

房间或场所	参考平面及其高度	照度标准值（lx）	UGR	Ra
活动室	地面	300	19	80
图书室	0.5 米水平面	300	19	80
美工室	0.5 米水平面	500	19	90

① 中华人民共和国住房和城乡建设部. 托儿所、幼儿园建筑设计规范（JGJ39－2016）. [S]. 2016-11-01.

续表

房间或场所	参考平面及其高度	照度标准值（lx）	UGR	Ra
多功能活动室	地面	300	19	80
寝室	0.5 米水平面	100	19	80
办公室、会议室	0.75 米水平面	300	19	80
厨房	台面	200	—	80
门厅、走道	地面	300	—	80

注：UGR，即统一眩光值，是用来表示室内视觉环境中的照明装置发出的光对人眼造成不舒适感。

五、室内的通风与采暖

由于季节和天气的变化影响着室内的温度、湿度和气流，而儿童的身体调节机能不够完善，需要在室内得到必要的新鲜空气，在适宜的微气候中生活和活动，故幼儿园必须有科学合理的通风、采暖设备。

（一）通风与换气

通风与换气的目的是通过空气的流动，排出室内的二氧化碳等污浊空气，送入室外新鲜空气，调剂室内温度、湿度等，使学前儿童感到舒适。学前儿童机体调节机能的发育还不完善，如果室内温度过高、过低，或者骤然变化，都易引起上呼吸道感染等疾病。室内新鲜的空气和适宜的微气候对学前儿童的正常发育和健康是必不可少的。通风的形式有自然通风和人工通风两种，幼儿园多采用自然通风形式。

1. 自然通风

自然通风是由于风力和室内外气温的差异，引起不同程度的气流。风力和室内外气温差越大，气流速度越大，通风所需时间越少。自然通风可以通过建筑物外壁的气孔、地板、天花板的空隙、墙壁、门窗和特设的管道来进行。在门窗关闭的室内，仅靠建筑物的空隙所流入的空气是远远不够的。为了使室内的空气符合卫生学的要求，应加强自然通风，通风窗应有足够的面积，最好能对侧设窗。平时尽量打开门窗，冬季应利用学前儿童户外活动时间，及时开窗换气。

2. 人工通风

人工通风的方法是用风扇和双向排风扇将室外空气吸入建筑物内，或将室内浑浊空气排除。在自然通风的情况下，室内气温仍然达到 25℃时，应采取人工通风，利用电扇、空调等使室内外空气交换，弥补自然通风的不足。厨房和卫生间应安装排风扇，活动室和寝室可安装电扇或空调。

近几年由于汽车尾气、工业排放等污染的加剧，出现了雾霾天气。雾霾对人体呼吸系统、心血管系统等产生不利的影响。学前儿童身体发育不成熟，抵抗力弱，相较成人而言，学前儿童对重污染天气下附着在细颗粒物（PM2.5）上的一些病原体没有抵抗力，雾霾天呼吸道疾病的发病率更大，而且这种影响对儿童比对成年人更加严重和持久。目前我国公众卫生健康保护体系中没有规范化的重污染天气下儿童健康的保护措施。在当前重污染天气频发、短期内难以全面改善的情况下，幼儿园应该高度重视并采取有效的措施保护重污染天气下学前儿童的健康。有条件的幼儿园可以在教室内安装空气净化器，降低室内颗粒物浓度，减弱重污染天气对学前儿童健康的伤害。若不能实现安装空气净化器的幼儿园，日常通风时应尽量避开雾霾高峰时段为宜。

（二）采暖

冬季，尤其在北方，既需要保持室内气温，又要保持空气新鲜，必须在进行室内通风的同时，保证合理的采暖。幼儿园冬季采暖的卫生要求包括：活动室、卧室温度为 20℃；室内温度应尽量保持均匀，室内水平面各点的气温差及垂直各点的气温差最好不超过 2℃，卧室内一昼夜温差不超过 2℃～6℃。采暖方式一般分为集中采暖和局部采暖两种。

1. 集中采暖

集中采暖有蒸汽采暖、热水采暖和空调采暖。蒸汽采暖的不足之处在于，散热片表面温度较高，易引起学前儿童烫伤，而当有机尘埃加热后，还会发出臭味；停止供热时，散热片冷却快，室温有较大波动。而使用热水采暖，经锅炉加热的水温不超过 95℃，散热片表面温度不高于 70℃，当停止供热时，散热片中的热水逐渐冷却，室内温度波动较小。相比而言，幼儿园活动室内以集中的热水式采暖为宜。如果经济条件许可，采用空调设备取暖是最舒服和安全的。

2. 局部采暖

局部采暖，一般是指用火炉或炭盆取暖，此种取暖方式缺点是室内各处温差大，空气中尘埃和有害气体增加，安全性较低。在用火炉采暖时，一定要安装烟筒，便于排烟，火炉周围应安设隔热栏；一定要注意防止一氧化碳中毒、烫伤和火灾。

幼儿园主要房间室内采暖计算温度及每小时换气次数如表 8-6 所示。

表 8-6 幼儿园房间的供暖设计温度及换气次数①

房间名称	室内设计温度（℃）	每小时换气次数
活动室、寝室、喂奶室、保健观察室、配奶室、晨检室（厅）、办公室	20	3
乳儿室	24	—
盥洗室、厕所	22	10
门厅、走廊、楼梯间、厨房	16	—
洗衣房	18	—
淋浴室、更衣室	25	—

① 中华人民共和国住房和城乡建设部．托儿所、幼儿园建筑设计规范（JGJ39－2016）[S]．2016-11-01.

第三节　幼儿园设备的卫生要求

幼儿园的基本设备是组织儿童开展生活与教育活动的物质前提，各项设备只有符合一定的卫生要求，才能有利于儿童身心健康发展。幼儿园最基本的设备包括家具、玩教具以及户外体育设备等，本节将介绍这些设备的卫生要求。

一、家具卫生

幼儿园中的家具主要有桌椅、床、玩具柜、自然角橱架、毛巾架、挂衣架等。这些家具是学前儿童学习、游戏、进餐、休息等活动的必需物质基础，对学前儿童的生理健康，以及学习质量、心理发展都有重要影响，因此，必须对学前儿童家具提出严格要求，才能保证学前儿童的健康成长。

（一）桌椅

学前儿童的桌椅主要用于吃饭和游戏。一套合适的桌椅应该能使儿童就坐后，两臂自然地放在桌面上，两肩齐平，背挺直。桌椅的各部分尺寸是以人体相应部分的大小为依据的，应当随着学前儿童身体的生长发育发生相应的变化。学前儿童处于身体发育的关键时期，不正确的坐姿易使其出现身体疲劳，久而久之，形成不良的坐姿，导致脊柱弯曲、变形、驼背等。体态的异常还会影响学前儿童的呼吸、循环和消化系统的功能。桌子太高，造成学前儿童用眼距离过近，会使其视力下降，导致近视。由于桌椅的高差不合适，学前儿童坐得不舒服，也会出现注意力不集中、多动等现象。另外，桌子的棱角要圆，桌面要平，不要使用质量不符合国家标准的油漆。

1. 桌椅的尺寸

（1）桌高。是指坐人侧桌面上缘至地面的高度。桌子的高度以学前儿童就坐后，两臂能自然放在桌面为宜。由于桌面较低，桌面底下不要再设抽屉或横木，以免影响学前儿童下肢的活动。如有特殊用途，需要设置抽屉，则应在大腿上面与抽屉之间留有空隙，方便学前儿童下肢活动。

（2）桌面宽度。桌面左右方向的尺寸。每个学前儿童所占桌面的宽度约为 50 厘米。

（3）桌面深度。桌面前后水平方向的尺寸，通常为 35 厘米。

（4）桌椅高差。桌高与椅高之差，是学前儿童桌椅尺寸中对其坐姿影响最大的一个指标。合乎卫生学要求的桌椅高差约为学前儿童坐高的 1/3，能使学前儿童就坐时双臂自然地放在桌面，两肩齐平，背部挺直。

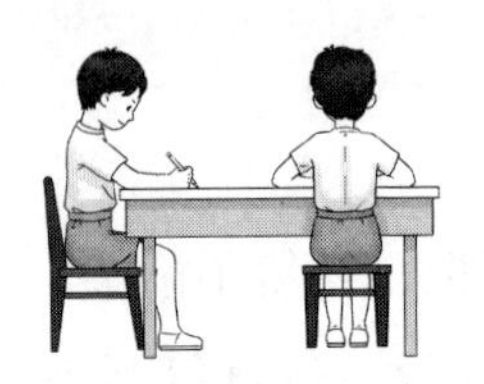

1. 高差充分

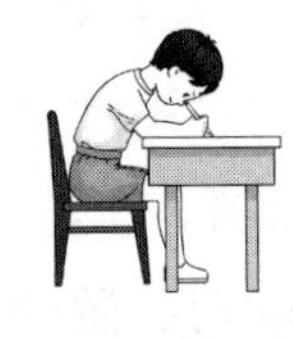

2. 高差过小

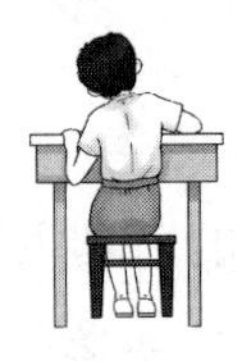

3. 高差过大

图 8-1　幼儿坐姿与桌椅高差

（5）椅高。椅面中心线上，椅面前部最高点到地面的高度。椅高应与小腿等高或比小腿低 1 厘米（不穿鞋时），以便就坐时足底既能作为一个支撑点支撑身体的重量，又有利于两脚的前后移动。

（6）椅深。椅面前缘中点至靠背下缘中点的水平距离。合适的椅深应使得学前儿童大腿的 3/4 置于椅面上，小腿的后方留有空隙。

（7）椅宽。椅面前缘左右方向的尺寸。一般应比学前儿童骨盆宽出 5 厘米左右。合适的椅高、椅深和椅宽应能保证躯干的重量合理地分布在臀部、大腿和足底三个支撑面上，避免下肢的血管、神经受到压迫，同时避免疲劳。

（8）椅靠背。椅靠背的上缘应与学前儿童的肩胛下角在同一高度，下缘离椅面有一定的空隙，以便臀部的前后移动。为了使得就坐学前儿童的背部肌肉得到休息，椅靠背应向后倾斜 7°左右。由于经常搬动，椅子必须是单独的，其重量不超过儿童体重的 1/10，约 1.5～2 千克。

桌椅各部分尺寸，参见表 8-7。①

① 唐锡麟. 少年儿童卫生学. 人民卫生出版社，1987：175.

表 8-7　学前儿童桌椅尺寸表（单位：厘米）

使用者身高	桌高	椅高	椅面有效深度	靠背上缘距椅面高	桌椅高差
110 以上	51.5	28.5	26.0	29	23.0
100～109	47.5	26.0	24.0	27	21.5
95～99	45.5	23.5	22.0	25	20.5
85～94	41.5	21.5	20.0	23	20.0
75～84	37.3	18.5	18.5	21	19.0
65～74	—	15.5	15.5	19	—

2. 桌椅的配备

同一年龄阶段学前儿童的身高有个体差异，因此各班配置的桌椅尺寸不应是整齐划一，至少应准备两三种不同尺寸的桌椅。而且，学前儿童正处于身体发育的阶段，在配置学前儿童的桌椅时，要为其身体的发育和成长留有余地，同时应根据学前儿童的生长发育状况定期进行相应的调整。

（二）寝具

1. 儿童床

寄宿制幼儿园和有条件的全日制幼儿园应给每个学前儿童配备固定的床，其他条件较差的幼儿园至少应保证学前儿童有专门的寝具，避免传染病的传播。床大小应符合学前儿童要求，床长应比身长长 15～25 厘米，一般为 150 厘米左右，大、中、小班儿童用床长度可略有区别；床宽应为学前儿童肩宽的 2～2.5 倍，一般为 70 厘米。为了学前儿童的安全以及便于其自己整理被褥，床不宜太高，一般为 30～40 厘米。学前儿童用床四周应有栏杆。

学前儿童用床必须坚固结实，同时还应注意床绷的透气性和软硬度，一般来说，以条形木板床为最好，既透气又利于学前儿童脊柱正直；其次，以棕绷、藤绷床为好。学前儿童用床的排列应避免床头对床头，以防止飞沫传染疾病；床与床之间应留有过道，以便教师能照顾到每个学前儿童。

2. 床上用品

学前儿童在幼儿园应使用自己专门的床上用品，如被褥、枕头、床单、被罩等。床上用品应当选用纯棉布料，并且定期进行清洗和晾晒，不用时则应放在干燥的橱柜中加以保存，以保证其清洁与卫生。

（三）其他家具

1. 玩具柜

玩具柜的高度应略低于学前儿童的身高，深度相当于学前儿童的臂长加手长，一般不超过其长度。

2. 自然角橱架

自然角橱架应在学前儿童胸部以下，以便其观察和养护橱架上的动植物，如金鱼、小乌龟、豆芽、盆花、干果、种子等。

3. 毛巾架

毛巾架应使毛巾之间保持一定距离，不互相接触，利于通风。

4. 挂衣架

挂衣架的高度要适合学前儿童的身长，衣钩间的距离应在 20 厘米以上，最好分为每人一格。

（四）家具的颜色和形状

1. 家具的颜色

家具的颜色应当是浅色，但不应当使用白色，因为白色反光性强，容易损伤视力，其他浅色反光较好，也容易保持清洁。

2. 家具的形状

家具的边缘和拐角都应为圆角，以确保学前儿童的安全。家具可形式多样。例如，桌子可分为双人桌、四人桌和六人桌，这些桌子各有其优点和不足。双人桌有利于学前儿童注意力的集中，有利于采光角度的选择，不利于学前儿童在游戏和操作活动中的交流讨论，所占面积也较大。四人桌、六人桌方便学前儿童的小组交流与讨论，有利于激活学前儿童的思维，培养合作、交往能力，却不利于在数学、阅读、画画等相对独立的活动中集中注意力，同时也不能保证每个学前儿童都能得到自左上方射来的光线。

二、玩、教具卫生

（一）玩具卫生

1. 玩具可能造成的伤害

玩具是学前儿童成长过程中的亲密伙伴，但玩具也会给学前儿童的健康带来危害。一般来说，玩具对学前儿童身心造成的伤害，可以分为两类。一类是玩具机体暴露部分对学前儿童造成的急性损伤，如玩具外壳的尖端、尖利处，易扎伤学前儿童的眼睛或割破手指；玩具的附属物件脱落，易被学前儿童误食或吸入气管；玩具绳索过长，绕缠了学前儿童手指或颈部；等等。第二类就是潜在的、长期的慢性毒害，如玩具中的有害物质、致病细菌对学前儿童造成伤害等。

2. 玩具的卫生要求

（1）结实耐用。使用幼儿园玩具的人数多，容易损坏的玩具不仅造成经济损失，而且会影响学前儿童的活动，甚至对儿童的安全造成潜在危险。

（2）不含有毒物质。禁止利用有毒材料制作玩具，如含有未充分缩合的酚和醛的塑料、加入有毒增塑剂的聚氯乙烯塑料都不能用作玩具材料。此外，由于学前儿童喜欢将玩具放入口中，玩具所涂颜料含有的铅、汞、砷及其他有毒物质都必须低于有关卫生指标。

（3）容易清洗和消毒。由于玩具使用率高，特别容易脏，需要经常清洗和消毒。可根据不同玩具的材料性质，选择清洗、擦拭或曝晒的清洁、消毒方法。

（4）安全可靠。对学前儿童身体容易造成危害的玩具应禁止使用。有的玩具性能不适合儿童，如玩具钢珠手枪，喷水手枪等，对学前儿童的眼睛会直接造成威胁。有的玩具使用破损后，会出现锐利的棱角而构成危害，必须经过修理才能使用。有的玩具容易产生噪声，损害学前儿童的听觉，应避免使用。有的玩具体积过小，学前儿童容易误吞，也不应使用。

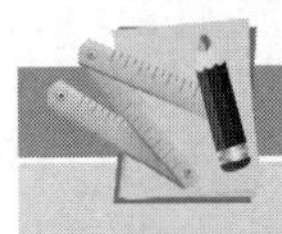

信息窗

如何选择玩具

想一想：根据儿童年龄、兴趣、能力的发展，选择儿童感兴趣的、能持续玩的玩具。

查一查：安全合格的玩具应有正规的商标，上面应该有生产厂家的名字、厂址、生产日期、制作材料、适合年龄段、安全警示语、执行标准号、产品合格证等。

看一看：玩具表面不能有缺口、尖锐的棱角。选购电动玩具时，要仔细检查电池盒是否被安全固定，有没有出现裸线或者电线松动的情况，需上发条及有齿轮的玩具要注意缝隙是否会夹伤儿童的手指；不要选用带电插头的玩具；选择鲜艳色彩的玩具时，应尽量选购不易掉漆的、使用无毒原材料的物品；不要选用细小容易被吞食的玩具。

摸一摸：玩具的缝边应当牢固，填充口部分针距不能过大；使用螺丝固定的玩具应检查螺丝不能松动露出尖端；玩具不能有锐利的角、尖、边等。

晃一晃：看看玩具各个部件是否牢固，会不会掉下来。

拉一拉：玩具上的小附着物，如绒毛玩具上的眼睛、鼻子、小纽扣等一定要牢固。

量一量：带有绳索的玩具，绳索的长度不要超过 30 厘米。

听一听：挑选发声玩具时，要听一下它的声音是否过响。

试一试：新买的玩具，教师首先要仔细阅读玩具的使用说明，自己熟悉一下玩具，然后给儿童示范正确的玩法；如果教师想让儿童自己摸索，那么一定要有人在旁边指导监督。

（二）文具卫生

1. 图书

供学前儿童阅读的书籍、图片等，其画面应清晰、不宜过小。文字、插图、符号等与纸张颜色之间要有鲜明的对比，同时色调柔和、色彩协调，避免对学前儿童视觉造成过度的刺激。书本大小适宜，纸质结实，纸面平滑而不反光，厚薄适中。学前儿童用书由于翻阅人数较多，很容易磨损和受污染，因此要及时修补、定期消毒，对太破、太脏的图书要及时废弃。如果发现学前儿童有用手指蘸唾液翻书页的习惯，要及时纠正。

2. 笔、纸

学前儿童使用的画笔、蜡笔及绘画颜料等不能含有有毒物质，笔杆上所涂颜料应为不易脱落、不溶于水和唾液的透明漆膜。学前儿童活动所用纸要求质地结实，色彩以白色或淡色为宜。

3. 书包

幼儿园一般不要求学前儿童来园背书包。若大班准备书包，以双肩背包为好，一般不宜超过儿童体重的 1/10。书包的背带要稍宽，并配备有肩部软垫，以减少对肩部的压力；书包的材质应以棉布为宜，因其轻软、透气，便于清洗。

（三）教具卫生

1. 黑板

黑板表面应由耐磨材料制成，如磨砂玻璃黑板经磨砂处理后，可长期维持表面磨砂状态而不产生眩光现象。常用的黑绿色磨砂玻璃黑板以及木制涂面黑板使用效果较好，而普通木制黑板易膨胀造成表面凹凸不平，且易脱色，书写困难，不宜采用。

2. 粉笔

书写时应选用无尘粉笔，尽量少用五彩粉笔，因其中大多含有有毒物质，以免对学前儿童造成伤害。擦黑板宜用湿布或吸尘黑板擦。

三、体育设备的卫生

学前儿童体育锻炼以发展动作为主，体育设备可分为平衡设备、攀登设备、跳跃设备及投掷设备。大型体育器械有平衡板、攀登架、荡船、转椅、滑滑梯、秋千等，小型体育器械有木马、手推车、大小皮球、沙包、藤圈、哑铃、体操棒等。

体育设备的选择要适合学前儿童的身心特点，促进学前儿童身体素质的发展，促进平衡性、协调性及灵敏性的发展。各种体育器械要坚固、耐用、平滑、安全，便于修理和保养。

大型体育器械一般应安置在柔软的地面（如草坪）上，部分大型体育器械下应设有沙坑或软垫，以防学前儿童摔伤。大型游戏类体育设备，应使学前儿童能从内部开启门、盖或类似装置，关闭处不得装有自动锁紧装置。当门、盖或类似装置关闭时，应保证有两面或两面以上的通风口，以防学前儿童入内玩耍时发生意外。体育设备内部若容易积水，应保证有能经常排水的设施。在学前儿童使用体育设备进行体育活动时，保教人员应加强指导，防止意外事故发生。

学前儿童体育活动场地以草地或泥地为宜，必须清洁、平坦，不得留有任何会造成伤害的异物，如玻璃、石块、砖块、木桩等。

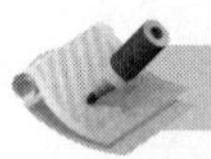

思考与练习

1. 幼儿园环境建设的意义与功能是什么？

2. 幼儿园选址有什么卫生要求？

3. 学前儿童课桌椅的卫生要求是什么？

4. 近几年出现雾霾天气增多，如果选择在雾霾天气开窗通风不仅不能保证室内空气的清新，反而会加剧空气的恶化。请查阅相关资料，谈谈幼儿园应如何更好地通风换气。

5. 2011 年 7 月，4 岁女孩佳佳于某一天午休时，从幼儿园的寝室上铺跌落在地板上受伤，后被送至医院治疗，诊断为“右肱骨髁上骨折、右侧尺桡骨下段骨折”。佳佳的父母认为，佳佳作为一个未成年人入托于幼儿园，因为园方的设施存在严重的安全隐患，造成佳佳遭受重大人身伤害，他们将园方告上法庭。法院判令幼儿园赔偿佳佳医疗费、住院伙食补助费、护理费、营养费、交通费、残疾赔偿金、鉴定费、精神损害抚慰金等共计 7.9 万多元。请根据上述案例从儿童床的卫生要求这个方面谈一谈学前儿童在幼儿园就寝时的安全隐患及预防措施。

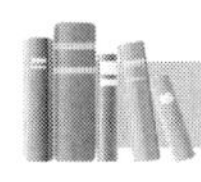

拓展性阅读导航

托儿所、幼儿园建筑设计规范（JGJ39—2016）[S]. 2016-11-01.

新版《托儿所、幼儿园建筑设计规范（JGJ39—2016）》由住房和城乡建设部于 2016 年 4 月 20 日发布，2016 年 11 月 1 日起施行，新标准在是在 1987 版《托儿所、幼儿园建筑设计规范（JGJ39—87）》基础上修订而成。本规范适用于城镇及工矿区新建、扩建和改建的托儿所、幼儿园建筑设计，乡村的托儿所、幼儿园建筑设计可参照执行。该规范从总则、术语、基地和总平面、建筑设计、室内环境、建筑设备六个方面规范了托儿所、幼儿园的相关建筑及设备以满足其适用、安全、卫生、经济、美观等方面的基本要求。

第九章

学前特殊儿童养护卫生

内容提要

近年来，越来越多的特殊儿童进入普通幼儿园，早期融合教育成为幼儿园正在面临或即将面临的挑战。特殊儿童首先是儿童，和普通儿童具有相同的或相似的发展规律，但是也存在不同程度的发展偏差。因此，认识和掌握学前特殊儿童的发展特点是开展和做好学前儿童养护卫生工作的进一步要求。本章将在介绍特殊儿童基本问题的基础上，着重分析幼儿园中常见的几类特殊儿童（智力障碍、自闭症谱系障碍、沟通障碍、学习障碍和行为障碍、感官障碍和超常儿童）的发展特点和养护卫生。

学习目标

1. 学习特殊儿童的相关概念，了解特殊儿童的类型、成因及安置形式。

2. 掌握各类特殊儿童的概念，理解各类特殊儿童的发展特点，能协助进行特殊儿童的初步鉴别。

3. 掌握各类学前特殊儿童的养护卫生策略。

关键词

特殊儿童　智力障碍　自闭症谱系障碍　沟通障碍　学习障碍　超常儿童　注意力缺陷多动障碍　情绪与行为障碍　听觉障碍　视觉障碍

案例导引

磊磊是目前为止幼儿园里年龄最大的男孩了。他看起来是7岁，但他的行为却像5岁的样子。

小蜜和小香，双胞胎，两人一周岁后很快就开始说话了。只不过，她们发展了属于自己的语言，别人无法理解。

小彰，3岁时可以流利地说三种语言，可以阅读两种语言的文字。

这些孩子是特殊儿童吗？如果教师在幼儿园中发现了这些有点“特殊”的孩子，应该怎么做？他们可以在哪里接受教育？如果他们在你的班级里，你可以怎么帮助他们呢？

第一节　特殊儿童概述

特殊儿童，从教育的目的上说，是那些需要特殊教育和相关服务才能实现他们全部潜能的人。他们之所以需要特殊教育是因为他们与大多数儿童在以下一个或多个方面存在显著不同：他们可能存在智力障碍、学习或注意障碍、情绪或行为障碍、肢体残疾、沟通障碍、自闭症、脑外伤、听觉障碍、视觉障碍，或者他们是天才。因此，我们首先应去认识什么是特殊儿童，再分析导致障碍的原因。最后，从我国特殊教育及残疾人事业发展的视角，去认识我国学前特殊儿童的教育安置模式。

一、特殊儿童的概念及分类

（一）特殊儿童的概念

英国在沃诺克报告（Warnork Report，1978）中首次提出“特殊教育需要儿童”（Child with Special Education Needs，简称CSEN）这一概念。特殊教育需要儿童，也称之为特殊儿童，广义的理解，是指与普通儿童在各个方面有显著差异的各类儿童。这些差异可表现在智力、感官、肢体、行为或言语等方面，既包括在发展上低于正常的儿童，也包括高于正常发展的儿童，以及有轻微违法犯罪的儿童。狭义的理解，特殊儿童专指残疾儿童，即身心发展上有缺陷的儿童，又称“缺陷儿童”“障碍儿童”，包括智力障碍、听觉障碍、视觉障碍、肢体障碍、言语障碍、情绪和行为障碍、多重障碍等类型的儿童。

（二）特殊儿童的分类

对于特殊儿童的划分一直是有争议的问题。过去，人们往往将特殊儿童的身份与各类名称相连，如他是唐氏综合征，她是自闭症。现在，我们反对用这种标签来称呼特殊儿童。我们更加强调的是儿童的问题，而不是儿童本身。例如，我们会说“她是一位学习障碍儿童”，只是对事而不对人，强调儿童的问题所在，而不说“这孩子有学习障碍”，强调儿童是障碍者。这种表述方式的改变意味着所有的儿童都是儿童，我们的教育实践也应该反映出这样的一个理念。因此，“残疾”（handicapped）这一术语正在被“有特殊需要”的儿童所取代，并且，特殊儿童与普通儿童的差异仅仅是“他们需要适合他们发展的环境来降低障碍带给他们的影响，以及促进他们各项技能的学习”。

基于这一理念，可以将特殊儿童分为发展障碍儿童、学习与行为障碍儿童、感官障碍儿童、肢体障碍和健康问题的特殊儿童、资赋优异儿童①。如图 9-1 所示，这些特殊儿童又可细分为智力障碍、沟通障碍、自闭症谱系障碍、学习障碍、注意力缺陷多动障碍、情绪与行为障碍、听觉障碍、视觉障碍、肢体障碍、病弱儿童、超常儿童等。

① 艾伦，施瓦兹. 特殊儿童的早期融合教育［M］. 周念丽，等译. 上海：华东师范大学出版社，2005：98.

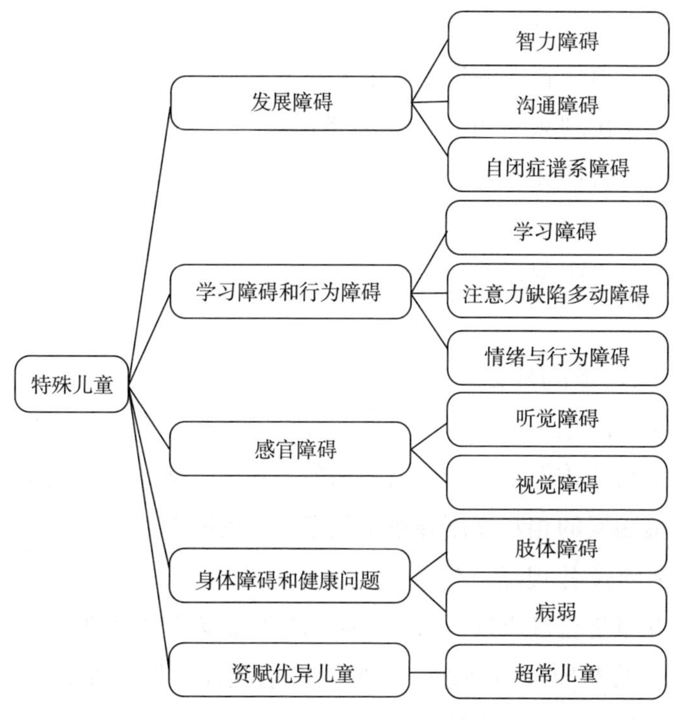

图 9-1　特殊儿童的分类

（三）特殊儿童的出现率

出现率是指有某类特殊性的个体在群体中的百分比或数量。我国第二次残疾人抽样调查数据显示，在全国大陆 31 个省、自治区、直辖市，2006 年 4 月 1 日零时的残疾人口数占本省（区、市）总人口的比例分布在 5.29％～7.57％之间。① 美国政府的统计数据显示，在 21 世纪初期，每 100 个学生中有 10 个正在接受特殊教育。② 值得注意的是，特殊儿童的比例也在最近几十年发生了相当大的变化。比如，学习障碍从 20 世纪 70 年代中期开始到现在，比例有了大幅度增长，占据了特殊儿童的半数。相反，感官障碍、智

---

① 数据来源：国家统计局、第二次全国残疾人抽样调查领导小组. 第二次全国残疾人抽样调查主要数据公报（第二号）. 时政文献辑览，2007，439-441.

② 哈拉汉，考夫曼，普伦. 特殊教育导论（第十一版）［M］. 肖非，等译. 北京：中国人民大学出版社，2010：8.

力障碍的数量则有所下降。当然，这与对某些特定障碍的定义和诊断标准的变化有关，也与科学技术的进步有很大的关系。

如今，对于出现频率相对较高的障碍，称为高发生率障碍，如学习障碍、沟通障碍（言语和语言障碍）、情绪和行为障碍、轻度智力障碍等。其他障碍，如视觉障碍、听觉障碍、聋—盲以及重度智力障碍，相对较少出现，被认为是低发生率障碍。

二、特殊儿童的成因

儿童的发展问题是影响儿童发展的各种因素相互作用的结果，这些复杂的因素包括生物遗传因素、个性因素和各种环境因素。大量确凿的证据证明了生物和环境因素的相互作用导致了儿童的发展问题。

（一）生物遗传因素

在判断儿童是否健康发展方面，生物遗传因素起到了决定性作用。这些因素可能是受胎期导致的问题；也可能发生在怀孕期，尤其是孕期前三个月；发生在出生时或其他发展时间段。

遗传紊乱所造成的发展障碍可能是由于染色体的结构引起的，也可能是单个基因引起的。例如，唐氏综合征，是由于第 21 对染色体多了一条染色体，造成儿童智力障碍。新陈代谢混乱，是一种机体的新陈代谢的复杂化学反应中出现障碍和紊乱，由单一基因的损伤引起，如苯丙酮尿症。异常基因紊乱也是造成儿童发展的主要原因之一。比如，镰状细胞贫血症，这是一种常染色隐性基因紊乱引起的红血球疾病，发作时可能危及生命或造成身体残疾，使儿童的健康条件恶化。

（二）环境因素

尽管遗传因素是影响儿童发展的重要因素，但是，事实上，真正有遗传性障碍的儿童的比例还不到出生即发现障碍的儿童总数的 3%①。母亲在怀

① 艾伦，施瓦兹. 特殊儿童的早期融合教育 [M]. 周念丽，等译. 上海：华东师范大学出版社，2005：118.

孕时健康状况不佳、孕妇在孕期使用任何化学物质、出生时的并发症等都会影响儿童的发展。早期经验、家庭环境以及其他因素，诸如教育水平、社会支持状况，对儿童发展造成影响的比例更高。成长在贫困中以及生活在低教育水平家庭中的学前儿童，其早期经验的剥夺与他们的认知障碍和此后学习上的问题存在关联。在早期发展阶段，遭受严重忽视的儿童也会存在发展问题，包括智力、语言、运动能力发展迟滞，也更容易出现多动、冲动等行为。对学前儿童而言，丰富的环境不仅包括渐进地、仔细地呈现多类型的感觉刺激，还包括照料者对学前儿童给出的富有各种线索的反应。因此，适宜的教育材料和玩具本身并不足以促进学前儿童的早期脑的发展，而是特定的早期关系与经验（婴儿与照料者之间的交流、对话等），教会学前儿童感受安全，调节不同感觉刺激，认识周围环境，探索环境，并与环境中的材料互动。

三、学前特殊儿童的教育安置模式

最少受限制环境（Least Restrictive Environment）是特殊儿童教育安置的基本原则，这就意味着儿童应该尽可能少地与普通儿童、家庭、家人以及社区隔离。从20世纪80年代开始，越来越多的特殊儿童被安置在普通班级中。在我国，学前特殊儿童的主要安置模式包括融合幼儿园模式、特殊幼儿园模式、训练中心模式、家庭教育模式、综合安置模式等①。

（一）融合幼儿园模式

融合幼儿园模式，在我国又称之为“随班就读”模式，是我国大陆地区特殊儿童早期融合教育的主要模式。该模式是指将特殊儿童安置在普通幼儿园中，在普通学前儿童教育机构中对特殊儿童实施教育的一种形式，让特殊儿童与同龄普通儿童一起学习和活动，教师则根据特殊儿童的特殊教育需要给予特别的教学和辅导。《中华人民共和国残疾人保障法》《残疾人教育条例》《幼儿园教育指导纲要（试行）》等多项政策法规提出了为学前特殊儿

① 方俊明. 特殊教育学 [M]. 北京：人民教育出版社，2005：82-86.

童"随班就读"提供支持和帮助的要求。普通幼儿园有责任和义务为特殊学前儿童提供教育和服务。这就要求幼教工作者掌握基本的特殊教育知识和技能，为特殊儿童的随班就读做好准备。

（二）特殊幼儿园模式

特殊幼儿园模式是指特殊儿童进入专门的特殊幼儿园或特殊教育学校的学前部接受教育。这种模式的最大优势在于具有专业人员和专业知识。特殊幼儿园或特殊教育学校学前部的工作人员不仅对某类特殊儿童有深入的了解，而且具备对某类特殊儿童进行教育的经验。在这种模式下，特殊儿童所接受的课程和教学活动一般都是根据每个儿童的不同水平和需求进行设置，并且按照其发展状况进行不断调整。在物理环境方面，特殊幼儿园或特殊教育学校学前部能够为特殊儿童提供具有保护作用的环境，消除环境中的不恰当刺激。

（三）训练中心模式

训练中心模式是指在固定的场所内由专职或兼职的特殊教育专业人员对特殊儿童进行专门的训练和教育的一种模式。在我国一些大中城市一般都建立了聋儿语训中心、自闭症教育训练中心之类的训练中心。这些训练中心多隶属于地方民政局、残联，有些挂靠在医院名下，还有各种民办的机构。这种模式适合于年龄稍大（3～7岁）、在某些方面存在明显障碍的特殊儿童。训练中心模式一般具有固定的场所，配备较齐全的特殊教育设备，而且教师大多受过特殊教育或培训，具有较强专业素养。这种教育模式针对性较强，针对特殊儿童的独特需求制订个别化教育计划，训练内容比较系统；训练中心也能为家长提供专业的咨询和定期培训，指导家长在家庭中进行康复训练，同时为家长提供交流的场所。

（四）家庭教育模式

家庭教育模式是将家庭作为教育基地，由接受过最基本的特殊教育指导的父母来承担主要教育任务的一种模式。这种模式适合于年龄较小（0～4岁）以及无法进入幼教机构的特殊儿童。实行这一模式之前，要对特殊儿童的父母进行必要的基本训练，使他们掌握一些基本的特殊教育知识和训练技能。这种模式以家长教育儿童为主，专业人员可以定期到各个家庭中指导家长。

（五）综合安置模式

这是一种将家庭、幼儿园、康复机构等结合起来的安置模式。这种模式采用的方法是家长把特殊儿童送到普通幼儿园或特殊学校上学，利用周末或课余时间带特殊儿童到特殊教育训练中心接受训练，其余时间在家里由家庭成员对儿童进行教育康复。这种模式需要家长投入大量的时间和精力，几乎全部时间围绕着儿童的教育，需要家长与幼儿园教师、训练中心教师之间密切沟通，随时发现儿童的进步，在教育、康复上做出调整。

除了上述几种安置模式之外，对于一些重度的特殊儿童，如脑瘫、病弱、肢残儿童，医疗康复模式也是一种重要的安置模式。这种模式是指在医疗层面对儿童进行康复训练，往往是在医院康复部或残疾儿童康复机构进行，由医护人员与教师对儿童进行专业性极强的康复训练，如针对脑瘫儿童的运动障碍和姿势异常进行运动康复等。

第二节 智力障碍儿童的发展特点及养护卫生

一、智力障碍儿童概述

（一）认识智力障碍

智力障碍（简称智障），又称智力残疾、弱智、智力落后、精神发育迟滞等。美国智力与发展障碍协会（American Association on Intellectual and Developmental Disabilities）提出：“智力障碍是一种以智力功能和包括日常社会和实践技能的适应行为严重受限为特征的障碍，智力障碍发生在 18 岁以前。”2006 年，第二次全国残疾人抽样调查中对智力残疾的定义是“智力残疾是指智力显著低于一般人水平，并伴有适应行为的障碍”。此类残疾是由于神经系统结构、功能障碍所导致的，表现为个体活动和参与受到限制，需要环境提供全面、广泛、有限和间歇的支持。智力残疾包括在智力发育期间（18岁之前），由于各种有害因素导致的精神发育不全或智力迟滞；或者智力发育成熟以后，由于各种有害因素导致的智力损害或智力明显衰退①。综上所述，智障儿童是指智力显著低于一般人水平，并伴有适应行为障碍的儿童。此类儿童以智力功能和适应性行为受到严重限制为特征，需要环境提供全面、广泛、有限和间歇的支持。

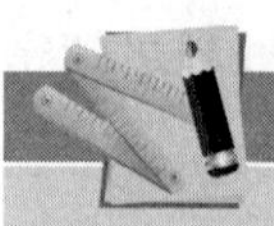

信息窗

什么是适应性行为？

适应性行为表现为概念性（conceptual）、社会性（social）以及应用性（practical）的适应性技能。

概念性技能：涉及语言和文字；钱、时间、数字概念；自我指导等方面的技能。

社会性技能：涉及人际交往，社会反应，自尊，自信，戒心，社会问题解决，遵守规则、法律，避免犯罪等方面的技能。

实践性技能：涉及日常生活（自理能力），职业，健康维护，旅行/出行，日程/日常常规，安全，使用金钱，使用电话等方面的技能。

（二）教师在智力障碍儿童鉴别中的作用

1. 观察与筛查

在日常生活、游戏与学习过程中有目的、有计划地观察儿童的整体

① 雷江华，方俊明．特殊教育学［M］．北京：北京大学出版社，2011：53.

表现，并对照儿童生长发育关键阶段的表现，可以帮助判断儿童的某些障碍行为。如果在一定年龄范围之内儿童没有出现该有的行为模式，那么这个儿童就有可能有智力障碍的问题，应该给予重视。儿童智力不正常，可以从他们一些日常生活的表现进行判断①。例如：吞咽或咀嚼困难；面容体态异常，如唐氏综合征儿童眼距宽、双眼斜吊、鼻梁塌，舌头常拖在外面、头颅成方形、额高；运动发展迟缓；语言发展落后于普通儿童，并伴随感知、运动等方面的障碍；视、听缺陷；对环境适应不良；等等。

但是，有些儿童以上这些症状只是暂时的，并不代表他们的智力发展有问题，所以需要对这些儿童进行进一步观察及鉴别。常用的儿童发展和智力筛查工具有丹佛发育筛查测验、绘人测试、皮博迪图片词汇测验等。

2. 协助专业评估

对经过筛查后疑似有智力障碍的儿童还需进行更加科学的测试与评定，因此，教师需将儿童转介到专门机构，请专业评估人员对其进行诊断。教师可以促进家长、各类专业人员及教育部门的合作，也可以作为直接的观察者，配合专业评估，提供更多的资料和线索。教师在评估团队中将承担起重要的协调工作，如：促进父母与专业评估人员或机构之间的有效沟通；协助父母获得有关儿童入园、支持保障等相关政策的信息与资源；等等。

二、智力障碍儿童的发展特点

（一）认知发展特点

认知发展表现为各种心理机能的发展，包括感知觉、注意、记忆、语言与思维能力等方面的发展，与同龄普通儿童相比，智障儿童的认知发展速度慢、发展水平低，且个体间差异大。

---

① 茅于燕．智力落后与早期干预［M］．上海：上海教育出版社，2007：71-73.

智障儿童感受性慢、范围狭窄；知觉速度缓慢、容量小、缺少积极性等，往往欠缺应有的好奇心，恒常性较差①。智障儿童无法有效地运用选择性注意和持续性注意，主要以自己的兴趣为中心，稳定性差且难以转移，其注意广度一般只有三四个。智障儿童识记缓慢，记忆容量小，保持差，易遗忘，再现困难且不完整等②。智障儿童语言发展迟滞，开始说话的年龄较晚；语音发展要比普通同龄儿童困难而缓慢③，常出现构音障碍和声音障碍④；词汇贫乏，词汇积累和增加的速度缓慢，较多使用具体形象的名词、动词、形容词，对抽象词汇、感受性词汇或者连词掌握困难⑤；言语理解能力发展缓慢，也很难用言语表达自己的心理世界和主观要求⑥。智障儿童的思维长期停留在直观思维阶段，分析、综合和抽象、概括能力低，难以理解事物的内在联系，思维刻板性强，不能灵活变通，在遇到新情况时还使用原来的解决问题模式去面对。

（二）社会适应能力发展

智障儿童的社会适应能力比较低，且明显低于同龄普通儿童的发展水平⑦。随着年龄的增长，智障儿童的社会适应能力有一定提高，但就整体而言，智障儿童社会适应能力发展的速度也明显低于同龄普通儿童。此外，智障儿童社会适应能力发展不平衡。其中，发展较好的是自制能力，包括反映个人动力方面的能力，如注意力、主动性、行为控制能力、日常爱好及个人习惯等；还包括反应社会责任的能力，如遵守社会规范及交往原则等。其次是独立生活技能，如生活自理能力、劳动技能以及经济活动能力等。发展最

---

①② 陈云英．智力落后心理、教育、康复［M］．北京：高等教育出版社，2007：130-131、135-136.

③⑤ 方俊明，雷江华．特殊儿童心理学［M］．北京：北京大学出版社，2011：89、93.

④⑦ 刘春玲，马红英．智力障碍儿童的发展与教育［M］．北京：北京大学出版社，2011：83-85、106-108.

⑥ 教育部师范教育司．智力落后心理学［M］．北京：人民教育出版社，1999：66.

差的是认知技能，如语言能力、时间概念和空间定向等①。随着障碍程度的加重，这种不平衡的表现更加明显。

三、智力障碍儿童的养护卫生

（一）开展感觉运动能力训练

感觉—运动训练是指对智障儿童的感知觉能力、大小肌肉活动能力以及二者间的协调能力进行训练。主要内容包括视觉训练、听觉训练、触觉训练、大肌肉群训练、小肌肉群训练等。可以单独进行，也可以结合游戏等进行。

（二）开展认知能力训练

智障儿童的认知训练涉及注意力训练、记忆力训练、思维能力训练等，具体训练内容包括认识名称、认识物体用途、认识颜色、形状、方位、学习数的概念、认识时间概念、学习分类、简单推理、解决问题等。

（三）开展语言能力训练

通过语言能力训练使智力障碍儿童能理解别人简单的指示和命令，并能用声音、姿势和语言来表达自己简单的要求和愿望。训练的范围包括理解别人的话、发音、自己说话和简单的交往技巧。语言和交往能力训练包括交往能力准备、语言理解能力、语言表达能力以及简单交往技能四个领域。

（四）开展社会技能的训练

学前智障儿童社会技能训练主要包括早期社会基本行为训练和社会交往技能训练②。早期社会基本行为训练主要是学前智障儿童与其养育者的交往行为训练；社会交往技能训练主要包括与人交流、合作与分享、遵守规则、谦让与助人、服从指示、学习社会礼仪等内容。认知训练、行为训练、情感训练是智障儿童社会技能训练的主要模式。

---

① 张福娟. 智力落后儿童适应行为发展特点的研究 [J]. 心理科学，2002，25 (2)：172.

② 张福娟，杨福义. 特殊儿童早期干预 [M]. 上海：华东师范大学出版社，2011：107.

第三节　自闭症谱系障碍儿童的发展特点及养护卫生

一、自闭症谱系障碍儿童概述

（一）认知自闭症谱系障碍儿童

“自闭症谱系障碍”并不单指某一类障碍，而是一系列具有相似症状和表现障碍的统称。凡是满足“在社会性互动、人际交往上存在障碍，并且存在刻板、局限的兴趣和行为”这两个特征的儿童，均被定义为“自闭症谱系障碍儿童”。自闭症谱系障碍儿童通常包括典型自闭症（即最初的卡纳型，我国通常所称的“儿童自闭症”或“儿童孤独症”）、阿斯伯格症以及非典型性广泛性发展障碍等。由于该类障碍儿童的内部存在着巨大的个体差异，但在心理和行为方面又具有本质的相似性，因此使用“自闭症谱系障碍”这一称呼，期望能够充分地将一系列障碍囊括其中。

（二）自闭症谱系障碍儿童的评估

对自闭症谱系障碍儿童的评估内容主要包含动作能力、感知觉能力、认知能力、沟通能力、社会互动能力、生活自理能力、模仿能力、行为问题等领域。目前世界范围内对于自闭症谱系障碍儿童的诊断主要依据1993年发布的《国际疾病分类（第十版）》和《美国精神障碍诊断统计手册（第五版）》（DSM-5）进行。《美国精神障碍诊断统计手册》第五版（DSM-5）已经于2012年正式出版发行，并且首次使用“自闭症谱系障碍”对该类障碍进行描述，同时更好地体现了自闭症谱系障碍儿童诊断和研究的最新成果和趋势，具体内容如表9-1所示。

表 9-1　DSM-5 中自闭症谱系障碍诊断标准①

A. 在不同的情境中出现社会沟通、社会互动方面的持续性缺陷，例如（当前或曾经出现过，并且不局限于下述表现）： 1. 互惠性社会情绪缺损，包括异常的社会沟通方式、难以维持对话回合、难以发起或维持社会互动以及较少地与他人分享兴趣、情绪和情感； 2. 在社会互动所需的非言语沟通行为上存在缺陷，包括难以整合言语和非言语沟通、眼神接触和身体语言上存在异常，难以理解和运用手势或面部表情和非言语沟通方面的全面落后； 3. 在建立、维持和理解关系上存在缺陷，包括难以根据社会情境调整行为，在分享想象性游戏和交朋友上存在困难，或者完全对同伴没有兴趣。
B. 局限、重复的行为、兴趣和活动模式，至少满足下列两点（当前或曾经出现过，并且不局限于下述表现）： 1. 刻板或重复的动作、物体使用或言语（例如简单刻板的动作、排列玩具或敲击物体、模仿言语、异质性的短语）； 2. 坚守一致、固定的常规和程式化的言语和非言语行为（例如，对微小的变化异常不安，生活难以改变，严苛的思维模式，问候常规，每天必须走同样的路线或吃相同的食物）； 3. 具有高度局限、固定的兴趣，这种兴趣的强度和关注点上都是异常的（例如对不寻常的物体全神贯注以及过于局限、持续的兴趣）； 4. 对感觉刺激反应过激，或者对于环境中的感觉信息过于感兴趣（例如对温度觉或痛觉不敏感、对特定声音或质地完全相反的反应、过度触摸或闻某个物体、眼睛长时间盯着光或运动的物体）。
C. 症状必须在儿童发展的早期出现（有可能在社会需求超越能力水平时才完全显现，或者被之后生活中学到的策略所掩盖）。
D. 症状在临床上导致了儿童在社交、职业以及其他重要领域的严重缺陷。
E. 上述症状不能被智力障碍或全面性发展迟缓更好地解释。

对自闭症谱系障碍儿童的评估不能依赖单一的方法和手段，必须通过不同的方法获取儿童不同发展领域的资料，从而对其发展水品进行综合评估和判断。对自闭症谱系障碍儿童进行评估的方法主要有观察、访谈、检核表或

① American Psychiatric Association. Diagnostic and statistical manual of mental disorders (5th)［M］. Washington，D. C.：American Psychiatric Publishing，2013：50-51.

量表。教师主要为自闭症谱系障碍儿童的评估提供相关协助。

二、自闭症谱系障碍儿童的发展特点

（一）认知发展

1. 智力发展

大约70%的自闭症谱系障碍儿童都同时伴随着智力障碍，并且存在着较大的个体差异，从轻度到极重度均有可能。同样，也有30%左右的自闭症谱系障碍儿童智力水平发展基本正常甚至超常，这部分儿童通常具备一定的学习能力，属于高功能自闭症谱系障碍儿童，通常能够在普通环境中接受教育。具有超常才能的自闭症谱系障碍儿童也被称为“自闭症学者”。

2. 感知觉发展

大多数自闭症谱系障碍儿童都表现出比较严重的感知觉过于迟钝或过于敏感的现象①，这也是很多自闭症谱系障碍儿童身上存在一定的、别人难以理解的自我刺激行为（自伤、前后晃动身体、甩手等），也不喜欢别人触碰他脖子以上部位的主要原因。

3. 注意发展

自闭症谱系障碍儿童注意的对象往往显得比较奇怪，他们不太关注环境中与人物整体、情境相关的主流信息，反而将注意力集中在正常人不太关注的事物上；注意广度通常较小，对于环境中的细节过度关注；在注意分配和转移上表现出明显的障碍，他们总是沉迷于自己感兴趣的活动中，对外界环境的其他信息置之不理。这种对部分事物的高强度注意严重影响了自闭症谱系障碍儿童与外界的交流和沟通，社会性发展受到严重限制。

4. 记忆发展

记忆力可以说是自闭症谱系障碍儿童认知功能中相对优势的领域，他们的机械记忆和视觉记忆能力大都没有受到损伤，反而经常有超常、特异的表

① 王辉．自闭症儿童的心理行为特征及诊断与评估［J］．现代特殊教育，2007，(7-8)：87.

现。同时，他们在意义记忆上的表现并不理想，有时候他们能够准确地背诵一个童话故事，但并不能真正理解其中的意思。

（二）语言发展

语言发展的严重落后是自闭症谱系障碍儿童的核心缺陷之一，并且大约一半的自闭症谱系障碍儿童甚至终身难以发展出功能性语言。自闭症谱系障碍儿童对语义理解的障碍，使得他们不能够完成更加复杂的记忆任务。在语言表达上，障碍更加明显与严重，有的自闭症谱系障碍儿童终身难以获得语言表达能力。即使在能够获得语言的自闭症谱系障碍儿童中，也大多表现出机械重复的回声性仿说占主导、人称代词使用混乱、语音语调异常生硬、语言使用不符合所处情境、难以主动发起并维持对话等现象，远远落后于同龄普通儿童。

（三）社会性发展

社会性发展的落后和社交技能的障碍也是自闭症谱系障碍儿童的核心障碍，他们难以表现出与年龄相符的、社会期望的行为。对于很多自闭症谱系障碍儿童来说，最大的问题在于交往动机的缺乏，无法发展出亲密关系。在有些阶段和某些特定的情境下，自闭症谱系障碍儿童能够有一定的交往动机，这些交往通常和自身的需要紧密相关，此时他们也能够通过一些行为来表达这种交往需要，但这些行为通常都是不恰当的。

三、自闭症谱系障碍儿童的养护卫生

（一）开展认知能力训练

自闭症谱系障碍儿童除了在记忆力上有突出表现外，其他如观察力、抽象概括能力、理解能力，均落后于普通儿童。因此，在学前阶段的学习中，自闭症谱系障碍儿童应该始终以学习能力的提升为主要目标之一，通过幼儿园中的各项活动，发展和提升探索事物的兴趣，理解不同的概念和社会规则，通过阅读、数字概念等学习，提升其理解和思考能力，以满足自闭症谱系障碍儿童日常生活的需要。

（二）加强适应能力训练

自闭症谱系障碍儿童由于缺乏基本的模仿学习，因此在幼儿园阶段可能还存在生活不能自理的情况。因此学习应该首先要围绕生活自理能力展开，其次需要帮助他们习得良好的社会交往规范，进行正确的互动交流活动。

（三）建立行为规范

自闭症谱系障碍儿童由于认知和理解的缺陷，在行为表现上往往会存在部分偏差，因此建立良好的行为规范是学前阶段养护卫生的重要内容。

第四节　沟通障碍儿童的发展特点及养护卫生

一、沟通障碍儿童概述

（一）认识沟通障碍

语言是常用的沟通工具。沟通是信息共享的过程，它通常包含信息的发送和接收，既包含口语沟通，也包含非口语形式。沟通障碍儿童损伤了传送和接收思想、事实、感觉及愿望的能力，可能包括语言理解、口语或两者的损伤，涉及听、说、读、写的损伤①。简言之，沟通障碍包含了言语障碍和语言障碍（见图 9-2）。言语障碍（speech disorder）指运用口语的障碍。它们包括在产生言语声音、发出正常语流的言语及发音时存在的障碍，主要包括语音障碍、构音障碍、声音障碍及语言流畅性障碍。语言障碍（language disorder）包含理解和表达的问题。语言是由规则支配的。违反语言规则的问题可能包括形式（语音学、词态学、句法）、内容（语义学）或语言运用（语用学）的问题。儿童可能出现的语言障碍包括语音障碍、词态和句法（或词态句法）障碍、语义障碍、语用障碍。

（二）沟通障碍儿童的评估

对儿童言语障碍或语言障碍的评估涉及教师、家长、语言治疗师和医生等相关专业人员的工作。对于教师而言，最主要的任务就是能够及早发现有

① 哈拉汉，考夫曼，普伦. 特殊教育导论（第十一版）[M]. 肖非，等译. 北京：中国人民大学出版社，2010：275.

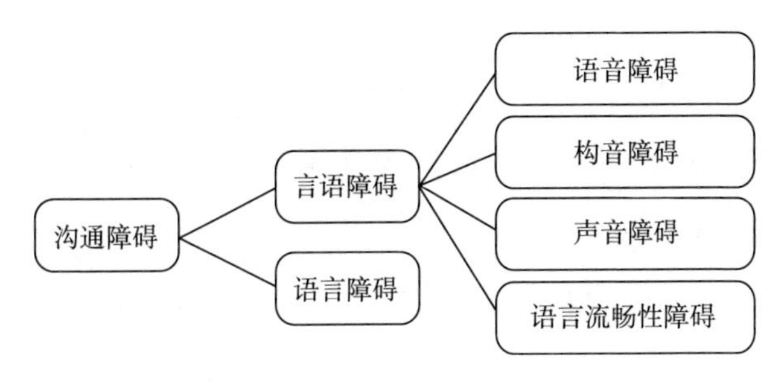

图 9-2 沟通障碍的类型

言语障碍或语言障碍的儿童，并及时把他（她）转到专业的治疗部门做进一步的检查和矫治。

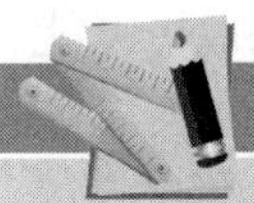

信息窗

3～5 岁儿童言语和语言发展迟缓的早期征兆①

对于 3～5 岁的儿童，如果有以下表现就需要考虑是否存在言语和语言发展迟缓：

当别人不理解他们想要什么时，表现出受挫折的神情。

不喜欢或/和逃避复述某些节奏。

唱歌时回忆歌词很困难，即使是每天都在听的歌。

存在进食方面的问题，需要比其他同龄的儿童切得更细。

用吸管吸浓稠的液体（如豆腐花）时有困难。

依赖手势来补充他说的内容。

也会玩玩偶，但很少对其说话。

在解释什么事情让他们感到难受方面有困难，父母需要询问很多问题才能了解发生了什么事情。

① 昝飞，马红英. 言语语言病理学［M］. 上海：华东师范大学出版社，2005：156-157.

看电视或者电影之后不能说出其中重要的情节。

常常听熟悉的故事，但不能随着故事情节发展翻书和复述故事情节。

在幼儿园中，教师可以使用一些简单的检查表来确定儿童现有的语言能力。比如：观察儿童是否能够理解简单的指令；观察儿童对简单词语的模仿情况；检查儿童疑问句的理解和运用、人称代词的理解和运用情况；教师可以设计一些较复杂的词汇、语法、语用对儿童加以检查；等等。通过这些检查，教师可以大致了解儿童语言的发展状况，尽早发现那些可能存在语言问题的儿童，以使他们转介到专业机构或医院进行正式的评估。

二、沟通障碍儿童的发展特点

（一）语言发展

1. 构音障碍

构音障碍具体表现为替代、省略、歪曲、增音等特征。替代，指的是用另外一个音来代替所需发出的音，如将“兔子”（tù zi）发为“肚子”（dù zi）。省略，指言语过程中将某些音素省略不发，结果造成目标音节的不完整，如将声母省略，把“哥哥”发成“ee”。歪曲，指所发出的语音既不是所需的语音，又不是该语音系统中所存在的语音。添加，与省略相反，在所发音节中加入一个音素，造成目标音发音错误，如将“吃饭”发成了“吃非饭”，在此音节中增加了 f。此外，汉语的声调变化会影响字词的意义。构音障碍学前儿童的声调错误即在言语过程中将四声弄错。例如，将上声说成去声，“老师”发成“烙师”。

2. 发音障碍

有的学前儿童喉、嗓、鼻腔等器官本身就有器质性病变，因而影响其正常的发音；但也有部分幼儿协调运用声带、口腔或鼻腔等器官的能力有限，在说话中不会对音质、音高、音强等进行恰当的控制，久而久之造成声音运用的障碍。例如，沙哑声、气息声、尖锐声、颤抖声、声音过度或不足、声音疲乏、耳语声、假声、鼻音过重或不足等。

3. 流畅性障碍

很多儿童在语言学习过程中常常会发生许多错误，比如停顿、词语重复，特别是儿童开始形成较长、较复杂的句子时，很容易出现词语和音节的无意义重复，这种现象我们通常称之为发展性不流利。一般来说，这种不流利现象只会持续一到两个月，一般在进入小学前，基本都会消失，这是儿童语言发展的正常现象。但是，儿童长期、持续性的不流畅就需要引起家长的注意。

4. 语言障碍

语言障碍会影响儿童的语言形式（语音、词汇、句法）、语言内容（语义）、语言的应用（语用）等。语言障碍儿童在语音、语义、语法和语用方面等存在着不同程度的障碍。例如：在语义方面，词汇容易错用；多义词理解有困难；不易理解象征性、比喻性语言；词汇提取困难。在语法方面，语法、词序容易错误；错误使用被字句和连接词；错误使用代名词和量词；前后句子关系容易混淆；用词或说出、造出的句子简短又缺乏变化，说出来的篇章结构和内容颠三倒四缺乏组织；在语用方面，儿童可能不能理解如何在社会情境下使用语言；等等。

（二）认知发展

学前儿童的言语发展是一个复杂的过程，沟通障碍儿童与同年龄、同性别的普通幼儿相比，不但言语发育出现明显的迟缓现象，智力发育也有一定的偏差①。构音障碍儿童的听觉分辨能力明显落后于普通儿童②；他们也可能更易出现注意缺陷，其持续性注意水平明显落后于普通儿童③；记忆和空

---

① 静进. 儿童言语及语言障碍的神经机制［J］. 国外医学（妇幼保健分册），2002，13（6）：253.

② 赵云静. 功能性构音障碍儿童听觉辨别能力的病例对照研究［D］. 中国医科大学硕士学位论文，2003.

③ 宋辉青，赵亚茹，赵云静，马学梅. 功能性构音障碍儿童的持续性注意研究［J］. 中国临床心理学杂志，2007，15（1）：22.

间知觉能力落后于普通儿童①。

流畅度异常儿童的显著认知特点表现为语言的障碍，如言语不流畅，语速慢，言语节奏不当等。语言发展与思维的关系密切，流畅度异常儿童的形象思维较多，抽象思维较为缺乏。

（三）社会性发展

儿童因语言或言语问题而受到嘲弄、耻笑、拒绝，难免因而产生愤怒、焦虑、敌意与罪恶感。而这些消极的情绪反应，不仅会使其言语或语言问题更加恶化，也可能因此而导致个人的自我贬值感与身心性疾病的产生②。语言障碍儿童很容易产生焦虑、犯罪感、敌意、自卑等情绪，同时伴随一些异常的行为表现，表现出社会性适应不良、兴趣狭窄等。唇腭裂学前儿童比非障碍儿童显示较多的人格问题，如害羞、压抑、退缩。发音障碍的儿童更容易表现出焦虑、抑郁、回避等特征③。

三、沟通障碍儿童的养护卫生

学前阶段沟通障碍儿童的主要教育干预目标为提高言语和语言能力，促进沟通和交流，提高其适应性能力。

（一）构音障碍儿童的养护卫生

构音障碍儿童的训练主要包括：①感觉运动技能训练，其目的是让学前儿童具有熟练的感觉运动技能，训练的重点是各种构音动作；②辨别训练，主要加强学前儿童听觉辨别能力，特别是语音辨别能力；③语音训练，一般先学习发单个音，然后是音节、词语、词组，最后是句子。

（二）声音障碍儿童的养护卫生

对于由器质性病变或心理因素造成的声音障碍的学前儿童，教师应转介

① 宋辉青，赵亚茹，赵云静，华天懿. 功能性构音障碍学龄儿童的智力水平和智力结构分析 [J]. 中国儿童保健杂志，2008，16（2）：178.

② 何华国. 特殊儿童心理与教育 [M]. 2版. 台北：五南图书出版公司，1995：260.

③ Willinger U, Volkl-Kernstock S, & Aschauer N. Marked depression and anxiety in patients with functional dysphonia [J]. Psychiatry Research, 2005, 134 (1): 85-91.

至相应的医学机构或心理咨询中心进行治疗或咨询。但是，对于学前儿童而言，声音方面的问题很大一部分原因是由于滥用或误用声带造成的。因此，作为教师，一是让学前儿童认识什么样的声音是好的声音；二是帮助学前儿童养成良好的发声习惯。

（三）流畅性障碍儿童的养护卫生①

对于处于初期的口吃阶段的学前儿童而言，他们大多数时候能够流畅地说话，只是常会重复一些音节，延长一些音，他们往往不知道自己有口吃的现象，也很少担心口吃。有些儿童到小学一年级时可能不会再出现口吃的症状，但是有些儿童如果不对他们进行干预，就可能会发展成为定型的口吃。在实际生活中，学前儿童的父母和教师需要注意的是，讲话时语速放缓，使用简单、短小的短句；不要对儿童的说话提出太高的要求，不要给其施加太大的压力，尽量消除或降低儿童的负面情绪和心理压力。

（四）语言障碍儿童的养护卫生

学前儿童的认知能力是语言获得的先决条件，对语言障碍儿童的训练首先要从认知训练开始。而语言训练的内容包括词汇、语法和语言应用训练。训练内容的选取都要充分考虑学前儿童的兴趣、语言需求，遵循循序渐进的原则，从简单到复杂。词汇训练主要让学前儿童了解一些词的符号，可以采用图片、实物的形式进行。当学前儿童词汇不断增加后，就开始进行语法训练，训练学前儿童选择词汇组成句子，开始可以是简单地将人、动词、事物连接起来，然后逐渐增加一些修饰语，如形容词、副词，可以根据学前儿童的语言需要随机训练各种类型的句子结构，但是训练要符合学前儿童句法发展的顺序。

第五节　学习障碍和行为障碍儿童的发展特点及养护卫生

与学习及行为相关的问题在学前儿童中最为常见。在学前阶段，虽然无

① 昝飞，马红英．言语语言病理学［M］．上海：华东师范大学出版社，2005：139-142.

法真正鉴别出学习或行为障碍儿童，但是许多学前儿童在学前阶段出现的不适应行为、情绪问题等都与学龄期的学习障碍、注意力缺陷多动障碍、情绪与行为障碍等密切相关。如果能在学前阶段发现这些存在潜在障碍风险的儿童，及时予以干预与支持，将对儿童未来的发展具有重要意义。

一、学习障碍儿童的发展特点及养护卫生

（一）学习障碍儿童概述

学习障碍是用于指称一系列异质性障碍的概括性术语，这些障碍表现为在获得和使用听、说、读、写、推理或计算等能力上有显著困难。这些障碍是个体固有的，据推测源于中枢神经系统功能失调，并且在整个生命历程中都可能出现。自我调节行为、社会知觉及社会互动的问题可以与学习障碍并存，但它们本身不会导致学习障碍。尽管学习障碍可以与其他障碍（如听觉障碍、智力障碍、严重情绪困扰）或外部影响因素（如文化差异，教学不当或不足）同时出现，但并非由它们所导致①。这个定义清晰地说明学习障碍并不是以下原因的结果：视觉、听觉或运动障碍、智力障碍、情绪障碍、环境、文化或经济处于不利地位等。

对于学前儿童而言，许多学前儿童在学前阶段出现的不适应行为与学龄期的学习障碍密切相关。他们可能在学前阶段表现出注意力分散、易遭受挫折、过于活跃或是协调能力差等特点，这些行为以各种方式干扰着学前儿童的早期学习。但是，对学前儿童贸然贴上“学习障碍”的标签是不恰当的，教师更为重要的职责是判断儿童是否存在潜在学习障碍的风险（以下简称“潜在学障儿童”②），并且协同父母、其他专业人员等为这些儿童提供学习上、社会情感上和教育上的有力支持，在儿童踏入学校之前提供充分的信息

① 哈拉汉，考夫曼，普伦. 特殊教育导论（第十一版）[M]. 肖非，等译. 北京：中国人民大学出版社，2010：164.

② 编者注：对年幼儿童进行学习障碍的诊断是不适宜的，因此，本章中的“学习障碍儿童”均指“存在潜在学习障碍的学前儿童”。

及干预对策，尽可能消除或减少儿童的行为问题。

（二）学习障碍儿童的发展特点

1. 感觉运动困难

学前阶段，潜在学障儿童，常常达到基础运动发展里程碑的时间较晚，表现出如下一个或多个特征：①身体控制能力差，导致协调能力差或是不平衡；②平衡能力差；③双边协调与交叉运动不稳定；④无法跨过身体的中线，儿童无法用右手完成位于身体中线以左的事情，反之亦然；⑤空间定位能力差；⑥精细动作出现困难，如无法画一条笔直的线、或者模仿画一个简单图形等。

2. 认知发展障碍

潜在学障儿童存在运用逻辑组织思维和整合信息上的困难，无法解决抽象问题；推理能力发展滞后、记忆困难，常常忘记家长或教师嘱咐他们做的工作，对信息的短时回忆和长时存储或提取都存在困难。在视知觉和听知觉发展上，潜在学障儿童在视觉辨别力、视觉定位与空间定位、视觉记忆、视觉追踪、视觉综合运动等方面存在障碍。听知觉障碍使得许多儿童难以处理他们听到的信息，这不是生理问题，与听力损伤没有关系，但是，他们可能分不清 b、p 的发音，无法玩韵律游戏。他们也区分不出音调的高低，难以辨别声音的来源。

3. 语言发展异常

潜在学障儿童经常在理解和表达语言上有困难。这些儿童在获取更好的语法形式及组织句子的能力上往往落后于大多数儿童。在词汇的使用上，这些儿童可能具有一定的词汇水平，但词汇使用却存在困难。例如，他们会弄混表示空间位置的介词，“在……里面”“在……下面”等。另外，他们难以模仿声音、手势、身体动作、脸部表情以及其他形式的非言语交流。

4. 情绪行为问题

潜在学障儿童相较于同伴可能更容易出现情绪和行为问题。这些儿童可能存在社会性认知缺陷，他们可能会错误解读社会线索而错误理解他人的情感和情绪。因此，潜在学障儿童更容易表现出忧愁、悲伤、愤怒、紧张和焦虑等消极情绪，也会表现出冲动、不恰当的问题行为。

5. 社会技能不足

潜在学障儿童往往有更多的社会分享性问题。他们可能欺凌弱小、具有攻击性，退缩，或过度依赖。他们难以建立友谊，也难以保持已建立的友谊关系。同时，容易冲动等特征又会让他们说出不适宜的话或做出不恰当的事情，无法预期一些行为可能带来的负面效果等，从而影响其与同伴的交往。但是，这些儿童往往无法理解失去朋友的原因，无法改变自己的行为，从而产生被拒绝的感觉，进而出现挫败感、较低的自尊和自我效能感。

（三）学习障碍儿童的养护卫生

1. 开展浸入式学习

潜在学障儿童的学习任务通常在特定时间段、在结构化的情境中给出，例如，在数学游戏中，重点学习关于数概念的内容，同时也应该贯穿在学前儿童一天的生活中。自发性和非正式性是浸入式学习的本质。浸入式学习是在对儿童而言有意义的活动情境中进行，这种学习不会让儿童意识到这是“真正的学习”或者“真正的功课”。

2. 实施直接指导

教师可以采用直接教育和非直接辅助的手段，直接建议儿童做什么、说什么。例如，一个儿童指着一种不常见的动物照片问：“那是什么？”教师直接将照片下注释的动物名称“考拉”念给他听，儿童说对了就给予强化；如果儿童继续对这个动物抱有兴趣，教师就可以抓住这个教育机会，扩展关于动物的学习。

3. 借助同伴指导

教师可以将潜在学障儿童与普通儿童安排在一起学习和游戏，从而促进儿童之间的社会互动，促进潜在学障儿童的学习。同伴协助在增加交流的同时，也给潜在学障儿童提供了模仿的对象。

二、注意力缺陷多动障碍儿童的发展特点及养护卫生

（一）注意力缺陷多动障碍儿童概述

注意力缺陷多动障碍儿童（Attention Deficit Hyper-activity Disorder，简称 ADHD）是指发生在儿童期内、行为表现与其年龄极不相称，以注意力明显不能集中、活动过多、任性冲动和学习困难等为主要特征的一种综合病症①。在我国，惯称为多动症②，主要分为注意力分散型、多动—冲动型和综合型。注意缺陷多动障碍的病因往往是由遗传、生理和环境等多因素构成。注意缺陷多动障碍是儿童期最普遍、最复杂的心理与行为障碍之一。注意缺陷多动障碍一般在 7 岁以前就表现出来，典型年龄是 3 岁左右，8～10 岁为发病的高峰期③。注意力缺陷多动障碍的出现会因性别不同而有所差异，男女比例约为 4∶1～9∶1。但是要注意，男孩天性好动，但是好动并不代表“多动”，不能只根据外在表现而轻率地给儿童贴上注意缺陷多动障碍的标签，应该在充分诊断的基础上得出相应的结论。对注意缺陷多动障碍的诊断工作通常由教育系统之外的心理学家、精神病医生或儿科医生来进行。

（二）注意力缺陷多动障碍儿童的发展特点

1. 感知觉特点

注意力缺陷多动障碍儿童常表现为视觉—运动障碍、空间位置知觉障碍、左右辨别不清、经常反穿鞋子、听觉综合困难和视—听转换困难等④。同时，注意力缺陷多动障碍儿童运动神经“软”现象较多，运动协调性发展迟缓，粗大动作功能不良⑤，一些精细动作发展也出现障碍，如不会系纽扣和鞋带等。

2. 社会适应能力发展特点

注意力缺陷多动障碍儿童活动过度，如进入幼儿园后坐在凳子上的时长不能达到正常要求，喜欢捣乱，扰乱正常的上课秩序；情绪不稳定，意志薄

---

①③④ 雷江华. 学前特殊儿童教育［M］. 武汉：华中师范大学出版社，2008：159-160，160，162.

② 钱志亮. 特殊需要儿童咨询与教育［M］. 北京：北京师范大学出版社，2006：85.

⑤ 路得·特恩布尔，安·特恩布尔，玛里琳·尚克，等. 今日学校中的特殊教育：上册［M］. 方俊明，汪海萍，等译. 上海：华东师范大学出版社，2004：175.

弱，如一高兴就容易得意忘形，一不高兴就发脾气、哭闹；所以他们会经常和别的儿童发生矛盾。因此，注意缺陷多动障碍儿童往往表现个性倔强，不愿受别人制约或排斥其他儿童，很难与其他儿童友好相处。

3. 语言、言语与沟通特点

注意力缺陷多动障碍儿童的言语和语言受到不同程度的损伤，少数儿童语言发展的时间、内化的速度都比较缓慢。因而，他们在语言规则遵循、观点组织与整理、语言表达等方面存在问题。注意缺陷多动障碍儿童也普遍存在交谈过多的现象，且语言道德推理较弱，有时还表现出对抗性的特点①。但是，注意缺陷多动障碍儿童的沟通交流障碍并不严重。

4. 认知特点

注意力缺陷多动障碍儿童在涉及注意力、短时记忆及视觉运动的项目方面有损伤②，常伴随阅读、拼写、数学或书写方面的学习障碍，学业成就感也不高。同时，注意力缺陷多动障碍儿童的元认知能力，特别是计划能力也受到损害，时间感差，时间估计和再现不准确，对错误的认识敏感度也不强，从而导致工作记忆比较弱，目标导向性行为中的创造力受到阻碍③。

（三）注意力缺陷多动障碍儿童的养护卫生

注意力缺陷多动障碍儿童的养护卫生应着重情绪和行为管理、社会适应能力训练以及动作技能训练等，可采用行为训练、认知行为干预、感觉统合训练等干预方法。

1. 行为训练

行为训练始于20世纪60年代，运用于治疗注意力缺陷多动障碍儿童，它主要基于操作性条件反射原理，通过对与儿童的某种目标行为相联系的事件进行适当的环境控制，以增加那些人们所期望的行为，同时减少人们所不

①③ 路得·特恩布尔，安·特恩布尔，玛里琳·尚克，等. 今日学校中的特殊教育：上册［M］. 方俊明，汪海萍，等译. 上海：华东师范大学出版社，2004：175、175.

② 苏林雁，李雪荣，唐效兰. 伴有或不伴有学习困难的儿童多动症的对照研究［J］. 中国神经精神疾病杂志，1990，16（5）：286.

期望的行为。注意力缺陷多动障碍儿童的行为训练常采用代币治疗、自我控制训练、行为契约等方法。

2. 认知行为干预

认知行为干预模式是通过改变注意缺陷多动障碍儿童思维的形式、信念、态度和意见以达到其行为的改变①。这种干预模式有许多具体的方法，在对注意力缺陷多动障碍儿童采用的认知行为干预疗法中，常见的方法包括自我指导训练、问题解决训练、社会技能训练、归因再训练等。

3. 感觉统合训练

感觉统合训练是对注意缺陷多动障碍儿童给予视、听、嗅、触、前庭等多种刺激，并将这些刺激与运动相结合。感觉统合训练涉及心理、大脑和躯体三者之间的相互关系，而不只是一种心理上的训练。注意缺陷多动障碍儿童的感觉统合训练强调各感觉系统间的整合，因此可从听觉训练、视觉训练、触觉训练、前庭觉训练、本体感觉训练等方面入手开展综合训练。

三、情绪与行为障碍儿童的发展特点及养护卫生

（一）情绪与行为障碍儿童概述

对于情绪与行为障碍，美国心理健康和特殊教育联合会（National Mental Health and Special Education Coalition）提倡使用以下描述性定义。

> a. 情绪或行为障碍表现出以下一些症状：
>
> (1) 在学校日常生活中的情绪或行为反应与同龄人的平均水平，以及同一文化背景、同一种族的平均水平相比差异很大，而且，这种反应对学习成绩、社会适应、职业技能和个人技能的发展都有极为不利的影响；
>
> (2) 对周围环境中有压力的事件，表现出非暂时性的过激反应；
>
> (3) 在两种不同的环境中表现出一致的障碍，至少其中之一是在学校；

---

① 刘秋竹，谭如意．试论多动症儿童的心理分析及其教育措施［J］．西南民族学院学报（哲学社会科学版），2002，(S1)：156.

(4) 对普通教育的直接干预的反应效果很差，或者说普通教育的干预对这种儿童来说是非常不充分的。

b. 情绪或行为障碍可能与其他障碍并存。

c. 情绪或行为障碍可能伴随精神分裂症、情绪失调、焦虑症或其他行为与适应上的持续性障碍，并且这些疾病对儿童的教育表现产生负面影响。

情绪或行为障碍儿童的分类主要有：焦虑症、情绪障碍、对抗挑衅、行为障碍和精神分裂症五种类型①。对于学前儿童而言，虽然许多学前儿童身上会出现情绪或行为问题，但是对这类儿童轻易贴上情绪或行为障碍的标签是不恰当的。然而，当攻击性、破坏性行为即将成为一个学前儿童对压力和挫折做出反应的习惯方式时，教育干预就十分必要。大多数情绪或行为障碍儿童都逃不过教师的眼睛。教师的非正式判断是筛查儿童情绪或行为问题的一个有效且可靠的方法。值得注意的是，儿童年龄越小，就越难判断他（她）的行为是否属于严重障碍。

（二）情绪与行为障碍儿童的发展特点

情绪或行为障碍儿童在社会适应、言语表达、兴趣与注意力、日常生活和人际关系等方面存在与普通儿童明显不同的特征②。

1. 认知与语言发展

大多数情绪或行为障碍儿童会出现注意力涣散、记忆力差，兴趣缺乏等特征。他们表达能力欠缺，经常说些与情境无关的事情，常会用显著尖锐或特别低沉的音调讲话。许多情绪或行为障碍儿童难以理解和使用社会情境中的语言，表现出沟通障碍。

2. 社会性发展

情绪或行为障碍儿童的控制能力较弱、常发脾气，对外在事物表现得漠

---

① 路得·特恩布尔，安·特恩布尔，玛丽琳·尚克，等. 今日学校中的特殊教育：上册 [M]. 方俊明，汪海萍，等译. 上海：华东师范大学出版社，2002：225.

② 王辉. 情绪与行为障碍儿童的心理行为特征及诊断与评估 [J]. 现代特殊教育，2008，(2)：35-36.

不关心、经常喜怒无常，且不合情境及时宜，如自伤、攻击、破坏等行为；可能出现退缩行为，表现出社会性孤立，很少与同伴玩耍，缺乏玩乐的能力，而有些还会有幻想和白日梦，有些则会产生莫名的沮丧而造成自杀，他们通常不受同伴欢迎，无法与周围人建立良好的互动关系，但是他们可能会表现出只对特定的人开口说话，如在家喋喋不休，但到外面却保持缄默。此外，部分情绪或行为障碍儿童自理能力不足，无法料理自己的生活，甚至衣食住行等基本生活需求，也无法清楚地表达及要求。

（三）情绪与行为障碍儿童的养护卫生

在学前阶段，对于大多数有情绪或行为障碍的儿童，应围绕情绪和行为管理、社会技能、前学业技能，采用应用行为分析、同伴协助策略、环境改变的方法等实施干预。

1. 开展情绪和行为管理

对于情绪或行为障碍儿童而言，情绪和行为问题是其障碍根本，因此，教育干预的重要内容之一就是帮助儿童学会管理自己的情绪和行为。教师要理解儿童为什么会表现出不良的情绪和不当的行为，才能更好地教会儿童如何管理自己的情绪和行为。

2. 实施社会技能训练

许多有情绪或行为障碍的儿童体验到的困难起源于他们的社会互动。应帮助他们增加社会技能，增强他们积极的社会互动，最终帮助他们体验到友谊，给他人提供支持和帮助，并从同伴那里获得支持和帮助。

第六节 感官障碍儿童的发展特点及养护卫生

一、听障儿童的发展特点及养护卫生

（一）听觉障碍儿童概述

我国在2006年第二次全国残疾人抽样调查时，将听觉障碍称为听力

残疾，是指人由于各种原因导致双耳不同程度的永久性听力障碍，听不到或听不清周围的环境声及言语声，以致影响日常生活和社会参与。

我国听觉障碍的分级标准与世界卫生组织（WHO）、国际标准化组织（ISO）的标准基本一致，但我国规定的听力损失起点高一些（见表 9-2）。

表 9-2 听力障碍标准对照表

<table>
<tr><th rowspan="2">听力损失程度（分贝）</th><th colspan="2">中国标准</th><th colspan="2">WHO、ISO 标准</th><th>残疾人奥运会标准</th></tr>
<tr><th>类别</th><th>分级</th><th>分级</th><th>程度</th><td rowspan="5">可参加世界聋人运动会</td></tr>
<tr><td>>110</td><td rowspan="3">聋</td><td rowspan="2">一级</td><td>G</td><td>全聋</td></tr>
<tr><td>90～110</td><td>F</td><td>极重度</td></tr>
<tr><td>71～90</td><td>二级</td><td>E</td><td>重度</td></tr>
<tr><td>56～70</td><td rowspan="2">重听</td><td>三级</td><td>D</td><td>中重度</td></tr>
<tr><td>41～55</td><td>四级</td><td>C</td><td>中度</td><td></td></tr>
<tr><td>26～40</td><td></td><td></td><td>B</td><td>轻度</td><td></td></tr>
<tr><td>0～25</td><td></td><td></td><td>A</td><td>正常</td><td></td></tr>
</table>

注：听力损失程度主要考察的是听力的灵敏度，听力灵敏度一般用频率和强度来表示。听力损失程度一般都是以言语频率比较集中的 500、1000、2000 赫兹三个频率纯音的平均听力损失来衡量的。较好耳指若双耳听力损失程度不同，以损失较轻的一侧耳为准。此外，听觉障碍一级、二级统称为聋，三级和四级统称为重听。

听障儿童的评估是专业人员运用一定的设备和方法，了解听障儿童的听力状况，判断听觉障碍的性质、程度和部位的一项测验。但是，教师和保育员在发现学前儿童听力损伤方面起到了关键性的作用。比如学前儿童长期的耳部感染、耳部流脓、耳被戳破等；学前儿童发音不协调，尤其是对 p、h、s、f 等这类声母辨别不清；学前儿童无法听到声音或对声音无法做出反应；言语和语言发展明显滞后等现象都是学前儿童可能存在听力损伤的警告信号。

（二）听觉障碍儿童的发展特点

1. 认知发展

听障儿童存在知觉信息加工不完整、对事物认识不全面的知觉特点。但其存在明显的视觉优势，能够辨别细小物体或远处物体。听障儿童的触觉和动觉发展迅速。例如，在语言训练的时候，听障儿童往往通过视觉观察教师发音时口形和舌位的变化，利用触觉和动觉感知发音时是否送气，声带是否振动。

听障儿童的无意注意和有意注意形成和发展较缓慢，学前阶段，其无意注意占优势，记忆发展也较普通儿童缓慢，无意记忆占优势，形象记忆较佳，保持、提取速度快于对语言材料的记忆。他们的思维水平比较长时间地停留在直观形象思维阶段，易掌握具体事物的概念，对抽象概念理解困难；存在概念的扩大化和缩小化；对事物进行分类的时候不会按照事物的本质特征而是更多依赖感知的特点、生活情景或物体的功用来分类等。

2. 语言发展

听障儿童的语言能力发展落后于普通儿童，且其语言发展情况与听障的程度和障碍发生时间密切相关。学语后聋的儿童语言能力优于学语前聋的儿童。听障儿童在构音、音质及语调方面常出现问题，书面语学习存在困难。但是如果及早进行干预、训练，最大限度利用残余听力发展语言能力，对其语言能力的发展具有重要作用。此外，手语的学习同样能帮助听障儿童提高语言能力。

3. 社会适应发展

听障儿童因沟通障碍易造成社交与适应行为的问题。由于听障儿童的认知水平局限，与普通儿童相比，他们的情感体验不深，而且越是高级的情感，他们越难以体验。听障儿童由于知识经验的贫乏，对事物的认识肤浅，在人格方面表现出易受暗示、易改变主张，缺乏独立性和稳定性等特点。他们更易表现出自我中心、易冲动、自信心低、情绪不成熟等行为，因此可能造成社会适应不良的现象。

（三）听觉障碍儿童的养护卫生

1. 做好听力补偿

目前应用于听障儿童听力补偿的辅助技术主要是各种听力辅助设备，如助听器、人工耳蜗等。

助听器可以理解为一种小型的扩音器，它可以放大声音。助听器通过耳模连接人耳，因此耳模合适与否影响助听的效果。6岁以前的儿童耳朵仍在成长，大约3～6个月，耳模需要更换一次。教师和听障儿童的父母都应该注意学前儿童佩戴的助听器的问题，避免因耳模不合适、电池、回音等问题引起的不适。教师和家长还需定期检查学前儿童助听器的启动开关是否出现故障。听障儿童初带助听器往往会忘记启动或关闭开关，成人至少每天要检查一次。

人工耳蜗是种精密的电子装置，它将声音转为电能，传入经手术植入的电极，直接刺激听神经，再传入大脑产生听觉。人工耳蜗能替代内耳毛细胞的功能。但是人工耳蜗并非适合所有儿童，存在一定风险，主要针对重度及以上的感音性听觉障碍儿童。

2. 积极开展听觉训练

听障儿童听觉训练的目的是最大限度地开发听障儿童的残余听力，尽量减少由于听力缺损给儿童带来的不良影响，养成使用听觉的习惯，培养儿童感受、辨别、确认和理解声音的能力。听觉训练主要包括如下内容：①听觉察觉，了解生活环境中的各种声音，知道声音的有无；②听觉注意，养成聆听的兴趣和习惯；③听觉定位，辨别声音的来源、方位；④听觉识别，认识和识别各种声音所包含的意义和代表的事物；⑤听觉记忆，强化大脑的听觉编码；⑥听觉选择，在环境噪声中选择性听取某种声音，即听取到希望得到声音的能力；⑦听觉反馈，即发音或说话时，无意识地通过听觉进行自我调整的过程；⑧听觉概念形成，促进听觉理解。

3. 及早开展语言训练

听障儿童的语言训练是从建立语音意识开始的，然后是通过言语矫治来训练正确发音，并逐步积累词汇，并在边学边用的过程中加深理解，加以巩固，继而则是在交往和使用的过程中发展他们的语言①，主要有口语训练和看话训练。

口语训练主要从语音、理解和表达三方面进行。看话训练则主要是培养其用眼睛准确而快速地感受语言动作和重复语言的技能，以及发展其根据上下文进行推测、理解语言的能力。重度听力障碍儿童口语训练的效果往往不理想，但良好的看话能力可以帮助他们更加通畅地与健听人沟通。

4. 适时开展社会技能训练

发展听障儿童的语言等能力最终是为了促进他们更好地融入社会，获得社会性发展，因此，社会交往能力的培养也是听障儿童教育干预的主要内容。听障儿童应该学会用适当的方式，包括手语、口语、书面语等，与家人、同伴、老师进行交流，准确地表达自己的意愿和情感，让对方理解自己的感受和需求，同时要提高主动交流的意识，最终达到社会融合的目的。

二、视障儿童的发展特点及养护卫生

（一）视觉障碍儿童概述

视觉障碍又称视力残疾，一般是指由于各种原因导致双眼不同程度的视力障碍或视野缩小，而难以从事正常人所能从事的工作、学习或其他活动②。视觉障碍主要分为盲和低视力两类，盲狭义上是指视力丧失到全无光感，广义上是指双眼失去辨析周围环境的能力；低视力是指能利用残余视力接受教育及进行工作和生活的能力，如表 9-3 所示③。

---

①② 雷江华. 学前特殊儿童教育［M］. 武汉：华中师范大学出版社，2008：91-93，73.

③ 第二次全国残疾人抽样调查办公室 . 第二次全国残疾人抽样调查主要数据手册［M］. 北京：华夏出版社，2007：118.

表 9-3 我国视觉障碍分类表

类别	级别	最佳矫正视力
盲	一级	无光感～<0.02 或视野半径<5 度
	二级	0.02～<0.05 或视野半径<10 度
低视力	三级	0.05～<0.1
	四级	0.1～<0.3

注：(1) 盲或低视力均指双眼而言，若双眼视力不同，则以视力较好的一眼为准。如仅有单眼为盲或低视力，而另一眼的视力达到或优于 0.3，则不属于视力残疾范畴。(2) 最佳矫正视力是指以适当镜片矫正所能达到的最好视力，或以针孔镜所测得的视力。(3) 视野半径<10 度者，不论其视力如何均属于盲。

先天性的全盲通常能在出生后的一年之内被确诊。儿童的父母亲会明显地发现儿童看不见其他人或他们手中摆弄的玩具。但是有部分残余视力的视障儿童则是比较难以鉴别的。教师在视障儿童的评估中主要起到协助、辅助的作用。

教师和家长可以根据儿童的行为、外部表情和言语，通过观察，来判断儿童是否可能出现视觉障碍。例如：视觉障碍儿童在行为上会表现出目光呆滞，表情呆板；走路时胡乱躲闪，或蹒跚不稳；常斜眼阅读或看物体；看细微物体时揉眼、皱眉、眯眼、眨眼或出现焦急状等一系列特征①。

除此之外，当儿童的眼睛出现通红或长痂，有过多的分泌物，瞳孔有白斑或泛白，眼睛充血，瞳孔大小不一，眼球不停地震颤转动，眼球过大或过小等症状时，家长及教师也应该及时带儿童到医院进行确诊。

（二）视觉障碍儿童的发展特点

1. 认知发展

视障儿童主要依靠听觉和触觉来获得外界信息，听觉和触觉异常灵敏；

---

① 雷江华．学前特殊儿童教育［M］．武汉：华中师范大学出版社，2012：73.

听觉注意力和听觉记忆力较强①。视障儿童主要借助听觉、触觉、动觉、嗅觉等方面的信息来形成空间知觉，其空间知觉准确性不高。

视障儿童无意注意处于屏蔽状态，多用有意注意来探索世界②。其注意分配较好；稳定性较强，且有较强的听觉选择性。视障儿童的机械记忆占优势，短时记忆较好，在空间知觉、视觉搜索、视觉表象、视觉形象记忆和观察模仿能力等方面都比较差，但听力记忆技巧不断增强③；因无法用视觉表现进行记忆，想象、思维等发展受限，从而无法通过类比、归纳等方法来提高记忆能力。

视障儿童的语言发展与普通儿童并无很大的差异性，他们能够迅速地模仿语言的语音、语调，掌握词语的发声，并愿意同他人展开交流。但他们对于一些复杂的发音，较难正确地发音，如“si”和“shi”等，需要额外的训练；在言语的表达上有时候会词不达意、语义不合、与实物不符④。其思维活动也受视觉损伤影响，具有概念不完整、不准确的特点；抽象思维发展缓慢，在概念形成、分类能力、概括与抽象能力、推理能力等方面发展相对薄弱。

2. 社会适应能力发展

视障儿童因视力残疾，容易产生自卑感、遭受他人歧视、无法参加各种社会活动，表现为情绪发展不稳定，消极、烦躁、容易冲动等。视障儿童在交往中因无法得到对方的非语言信息，造成其在社会交往中的被动性和不准确性，从而影响交往质量。来自社会各方的歧视和排斥还会使视障儿童社会性发展不足，如交往意识不强烈，交往能力偏低，社会性发展不足。

（三）视觉障碍儿童的养护卫生

1. 保护耳和手，科学开展感官训练

保护好视障儿童的其他感觉器官，是进行各种感觉功能训练的基础，尤

---

① 马艳云. 视听觉障碍儿童的认知能力［J］. 中国特殊教育，2004，(1)：60.

② 邓猛，孙玉梅. 视觉障碍儿童的发展与教育［M］. 北京：北京大学出版社，2011：73.

③ 方俊明，雷江华. 特殊儿童心理学［M］. 北京：北京大学出版社，2011：59.

④ 华国栋. 特殊儿童随班就读师资培训用书［M］. 北京：华夏出版社，2014：71.

其是要保护好视障儿童的耳和手。定期对视障儿童的双耳进行检查，预防疾病发生；预防耳毒性药物对听力的损伤；预防对耳有损伤的各种传染病的发生，如麻疹、腮腺炎等；预防并积极治疗中耳炎；防止各种意外事故的发生，以免造成对耳和手的伤害，如烫伤、车祸等。此外，视障儿童只要还有光感，就应该训练他们利用光线帮助他们进行学习和生活，提高视觉功能。

2. 培养定向行走能力，扩大活动范围

与普通儿童不同，视障儿童由于看不清或看不见，极大地限制了他们的活动范围，如果不在早期进行训练，他们就不会自己走路，不懂得发现和躲避障碍物，甚至到了学龄期还不能独立行走，这必然会影响到他们认知能力、交往能力的正常发展，并容易形成依赖、孤僻的不良性格。因此，应尽早对视障儿童进行定向行走的训练。

定向能力的训练主要包括让视障儿童建立自己的身体概念；借助自己的身体部分形成初步的空间概念和外部空间概念，如位置、形状、度量、肢体运动等概念；建立环境概念，如自己家庭的环境、社区环境、其他社会环境等。行走能力的训练包括在别人引导帮助下的行走训练，凭借手杖、导盲犬、其他导盲器具的独立行走训练。要教给视障儿童在不同环境条件下的行走技能，最主要的有道路行走、上下台阶/楼梯、过路口、开关门、乘车等。

3. 积极开展体育锻炼

视障儿童由于视力缺损，往往很自卑，不爱活动，畏畏缩缩，并可能表现出“盲态”，这不利于他们的身体发育、心理发展和缺陷的补偿。而体育锻炼能提高视障儿童的机体灵活性，皮肤的敏感性，提高定向和平衡能力，培养正确的姿势，克服“盲态”，发展与同伴交往及和合作的能力等。因此，应创造一切有利条件，开展适合视障儿童的体育活动。例如，视障儿童在明眼人带领下或借助注视器进行跑步、球类项目等体育活动。

第七节 超常儿童的发展特点及养护卫生

一、超常儿童概述

（一）认识超常儿童

超常儿童是智力（才能）、创造力及良好非智力个性特征相互作用构成的统一体，具体包含三个方面的深层意义①：首先，超常儿童的本质属性仍然是儿童，与常态儿童之间仍有很多共同性，没有不可逾越的鸿沟；其次，"超常儿童"更突显先天因素和后天教育的交互统一，而非简单的先天赋予，超常儿童的心理结构不仅包括智力才能方面，也包括创造力和非智力个性特征方面；最后，超常儿童与常态儿童一样，处于成长发展过程中，他们的超常智能虽然较为稳定但也非固定不变，如果儿童所处的社会环境没有提供适当的学习机会和教育条件，或是儿童本身缺乏必要的主观努力，则超常儿童也可能随着年龄增长而变得"泯然众人矣"。

（二）超常儿童的评估

一般而言，对超常儿童的评估和鉴别主要包括智力评估、创造力评估、特殊才能评估以及个性特征的评估。超常儿童的个性发展与普通儿童有一定的区别，因此在超常儿童的鉴别评估中，个性特征评估也是重要的内容，有助于加深对超常儿童的理解并为之提供适当的教育。在实际评估中主要有以下几种方式：①个性行为观察法，即对超常儿童的行为进行系统的观察和记录；②个性测量法，依据不同的心理理论采用相应的方法，主要有自陈法、投射法、情景法、评定法、自我观念测定法等，测量超常儿童的一般个性品质特征或某一种个性特质或者品质；③非智力心理因素测验，主要测量个性结构中与智力因素密切相关的因素。

---

① 查子秀. 超常儿童心理学［M］. 北京：人民教育出版社，2006：8-12.

二、超常儿童的发展特点

（一）认知发展

超常儿童区别于普通儿童最大的特点就是其从小显露出的强大的认知能力。

1. 感知觉敏锐，善于观察

超常儿童在早期成长过程中便表现出敏锐的感知觉能力，观察能力较强，条理较清晰，善于区分事物的微小差异。敏锐的感知觉，促使超常幼儿观察能力较快、较好地发展，使他们能更有效地接受外界环境的刺激，促进智能发展。

2. 注意力集中，记忆力惊人

婴幼儿时期，儿童注意力一般以无意注意为主，注意力很容易转移，但是超常儿童有意注意的最高时间却大大超过普通儿童。此外，超常婴幼儿注意的范围较广，分配能力也较强，常常在“无意”中了解并记住许多事物。同时，超常儿童还表现出惊人的记忆能力，“过目成诵”是许多超常人才的突出特点，他们大多能轻松地记住了所学、所听和所看到的内容，而且记忆保持长久，不易忘却。

3. 思维能力较强，语言表达较好

许多超常儿童的思维敏捷，概括能力强，善于抓住事物、图形或数量之间的本质关系或主要特征，并进行推理，且思维的逻辑性较强，灵活性较高。此外，超常儿童在语言表达方面表现出的优异才能也常常为人们所惊叹。他们词汇丰富、善于模仿，在很小的时候就能用连贯流利的语言表达思想。

（二）社会性发展

1. 情感发展个体差异性较大

超常儿童具有较高的认识能力，但这并不代表他们也具有相应高水平的情感发展能力。总体来看，超常儿童的情绪情感发展具有较大的差异性，这与超常儿童本身极大的个体差异性有关。

2. 个性发展存在不同步现象

超常儿童的个性发展水平明显高于普通儿童，具体表现为社会适应性较好，意志坚强，成就动机较高等。但同时超常儿童也遵循着普通儿童身心发展不平衡的规律，甚至表现得更为明显。有研究者将这种现象称之为“不同步发展综合症”①，主要表现在：①运动发展与智力发展不同步；②智力的不同方面发展不同步；③智力和情绪发展不同步；④儿童行为和社会要求不同步。这些不同步现象会给超常儿童的成长带来一定的困难，需要家长和教师及时关注，摒弃不合理的要求和期望，在超常儿童发展的薄弱环节给予帮助和支持，避免这种不同步发展带来的消极影响。

3. 自我意识发展良好

超常儿童的自我意识发展水平优于普通儿童，这可能得益于他们超常发展的智力，远大的理想抱负，优秀的学习能力等。相对于普通儿童而言，超常儿童更容易在成长过程中获得成功，这常常令超常儿童产生较高水平的自尊和自信，从而导致他们产生较高的自我评价。

（三）创造力发展

超常儿童的创造力水平整体上明显高于普通儿童，但不同超常儿童个体之间的创造力存在较大差异。超常儿童的创造力往往让人惊叹，以至于许多学者和教育者甚至认为创造力是对超常儿童定义的核心②。

三、超常儿童的养护卫生

（一）密切关注幼儿早期成长，及时发现幼儿智力倾向

家长是超常婴幼儿的发现者和教育者，对超常儿童的成长发展有极为重要的影响。很多超常儿童在婴幼儿阶段便在某些领域表现出极高的天赋和才能。这些早早崭露头角的天分需要家长及时发觉并予以正确引导，在熟知超常儿童发展特点的基础上，结合学前儿童的兴趣，制定适当的教育方案，促

① 查子秀. 超常儿童心理学［M］. 北京：人民教育出版社，2006：217.
② 程黎. 特殊儿童早期干预［M］. 北京：北京师范大学出版社，2012：26.

进幼儿身心健康发展。

（二）创设良好家庭环境氛围，鼓励幼儿发展兴趣才能

超常儿童在成长学习过程中会表现出学习兴趣广泛，好奇心强烈，求知欲旺盛，创新想法较多等特点。这些特点让很多家长在养育超常儿童的过程中深感苦恼，有些过于活跃的儿童甚至被认为是行为问题而遭到呵斥和阻止。其实这些看似“闲不住”“顽皮”的特质，恰恰是超常婴幼儿好奇心和求知欲的表现，对儿童今后的成长有至关重要的影响。因此，在对超常婴幼儿进行智力发展的同时，要培养他们多方面的兴趣，鼓励他们发展自己的天分，这将使儿童终身受益。

（三）重视超常儿童个体差异，提供个别化、针对性教育

超常儿童的个体差异既体现在超常儿童与普通儿童的对比中，也体现在不同超常儿童之间的比较。与普通儿童相比，超常儿童的学习能力较强，知识掌握速度较快，幼儿园常规速度进行的课程活动往往不能满足超常儿童的知识需求，导致很多超常儿童认为课堂活动过于简单，重复无趣，进而出现注意力不集中，小动作不断等课堂表现。因此，教育方案的设计需要考虑到超常儿童和普通儿童的发展水平和特点，满足不同类型儿童的教育需求。同时，不同类型的超常儿童才能结构迥异，如智能型、创造型、特殊才能型等，也对教育提出了不同的要求。

因此，在超常儿童的教育和培养方面，家长和教师需要针对他们的具体特点，特别设计加速和充实的课程内容，让他们感受到知识所带来的挑战性，从而激发学习兴趣。同时也要认识到尽管超常儿童在能力上有突出的表现，但他们仍处于幼儿期，行为、学习特点等都保持着一般学前儿童的主要特点，因此教育和课程方案的设计不能脱离他们作为学前儿童的身心特点。

（四）尊重超常儿童发展特点，注重培养良好个性品质

相较于同龄伙伴，大多超常儿童在成长过程中都保持着长期的优胜地位，容易在学业中取得成功，经常受到父母、教师和周围其他人的表扬和赞赏。但他们也面临着“超常”带来的困惑，如身心发展的不同步，导致他们

的成长徘徊在成人和儿童中间，智力上的成人感和生理上的小孩身份常常令超常儿童倍感矛盾，且难以在同龄儿童中找到伙伴，因而时常显得较为孤独。同时，超常儿童在“天才”“神童”“全能”的光环下，往往要承担着父母和老师的高期望。因此，家长和老师要做好充分的思想准备，付出极大的耐心和智慧，尊重超常儿童的发展特点和规律，促进超常儿童全面健康地成长。

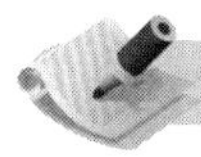

思考与练习

1. 什么是特殊儿童？特殊儿童包括哪些类型？

2. 我国学前特殊儿童的教育安置模式有哪些？

3. 智障儿童的发展特点有哪些？假设你是一个幼儿园教师，根据所学的内容，你会如何对班上的智障儿童进行教育？

4. 自闭症谱系障碍儿童在认知上具有哪些特点？如果班上有一名轻度自闭症谱系障碍儿童，你将会怎么办？（简要说明你将要实施的步骤和每一步的注意事项）

5. 超常儿童有哪些特点？如何避免与“伤仲永”类似的事件再次上演？

6. 请根据视障儿童的发展特点，设计一个适宜视障儿童参与的班级活动。

7. 小志，男，今年 4 岁，幼儿园小班。据小志家长介绍，孩子两岁前无语言活动，两岁后才无意识地发出“爸”“妈”等单音，到三岁半才开始叫“爸爸”“妈妈”“爷爷”“奶奶”。老师家访时发现，小志的家人特别溺爱他，致使小志特别胆小，不敢与陌生人甚至是其他小朋友接触。现在，四岁半的小志语言能力相当于两岁左右的幼儿，发音含含糊糊，喜欢坐在角落里自言自语说一些别人听不懂的话，但是在玩拼图游戏和数字游戏时所表现的智力却不低于同龄儿童。小志存在什么语言问题？作为小志的老师应该怎么做呢？

8. 5 岁的婷婷精细动作技能发展有问题。教师用一把为婷婷特制的能够套在她手上的剪刀教她如何拿着剪刀在空中剪。然后教师准备一张长条形的彩纸，纸上每隔一段距离画上一条明线。教师拿着这张纸，指导婷婷打开剪刀。教师将纸片插进两片刀刃之间，并将一条线对准剪刀口，说："剪"。婷婷要做的只是简单地并拢剪刀，就能做到剪开纸片；婷婷每剪一下就能剪出一片整洁的纸。为了增加任务的趣味性，教师使用不同颜色的彩纸让婷婷剪，并且保证婷婷对剪纸活动的注意力不会被颜色干扰。老师将婷婷剪下的纸都放进信封，或者让她拿回家玩耍，或者放在幼儿园中作为老师制作教具或布置教室的材料。婷婷的老师是如何教她剪纸的？老师的做法有哪些可以借鉴之处？

9. 小鹏，男，今年 6 岁，幼儿园大班。小鹏平时上课爱打扰同学，吃东西，站起来东张西望，爱玩一些小东西，有时下座位走动，不遵守游戏规则。听课时爱插嘴，但老师叫他回答问题时，他却目光呆滞，不知所措。老师对他说的话最少要说两遍，对于老师的约束，他很认真坚持，但坚持时间很短。阅读能力较差，说话经常词不达意，有时还要想很长时间，在写字时磨蹭、马虎，很容易将生字偏旁写颠倒，或者多笔画少笔画。通过反复观察，小鹏智力发展水平正常。如果你是小鹏的老师，你会怎么做呢？

10. 李廷，4 岁，幼儿园小班，他的行为与其他儿童有所不同，常常脱离班级一个人活动，没有朋友。他极其好动，上课从不能保持持久的注意力，容易受身边的事物所影响，因此，他做什么事大都半途而废，有头无尾。他的好奇心很强，但自控能力很差，因此，他从来没有守纪律的概念。他常伴有某种习惯性小动作，如咬指甲、吸手指、抠鼻子等，还有点口吃，与老师、同伴语言交流有障碍。相比于普通儿童，李廷的行为表现有何异同？如果你是李廷的老师，你会如何对他进行教育呢？

拓展性阅读导航

[1] 朱楠. 特殊儿童发展与学习［M］. 武汉：武汉大学出版社，2015.

全书基于当前学前教育阶段推行融合教育的基本精神，对特殊儿童发展与学习的一般规律、影响因素、评估方法、理论基础、学习模式进行了系统、详实的阐述，在此基础上，再具体探讨不同类型特殊儿童的基本概念、发展与评估、学习与教育等。书中突出理论与实践相结合，穿插各种专栏和案例，汇集了专家学者和基层教育实践者的研究与实践成果，内容丰富、实践性和操作性强，为基层幼儿教育工作者和家长提供工作指南和参考。

[2] 艾伦，施瓦兹. 特殊儿童的早期融合教育 [M]. 周念丽，等译. 上海：华东师范大学出版社，2005.

全书围绕当代特殊儿童早期融合教育的最新理念、评估方法和训练模式展开。作者强调特殊儿童的发展在许多方面都是正常的，他们也和普通儿童一样，在发展上有不同程度的偏差。教师应掌握普通儿童发展的知识，只有这样，才能在比较中看出特殊儿童的发展偏差。他们也为教师提供了工具，帮助教师判断儿童的行为是否在正常的范围之内，列举了儿童身上可能出现的但也会随着时间和儿童的成长而消失的问题，儿童的某些行为是否是特殊的，是否需要进一步的临床评估和干预训练等。

[3] 张福娟，杨福义. 特殊儿童早期干预 [M]. 上海：华东师范大学出版社，2010.

早期干预作为一种综合性服务，其服务对象为学前特殊儿童，包括身心障碍、发育迟缓、高危儿童等。全书由上、下两篇组成，上篇主要论述特殊儿童早期干预的基本理论，如特殊儿童早期干预的概念及意义，特殊儿童早期干预的理论基础、基本内容与途径，特殊儿童早期干预的政策法规，家庭早期干预的内容、原则与注意事项等，可以为特殊儿童早期干预实践提供理论指导。下篇涉及智力障碍儿童、听力障碍儿童、视力障碍儿童、自闭症儿童、多动症儿童、脑瘫儿童、肢体残疾和病弱儿童、言语语言障碍儿童等的早期干预内容、途径与方法等。全书穿插各类特殊儿童早期干预典型案例，理论与实践相结合，可为基层幼儿教育工作者和家长及相关人员提供可借鉴的经验和方法。

参考文献

法规文件

中华人民共和国住房和城乡建设部. 托儿所、幼儿园建筑设计规范（JGJ39—2016）［S］. 2016-04-20.

中华人民共和国教育部. 幼儿园工作规程［Z］. 2016-01-05.

教育论著

American Psychiatric Association. Diagnostic and statistical manual of mental disorders (5th)［M］. Washington，D. C.：American Psychiatric Publishing，2013：50-51.

Conners C K. Conners EC™：Conners Early Childhood™. North Tonawanda NY：MHS Assessment.

Peden M，Oyegbite K，Ozanne-Smith J，et al. World report on child injury prevention：summary［M］. Geneva：World Health Organization，2008.

Wechsher D. Wechsler Preschool and Primary Scale of Intelligence-Fourth Edition（WPPSI-IV）. New York City：Pearson，2012.

艾伦，施瓦兹. 特殊儿童的早期融合教育［M］. 周念丽，等译. 上海：华东师范大学出版社，2005.

柏树令. 系统解剖学［M］. 6 版. 北京：人民卫生出版社，2004.

鲍一笑，张廷熹. 儿童呼吸系统疾病［M］. 北京：科学技术文献出版社，2008.

毕月阳. 图解宝宝常见病预防与治疗［M］. 北京：中医古籍出版社，2013.

陈欣欣. 学前儿童卫生与保育 [M]. 北京：人民教育出版社，2017.

陈云英. 智力落后心理、教育、康复 [M]. 北京：高等教育出版社，2007.

哈拉汉，考夫曼，普伦. 特殊教育导论（第十一版）[M]. 肖非，等译. 北京：中国人民大学出版社，2010.

邓猛，孙玉梅. 视觉障碍儿童的发展与教育 [M]. 北京：北京大学出版社，2011.

第二次全国残疾人抽样调查办公室. 第二次全国残疾人抽样调查主要数据手册 [M]. 北京：华夏出版社，2007.

丁凤云，杨朝晔. 病因病理学 [M]. 北京：人民卫生出版社，2010.

方俊明. 特殊教育学 [M]. 北京：人民教育出版社，2005.

冯君. 儿童营养学 [M]. 哈尔滨：黑龙江教育出版社，2010.

傅宏. 学前儿童心理健康 [M]. 南京：南京师范大学出版社，2002.

高秀来. 人体解剖学[M]. 2版. 北京：北京大学医学出版社，2009.

顾明远. 教育大辞典：增订合编本・上 [M]. 上海：上海教育出版社，1998.

顾荣芳. 学前儿童卫生学[M]. 3版. 南京：江苏教育出版社，2009.

何华国. 特殊儿童心理与教育 [M]. 2版. 台北：五南图书出版公司，1995.

胡祖斌，徐海青. 0—1岁宝宝养育大全 [M]. 武汉：湖北科学技术出版社，2012.

季成叶. 儿童少年卫生学[M]. 7版. 北京：人民卫生出版社，2012.

教育部师范教育司. 智力落后心理学 [M]. 北京：人民教育出版社，1999.

金崇华. 小儿弱视患者之友 [M]. 北京：人民军医出版社，1996.

雷江华. 学前特殊儿童教育 [M]. 武汉：华中师范大学出版社，2008.

李丹丹，孙中文. 微生物学基础 [M]. 2版. 北京：中国医药科技出版社，2013.

李海芸，江琳. 幼儿营养与幼儿园膳食管理［M］. 北京：北京师范大学出版社，2015.

李红. 幼儿心理学［M］. 北京：人民教育出版社，2007.

李季湄，冯晓霞.《3—6岁儿童学习与发展指南》解读［M］. 北京：人民教育出版社，2013.

李静. 学前卫生学［M］. 北京：北京师范大学出版社，2015.

厉曙光. 营养与食品卫生学［M］. 上海：复旦大学出版社，2012.

梁雅珠，陈欣欣. 幼儿园保育工作手册［M］. 北京：人民教育出版社，2016.

刘春玲，马红英. 智力障碍儿童的发展与教育［M］. 北京：北京大学出版社，2011.

刘小霓. 平衡营养与幼儿智力开发［M］. 广州：岭南美术出版社，2001.

刘焱. 幼儿教育概论［M］. 北京：中国劳动社会保障出版社，1999.

路得·特恩布尔，安·特恩布尔，玛里琳·尚克，等. 今日学校中的特殊教育：上册［M］. 方俊明，汪海萍，等译. 上海：华东师范大学出版社，2004.

茅于燕. 智力落后与早期干预［M］. 上海：上海教育出版社，2007.

欧新明. 学前儿童健康教育［M］. 北京：教育科学出版社，2002.

欧新明. 幼儿营养教育与幼儿园膳食管理［M］. 长沙：湖南电子音像出版社，2002.

钱志亮. 特殊需要儿童咨询与教育［M］. 北京：北京师范大学出版社，2006.

单若冰. 儿童保健与儿科常见疾病诊治［M］. 北京：人民军医出版社，2007.

沈晓明，王卫平. 儿科学[M]. 7版. 北京：人民卫生出版社，2008.

石淑华，戴耀华. 儿童保健学［M］. 3版. 北京：人民卫生出版社，2014.

宋圃菊. 怎样使幼儿茁壮成长——学前儿童的科学营养［M］. 北京：北京师范大学出版社，1989.

唐锡麟. 儿童少年卫生学［M］. 北京：人民卫生出版社，1987.

陶芳标. 儿童少年卫生学［M］. 8版. 北京：人民卫生出版社，2017.

万钫. 学前儿童卫生与保育［M］. 北京：人民教育出版社，2011.

王玲. 心理卫生［M］. 广州：暨南大学出版社，2012.

王雁，黄英. 学前卫生学［M］. 海口：南海出版公司，2010.

王雁. 学前儿童卫生与保健［M］. 北京：中央广播电视大学出版社，2011.

王雁. 幼儿卫生与保健［M］. 北京：中国社会出版社，1998.

王占春. 幼儿园体育活动的理论与方法［M］. 北京：人民教育出版社，2002.

吴星伟，刘红娣. 儿童眼病［M］. 上海：上海科技教育出版社，2004.

杨瑞珍. 儿童饮食营养宜与忌［M］. 南昌：江西科学技术出版社，2006.

叶广俊. 现代儿童少年卫生学［M］. 北京：人民卫生出版社，1999.

昝飞，马红英. 言语语言病理学［M］. 上海：华东师范大学出版社，2005.

查子秀. 超常儿童心理学[M]. 2版. 北京：人民教育出版社，2006.

张福娟，杨福义. 特殊儿童早期干预［M］. 上海：华东师范大学出版社，2011.

张厚粲. 实用心理评估［M］. 北京：中国轻工业出版社，2005.

赵正言. 实用儿科护理［M］. 北京：人民卫生出版社，2009.

郑雪，刘学兰，王玲. 幼儿心理健康教育［M］. 广州：暨南大学出版社，2006.

中国营养学会. 中国居民膳食指南（2016）［M］. 北京：人民卫生出版社，2016.

中国营养学会. 中国居民膳食营养素参考摄入量速查手册（2013 版）

[M]. 北京：中国标准出版社，2014.

中国营养学会妇幼分会. 中国孕期、哺乳期妇女和 0～6 岁儿童膳食指南（2007）[M]. 北京：人民卫生出版社，2008.

朱家雄. 学前儿童心理卫生 [M]. 北京：人民教育出版社，1994.

朱明德. 临床医学概论 [M]. 北京：人民卫生出版社，2009.

期刊文献

Sroufe L A. Psychopathology as an outcome of development [J]. Development & Psychopathology, 1997, 9 (2): 251-268.

Willinger U, Volkl-Kernstock S, & Aschauer N. Marked depression and anxiety in patients with functional dysphonia [J]. Psychiatry Research, 2005, 134 (1): 85-91.

蒋耀辉，钟燕，刘康香，等. 儿童意外伤害 2543 例原因分析及干预对策探讨 [J]. 中国儿童保健杂志，2008，16（2）：231-232.

静进. 儿童言语及语言障碍的神经机制 [J]. 国外医学（妇幼保健分册），2002，13（6）：251-256.

李梦秋，李莎莎，张梦荧，等. 儿童意外伤害的特征与影响因素分析 [J]. 科技资讯，2015，33（13）：237-239.

刘风云，颜世义，王晓菲，唐小蕾. 被动吸烟对儿童生长发育的影响 [J]. 泰山医学院学报，2007，28（8）：589-591.

刘秋竹，谭如意. 试论多动症儿童的心理分析及其教育措施 [J]. 西南民族学院学报（哲学社会科学版），2002，(S1)：155-157.

马艳云. 视听觉障碍儿童的认知能力 [J]. 中国特殊教育，2004，(1)：59-61.

宋辉青，赵亚茹，赵云静，华天懿. 功能性构音障碍学龄儿童的智力水平和智力结构分析 [J]. 中国儿童保健杂志，2008，16（2）：177-178.

宋辉青，赵亚茹，赵云静，马学梅. 功能性构音障碍儿童的持续性注意

研究 [J]. 中国临床心理学杂志，2007，15（1）：21-22.

苏林雁，李雪荣，唐效兰. 伴有或不伴有学习困难的儿童多动症的对照研究 [J]. 中国神经精神疾病杂志，1990，16（5）：285-288.

王辉. 情绪与行为障碍儿童的心理行为特征及诊断与评估 [J]. 现代特殊教育，2008，(2)：35-38.

王辉. 自闭症儿童的心理行为特征及诊断与评估 [J]. 现代特殊教育，2007，(7-8)：86-89.

张福娟. 智力落后儿童适应行为发展特点的研究 [J]. 心理科学，2002，25（2）：170-172.

赵华硕，卞静，何鹏，等. 徐州市学龄前儿童意外伤害现状及影响因素分析 [J]. 中国儿童保健杂志，2013，10（21）：1069-1071.

周梅，李艳菊，李雅平，等. 我国意外伤害研究现状与进展 [J]. 护理学杂志，2009，24（9）：95-97.

邹雨. 儿童营养不良的表现 [J]. 中华养生保健，2014，(2)：53.

学位论文

王瑞. 某县级市儿童预防接种服务现状及对策研究 [D]. 吉林大学硕士学位论文，2014.

赵云静. 功能性构音障碍儿童听觉辨别能力的病例对照研究 [D]. 中国医科大学硕士学位论文，2003.